- ❶ バイタルサイン
- ❷ 清潔ケア
- ❸ 栄養法
- ❹ 排泄ケア
- ❺ 体位変換
- ❻ 褥瘡ケア
- ❼ 与　薬
- ❽ 吸入・吸引
- ❾ 罨　法
- ❿ 検　査
- ⓫ 包帯・救急法

解剖生理 の視点でわかる
看護技術の根拠 Q&A

編著
竹内修二
松永保子

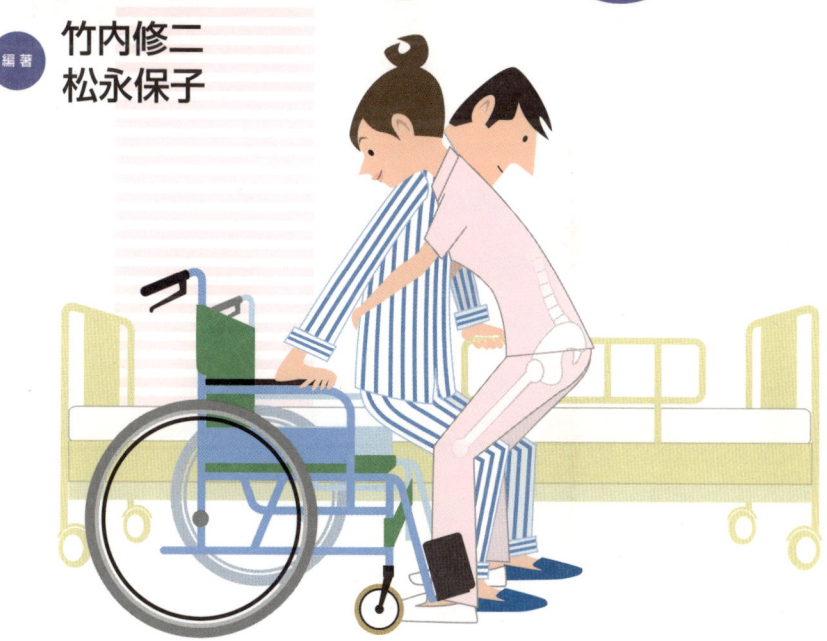

照林社

患者さんと向き合うために、まずヒトを知る

　この本の書名の中に出てくる「根拠」とは、"結果が生じたわけ"とか"よりどころ"を意味しています。

　何事も先に進むには知識がないと進めません。発展へ、応用にと進むための基本や基礎です。

　医療としての医学や看護学も同様で、臨床を考えるには基本となる基礎医学がよりどころとなります。対象となる患者さんは人間、ヒトであるわけです。それゆえ、そのヒトの体そのものの形やつくり、はたらきを知らずして患者さんに向き合うことはできません。

　ヒトである患者さんを看護するために考えられ体系化された看護技術、その技術が生じた訳は、やはりヒトの形態構造機能をまとめた解剖生理学を基として考えられ、発展し、構築されたのです。

　そこで、構築された看護技術を学ぶのに、もう一度基本に立ち戻る意味で、解剖生理の視点で見れば根拠をより理解できると思われます。

　なぜ、手首の親指側にある橈骨動脈を使用して脈を取るのでしょうか。

　動脈は体の外からの力が加わり切れてしまうなどの傷害が起きにくいように、危なくない場所、体の内部や上下肢では内側、表在部では骨や筋に覆われて走行しています。

　胸腔内から出て上肢に向かうときは、第一肋骨と鎖骨の間、つまり鎖骨に覆われ鎖骨の下を通って鎖骨下動脈となります。肩から上腕へと進む時は、腕に覆われた腋の下、腋窩を通り腋窩動脈となります。上腕部では前から上腕二頭筋に覆われて内側を走行しています。ただ、肘部ではその筋が収束して停止腱となり、前からの覆いが外れて脈が感じられます。

　前腕でも同様で、筋は手首や指の屈伸に関係し、手首ではほとんど収束して腱ばかりになります。前腕屈筋の筋束に覆われていた動脈が、手首の橈骨側で腱と腱の隙間を通ることになり、覆いがなくなって触れることができます。そこで、橈骨側の動脈、橈骨動脈の脈を取ることができるのです。

　このように解剖生理学の知識を理解して、看護技術を再認識してみましょう。

2010年11月

竹内修二

よりよい看護を実践できる技術「art」の習得のために

　看護実践をする上で看護職には、「3H」あるいは「3S」が必要不可欠、とよく言われます。「3H」は、「Head：頭」すなわち「知識」、「Hand：手」すなわち「技術」、「Heart：心」すなわち「態度」のことで、「3S」は、「Science：知識」、「Skill：技術」、「Spirit：精神」であり、「3H」も「3S」も同じことを意味しています。

　しかし、私は、何かの折には「3S」よりも「3H」の方を好んで用います。なぜなら、英語の単語としてscience、skill、spiritよりも、「head」、「hand」、「heart」の方が優しく柔らかく「こころ」に響くからです。また、技術という意味の英単語は、technique、skill、artとありますが、看護技術はtechniqueやskillではなく、「art」だからです。

　ナイチンゲールは、著書『看護覚え書』の序章で、看護技術のことを「The art of nursing」と言っています。「art」は一般的に日本語で「芸術」と訳されることが多く、「芸術」とは往々にして絵画や音楽、工芸品などのことを意味します。耳に入ると神経を逆なでするような音楽もあるし、理解に苦しむような絵もあるかもしれませんが、「芸術」と言われているもののほとんどが「心の安寧をもたらしてくれるもの」であると思います。看護技術は、それをクライアントに提供したとき、ナイチンゲールも言うように「心の安寧」を十分に感じてもらえる「art」でなくてはならないのです。

　もちろん、前述の「3H」は看護の分野で働く者だけに必要とされるものではなく、人間に対し技術をもって仕事をする者は全員身につけなくてはならない、また、身についていなくてはならないことであると思います。そして、看護職を含めたほとんどの医療職は、特に「3H」を習得しなければならないと考えます。しかし、「技術」を身につけたとしても、その技術の根拠となる知識がしっかりとなければ、単なる「上面だけの技術」や「見よう見まねの技術」になってしまい、「art」にならないのではないでしょうか。習得したと思った「art」ではない看護技術でクライアントに対してケアをしても「心の安寧」は得てもらえず、悲しい結果に終わってしまうだけかもしれません。

　この本は、そうならないように、学生の皆様方が看護職としてよりよい看護実践ができるような技術（art）を習得するためのその根拠となる知識がたくさん詰まっており、生涯傍らに置いてもらえるような本にしたいと思い作りました。これから、十分にお役に立てていただけることを心より願っています。

2010年11月

松永保子

目次

基礎知識
看護技術の根拠につながる解剖生理の視点 ………………………………………… 竹内修二　x

1. バイタルサイン

① 体温測定

- Q1 ● 一般的に体温測定を腋窩で行うのはなぜ？ ……………………………………… 2
- Q2 ● 腋窩での体温測定時に、体温計を前方45度の角度で挿入するのはなぜ？ …… 4
- Q3 ● 腋窩温＜口腔温＜直腸温なのはなぜ？ ………………………………………… 5
- Q4 ● 側臥位では上側の腋窩温のほうが高いのはなぜ？ ……………………………… 6
- Q5 ● 片麻痺では健側で体温測定するのはなぜ？ ……………………………………… 8
- Q6 ● 体温が上昇すると、鳥肌が立つのはなぜ？ ……………………………………… 9
- Q7 ● 新生児の体温を直腸で測定するのはなぜ？ ……………………………………… 12
- Q8 ● 鼓膜温の測定で、体温計を挿入するとき耳を後ろ斜め上に引き上げるのはなぜ？ …… 13

② 脈拍測定

- Q9 ● 脈拍を3本の指（示指、中指、環指）で測定するのはなぜ？ ………………… 15
- Q10 ● 脈拍測定時に、首を回したり曲げたりしてはいけないのはなぜ？ ………… 18

③ 血圧測定

- Q11 ● 一般的に血圧を上腕で測定するのはなぜ？ …………………………………… 20
- Q12 ● 血圧計のマンシェットの幅が年齢や体格で違うのはなぜ？ ………………… 22
- Q13 ● マンシェットを肘関節の動脈触知部位より2～3cm上で、指が1～2本入るように、また、ゴム嚢の中央が上腕動脈の真上にくるように巻くのはなぜ？ ……… 23
- Q14 ● 血圧を測定する際、心臓と同じ高さに測定部位を合わせるのはなぜ？ …… 24
- Q15 ● 聴診法で測定するときに、拡張期血圧以降、血管音が聞こえなくなるのはなぜ？ …… 25
- Q16 ● 点滴をしている上肢やシャントがある上肢で血圧を測定しないほうがよいのはなぜ？ …… 27

④ 呼吸測定

- Q17 ● 呼吸音を聞くとき、患者さんに意識させないようにして測定するのはなぜ？ …… 28
- Q18 ● 男性は腹式呼吸が多いのはなぜ？ ……………………………………………… 30
- Q19 ● 乳幼児が腹式呼吸なのはなぜ？ ………………………………………………… 32
- Q20 ● 貧血だと呼吸が苦しくなるのはなぜ？ ………………………………………… 33
- Q21 ● パルスオキシメータを指に装着しただけで静脈血酸素飽和度が測定できるのはなぜ？ …… 34

2. 清潔ケア

① 清拭

- **Q1** 清拭時、末梢から中枢に向かって拭くのはなぜ？ ……… 36
- **Q2** 清拭時、筋肉の走行や腸の走行に沿って拭くのはなぜ？ ……… 37
- **Q3** 湯の温度を前腕内側で確認するのはなぜ？ ……… 38
- **Q4** 清拭後、すばやく水分を拭き取るのはなぜ？ ……… 39
- **Q5** 石けん清拭後、十分に石けん分を取り除くのはなぜ？ ……… 40

② 入 浴

- **Q6** 湯の量は横隔膜位までの半身浴がよいのはなぜ？ ……… 41
- **Q7** 入浴後、水分摂取を促すのはなぜ？ ……… 42
- **Q8** 食後1時間以内は入浴を控えるのはなぜ？ ……… 43
- **Q9** 寝られないときに、足浴をするとよいのはなぜ？ ……… 44

③ 口腔ケア

- **Q10** 口腔ケアの際、歯ブラシをのどの奥まで入れないのはなぜ？ ……… 45
- **Q11** 口腔ケアを座位、または半座位で実施するのはなぜ？ ……… 46
- **Q12** 歯みがき時、麻痺側を上にしてみがくのはなぜ？ ……… 47
- **Q13** 禁飲食の場合でも、口腔ケアが必要なのはなぜ？ ……… 48
- **Q14** 気管挿管している場合、カフ漏れがないか確認してから、口腔ケアを行うのはなぜ？ ……… 50

3. 栄養法

① 経腸栄養法

- **Q1** 経腸栄養法か経静脈栄養法かはどのように決めるの？ ……… 52
- **Q2** 鼻腔から胃チューブを挿入する場合、顎を下げた姿勢（前屈位）にするのはなぜ？ ……… 54
- **Q3** 胃チューブ挿入時（または胃洗浄時）、座位の保持が不可能な場合、左側臥位がよいのはなぜ？ … 57
- **Q4** 胃チューブを45～55cm挿入するのはなぜ？ ……… 58
- **Q5** 栄養剤を注入する前に、毎回気泡音を確認するのはなぜ？ ……… 59
- **Q6** 経管栄養法をはじめて開始するときに、速度をゆっくりにしたり、栄養剤の濃度を薄めたものから始めるのはなぜ？ ……… 60
- **Q7** 経管栄養法実施時の滴下速度を200mL/時にするのはなぜ？ ……… 61
- **Q8** 栄養剤の注入終了後に30～60分間、上体を挙上しておくのはなぜ？ ……… 62
- **Q9** 栄養剤が胃の中に入っているときに、吸引や口腔ケアを避けたほうがよいのはなぜ？ ……… 63

| Q10 | 胃瘻カテーテルが抜けないのはなぜ？ | 64 |

②経静脈栄養法

Q11	高カロリー輸液を中心静脈には入れられるのに、末梢静脈に入れられないのはなぜ？	65
Q12	中心静脈カテーテルの挿入部位として、鎖骨下静脈が一番に選ばれるのはなぜ？	66
Q13	中心静脈にカテーテルを挿入するとき、鎖骨部を前面に出し顔を反対側に向け、胸部を反らせるのはなぜ？	68
Q14	挿入後、カテーテルの位置を確認するのはなぜ？	69

4. 排泄ケア

①排尿・排便

Q1	排便時、尿も一緒に出るのはなぜ？	72
Q2	便意はあってもがまんすると、便意を感じなくなってしまうのはなぜ？	74
Q3	立位・座位で排泄しやすいのはなぜ？	76
Q4	便器を温めたりカバーをするのはなぜ？	77
Q5	排便促進のために第4～5腰椎を中心に温めるのはなぜ？	78
Q6	絶食しているのに便が出るのはなぜ？	79
Q7	明け方に尿意を感じて起きてしまうのはなぜ？	80
Q8	高齢者が頻尿になりやすいのはなぜ？	81

②浣　腸

Q9	浣腸時に左側臥位をとるのはなぜ？	82
Q10	浣腸や坐薬の挿入時に、口呼吸してもらうのはなぜ？	83
Q11	カテーテルの挿入部分が、4～6cmなのはなぜ？	84
Q12	浣腸液を温めるのはなぜ？	85
Q13	高圧浣腸では肛門から液面までの高さを40～50cmとするのはなぜ？	86
Q14	洗腸液の注入速度を、1分間に100～200mLほどにするのはなぜ？	87
Q15	浣腸後にショックを起こすことがあるのはなぜ？	88
Q16	動ける患者さんでも、トイレで浣腸を実施してはいけないのはなぜ？	89
Q17	浣腸や坐薬の処方があるのに、摘便が必要な場合が生じるのはなぜ？	90

③導　尿

| Q18 | 導尿時、無菌操作をするのはなぜ？ | 91 |
| Q19 | カテーテルを挿入するとき、男性の場合は腹壁に対して陰茎を90度の角度にし、その後60度に戻して挿入するのはなぜ？ | 92 |

- Q20 ● カテーテルの固定は、女性は大腿内側に、男性は下腹部に行うのはなぜ？ ……… 94
- Q21 ● カテーテル留置中に、尿路感染が起きやすいのはなぜ？ ……… 95
- Q22 ● 留置カテーテルのバルーンに入れるのは、生理食塩水ではなく滅菌蒸留水なのはなぜ？ ……… 97
- Q23 ● カテーテル留置中に、患者さんが尿意を訴える場合があるのはなぜ？ ……… 97
- Q24 ● 同じ寝たきりの患者さんでも、カテーテルを留置する場合としない場合があるのはなぜ？ ……… 98

5. 体位変換

- Q1 ● 麻痺のある患者さんの身体が、麻痺側に傾くのはなぜ？ ……… 100
- Q2 ● 片麻痺の場合、麻痺側の肩関節が脱臼しやすいのはなぜ？ ……… 102
- Q3 ● 麻痺の場合など、下肢を外旋させないように保持するのはなぜ？ ……… 104
- Q4 ● 尖足予防のために90度シーネ固定するのはなぜ？ ……… 106
- Q5 ● 同じ麻痺症状でも、関節拘縮・筋萎縮となる場合と、脱力した状態になる場合とで違いが出るのはなぜ？ … 107
- Q6 ● 側臥位にしたとき、上側の下肢を前方に移動させるのはなぜ？ ……… 109
- Q7 ● 呼吸が苦しいときに、半座位や座位になるのはなぜ？ ……… 110
- Q8 ● ボディメカニクスが有効なのはなぜ？ ……… 111
- Q9 ● 寝たきりの患者さんでも、日中なるべく起こしておくのはなぜ？ ……… 113
- Q10 ● 長期臥床患者の離床時、徐々に上体を挙上していくのはなぜ？ ……… 114
- Q11 ● 手や足のけがで、挙上をするのはなぜ？ ……… 114

6. 褥瘡ケア

- Q1 ● 仙骨部に一番多く褥瘡発生が見られるのはなぜ？ ……… 116
- Q2 ● 30度側臥位にするのはなぜ？ ……… 118
- Q3 ● 2時間ごとに体位変換するのはなぜ？ ……… 119
- Q4 ● 円座を使用してはいけないのはなぜ？ ……… 120
- Q5 ● 車椅子に座る場合、90度ルールにするのはなぜ？ ……… 121
- Q6 ● 褥瘡がある場合に、栄養状態や貧血、糖尿病の有無などを観察するのはなぜ？ ……… 122

7. 与　薬

①経口・口腔内与薬

- Q1 ● 散剤や顆粒剤を服用するとき、少量の水を口に含ませてから入れるのはなぜ？ ……… 124
- Q2 ● ニトログリセリンを舌下に投与するのはなぜ？ ……… 126
- Q3 ● 内服するときに水または白湯がよいのはなぜ？ ……… 128

②注 射

- **Q4** ● 注射角度を、皮下注射では10～30度に、筋肉注射では45～90度にするのはなぜ？ ………… 130
- **Q5** ● 上腕に注射をするときに、腰に手を当てるのはなぜ？ ……………………………………… 132
- **Q6** ● 筋肉注射で最も安全な注射部位が、中殿筋なのはなぜ？ …………………………………… 133
- **Q7** ● インスリン皮下注射後に皮膚をもまないのはなぜ？ ………………………………………… 135
- **Q8** ● 点滴で静脈内に空気が入らないように気をつけるのはなぜ？ ……………………………… 136
- **Q9** ● 点滴ボトル内の薬液が空になっても、ルート内では途中で自然に止まり、空気が血管中に入らないのはなぜ？ ……………………………………………………………………………………… 137

③その他の与薬

- **Q10** ● 坐薬を肛門から4～6cm挿入するのはなぜ？ ………………………………………………… 138
- **Q11** ● 点眼する際、下眼瞼の下に拭き綿を当て軽く引き、眼は上を見てもらうようにするのはなぜ？ … 140

8. 吸入・吸引

①酸素吸入

- **Q1** ● 酸素吸入時に加湿するのはなぜ？ ……………………………………………………………… 142

②口腔・気管吸引

- **Q2** ● 吸引圧を、口腔内では100～200mmHg、気管内では80～120mmHgとするのはなぜ？ …… 143
- **Q3** ● 吸引カテーテルに圧をかけないで、先端を咽頭部まで進めるのはなぜ？ ………………… 144
- **Q4** ● 吸引時、カテーテルを回転させるのはなぜ？ ………………………………………………… 145
- **Q5** ● 気管吸引の時間は1回に10～15秒なのはなぜ？ ……………………………………………… 146
- **Q6** ● 気管切開時には吸引カテーテル挿入の長さを、10cmくらいにするのはなぜ？ ………… 147
- **Q7** ● 気管と口腔の吸引で、清潔操作のレベルが違うのはなぜ？ ………………………………… 149

③ドレナージ

- **Q8** ● 脳室ドレナージは通常、側脳室前角（外耳孔）から15～20cmの高さに設定するのはなぜ？ …… 150
- **Q9** ● 気胸の治療で胸腔ドレナージをするのはなぜ？ ……………………………………………… 152
- **Q10** ● 術後、ウィンスロー孔、ダグラス窩、モリソン窩、横隔膜下腔などにドレーンが挿入されるのはなぜ？ …… 154

9. 罨 法

- **Q1** ● 体温を下げるとき、腋窩部や鼠径部、頸部を冷やすのはなぜ？ …………………………… 156

Q2	痛みにより、冷やす場合と温める場合があるのはなぜ？	158
Q3	ゴム製湯たんぽに入れる湯の温度が約60℃なのはなぜ？	159
Q4	湯たんぽが皮膚に触れていることで熱傷（低温熱傷）を起こすのはなぜ？	160

10. 検査

①採血

Q1	採血時に上腕の表在血管のうち、肘正中皮静脈を選択するのはなぜ？	162

②腰椎穿刺

Q2	腰椎穿刺時、第3～4腰椎間を穿刺するのはなぜ？	164
Q3	腰椎穿刺時、エビのように背を丸めてもらうのはなぜ？	166
Q4	腰椎穿刺終了後、枕を外して安静に保つのはなぜ？	167
Q5	両側の頸静脈を10秒間圧迫して、脳脊髄液圧の上昇の有無を確認するテストはなに？	168

③中心静脈圧測定

Q6	中心静脈圧測定で、0点を腋窩中央線と第4肋間の交わる位置にするのはなぜ？	170

④その他の検査

Q7	頭蓋内圧亢進症状の指標として、瞳孔不同、瞳孔散大の有無を確認するのはなぜ？	172

11. 包帯・救急法

Q1	包帯を末梢から中枢に向かって巻くのはなぜ？	176
Q2	下肢に弾性包帯を巻くことが、静脈環流の改善や血栓予防になるのはなぜ？	177
Q3	意識のない患者さんの場合、下側の上肢を伸ばして上側の上肢を曲げ、手を顎の下に置く（コーマポジション）体位にするのはなぜ？	178
Q4	気道確保のとき、顎を上げるのはなぜ？	179
Q5	心臓マッサージは、手掌根部を重ねて胸骨下1/3の部位に置き圧迫するのはなぜ？	180
索引		182

装丁：山口真理子
カバーイラスト：日の友太
本文イラストレーション：村上寛人、高橋加菜子、日の友太、山口マナビ
DTP制作：明昌堂

基礎知識
看護技術の根拠につながる
解剖生理の視点

竹内 修二

　さまざまな臓器が"どこに""どのように"収まっていて、"どんな"はたらきをするのかを知ることは、看護を実践するうえでとても大切です。患者さんが苦痛を訴えたときに、体の中のどこに何があって、何が起きているのかを類推できなければなりません。さらに、それらの臓器がどのような"つながり"をもっているのか、考えながら学んでいく必要があります。
　つまり、「解剖生理」は"生きている"とはどんなことなのかを知ることなのです。

1 人体を大ざっぱにとらえてみる

　まず、人体の構造を大ざっぱに見てみましょう。一番上に頭があり、その下に胴体があります。

　胴体のことを体幹といいます。体幹から手（上肢）と足（下肢）が2本ずつ伸びています。皆さんが解剖生理学で学ぶ内容のかなりの部分は、この体幹の中にあるといえます。

　体幹は、胸部と腹部に大きく分かれます。胸の中には胸腔という空間があり、腹の中には腹腔という空間があります。

　胸腔には何が入っているのでしょうか。まず、左右の肺です。そして、大きい臓器としては心臓が存在しています。

　腹腔には右側に肝臓があって、左側に胃があります。肝臓と胃はみぞおちを挟んで腹部の上のほうにあり、肋骨があるので表面からは胸の一部分のように見えます。

　胃の下には腸が続きます。肝臓の下で裏側のほうに右の腎臓があり、胃の裏側には膵臓、脾臓、左の腎臓があります。

身体前面から見た内臓系
（胸部・腹部、女性）

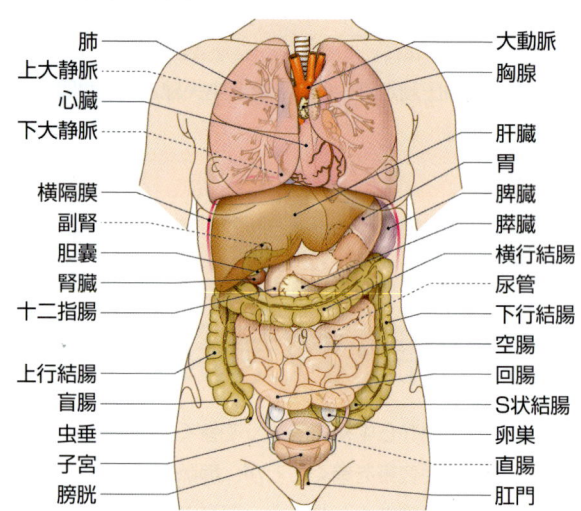

肺／上大静脈／心臓／下大静脈／横隔膜／副腎／胆嚢／腎臓／十二指腸／上行結腸／盲腸／虫垂／子宮／膀胱

大動脈／胸腺／肝臓／胃／脾臓／膵臓／横行結腸／尿管／下行結腸／空腸／回腸／S状結腸／卵巣／直腸／肛門

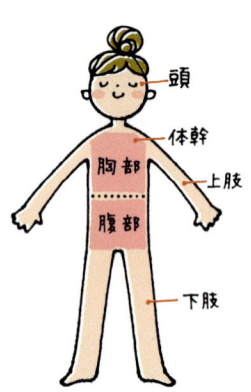

身体は頭・体幹・上肢・下肢に分けられます。解剖生理で学ぶ内容のかなりの部分が体幹にあることがわかります。

頭／体幹／胸部／上肢／腹部／下肢

2 胸と腹を分けるものと、胸の中のさらなる空間

　内臓がなぜ胸腔と腹腔に分けられているかというと、この間に境があるからです。境は、肺と心臓の下のところで胸腔と腹腔を上下に隔てています。この境が横隔膜です。横切って隔てているから「横隔」。そして、実際は筋肉なのですが膜状に見えるので「膜」。横隔膜は腹式呼吸を行う筋肉です。横隔膜が縮む（下方向）と、息を吸うことができます。

　横隔に対して、縦隔という言葉があります。これは言葉だけを見れば、横に隔てているのか縦に隔てているのかの違いです。しかし、先ほど説明したように、横隔膜は筋肉のことを膜という名前で代用させてしまっているのですが、"モノ"はあるわけです。一方、縦隔は胸腔の中央部分、"空間"のことをいうのです。何で隔てられているかというと、まず左右の肺です。そして前には胸骨、後ろには背骨（胸椎）があり、下、いわゆる底には横隔膜があります。このようにある意味四角い箱型の空間を縦隔というのです。

　胸腔、腹腔は臓器をとったとき空っぽになりますが、これらも空間の名前で、空間そのものを「腔」といいます。空間に対しても、鼻腔や口腔などさまざまな名前があります。

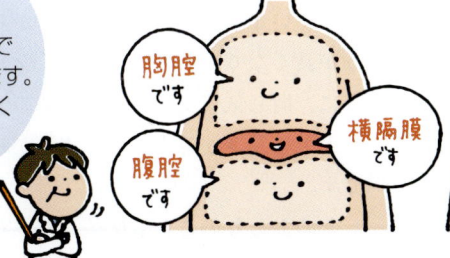

3 触れて役割をイメージする

　喉元のへこんでいる部分を触ってみてください。ここをぐっと押してみましょう。ゴホゴホと咳き込んだ人もいるのではないでしょうか。咳き込まなくても息苦しくなったはずです。この弾力のあるものが、気管です。

　押したところより下は胸骨です。胸骨は先ほど出てきたように縦隔の前側の壁ですから、ここでは気管には触れませんが、胸骨の上のへこみの部分では触れるわけです。

　このへこみを頸窩といいます。腋の下を専門用語で腋窩というように、「窩」はくぼみという意味です。頸の根元でもへこんでくぼんでいるので、この名前がついています。ここは何に使うかというと、気管切開をする場所です。実習などで病院に行くと、ここにカニューレを入れている患者さんを見るでしょう。

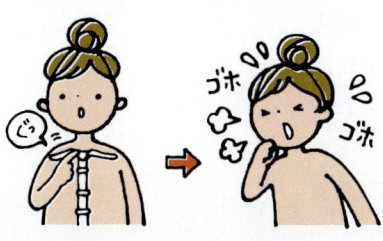

4 気管支に左右差がある理由

肺の構造

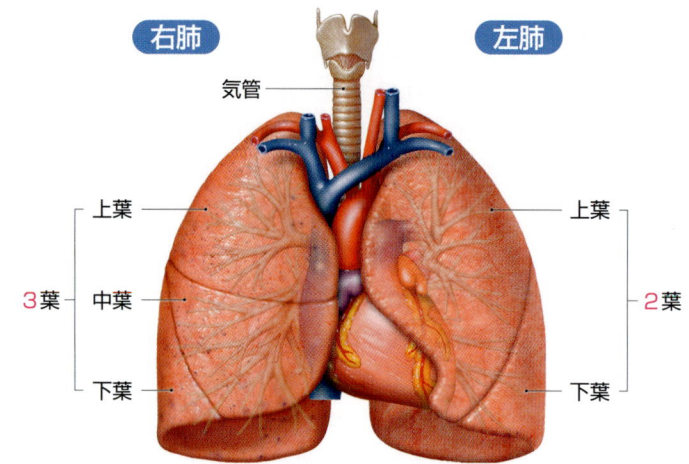

気管支は右が左に比べて「太くて短くて傾斜が急」という左右差があります。
理由①：心臓が左に偏って入っている。
理由②：左の肺には肺葉が2つしかなく、右の肺には3つある。

　1本の管である気管を上にたどると、喉仏（甲状軟骨）でつくられる喉頭、咽頭、鼻となります。では、気管の下の先はどうなっているのか、つまり鼻で吸った空気はどこに運ばれるかというと、肺に運ばれます。肺は縦隔の壁になっていて右の肺と左の肺があり、両方に空気を運ぶためには気管は分かれなければなりません。そこで、右気管支、左気管支と枝分かれするわけです。

　この右気管支と左気管支について、試験で必ずと言っていいくらい出てくる問題があります。それは、右気管支と左気管支の差についてです。教科書にも必ず「右気管支は、左気管支と比較して、太くて短く傾斜が急」と書いてあります。

　試験対策としては暗記しておけばいいでしょう。しかし、理由があってそうなっているわけですから、理由を知っていれば暗記する必要はなくなります。

　答えは肺と心臓の位置に関係しています。肺は右と左に1個ずつありますが、1個しかない心臓は左に偏って入っています。左の肺は心臓に押されて内側がよりへこんでいます。そのため、右の肺と左の肺では、必然的に右のほうが大きくなります。1本の管を通して運ばれてきた空気が右と左に分かれたときに、大きい肺に行くほうが太くないとたくさん空気を取り入れられません。これが右気管支のほうが左気管支より太くなる理由です。

　また、心臓に押されて、左の肺の入口は左側に寄っています。入口が遠いですから左気管支のほうが長くなり、右のほうが短くなります。このように、同じ気管支でも心臓と肺の位置関係によって太さや長さが違うということが起こってくるのです。

　そのあたりのことも関係して、右気管支は左右に分岐してすぐに肺に入り込みますが、左気管支は少し先のほうに行くので、角度が少しゆるやかなのです。つまり、右のほうが傾斜は急となるわけです。

気管の分岐

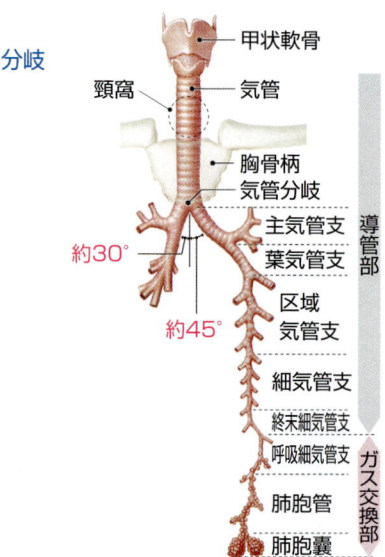

5 根拠を知っていれば臨床に生かせる

　この気管の特徴から、皆さんが行う臨床に関係することで、何が起こってくるかを見てみましょう。

　食物は口から咽頭、食道を通って胃に行きます。空気は鼻から咽頭、喉頭、気管、気管支を通って肺に行きます。食物は液体か固体であり、空気は気体です。つまり、液体・固体が入る通り道と、気体が入る通り道では構造が違うのです。

　気体が入る通り道は、気体によってその通り道を広げながら通ることはできないので、最初から形ができています。そのため、気道の壁は、ほとんど軟骨でできています。

　一方、液体・固体が入る通り道の場合、通り道自体はそれぞれが入ってくれば押し広げられるのですが、運ぶためには力が要ります。そのため、咽頭もそうですが、食道、胃、腸の壁は筋肉でできているのです。

　口に入った食物は、普通にそのまま行くと、咽頭から管状に空洞になっている、形ある喉頭へ入りやすいということがいえます。そんなことがないように、私たちには飲み込む機能（嚥下機能）があり、ゴクンとしたとき、通常、喉頭のほうには蓋（喉頭蓋）がされるのです。ところが、この機能が発達していない子どもや機能が衰えてしまった高齢者では飲食物が喉頭に入ってしまうことがあります。これを臨床上の言葉で「誤嚥」といいます。

　さて、誤嚥してしまった飲食物は右と左、どちらの気管支に入り込みやすいでしょうか。右ですね。太くて傾斜が急な右気管支のほうが入りやすいのです。

　このように、位置関係からくる構造を知っていると簡単に理解でき、根拠を知ることで臨床にも生かしやすくなります。

咽頭・喉頭の構造

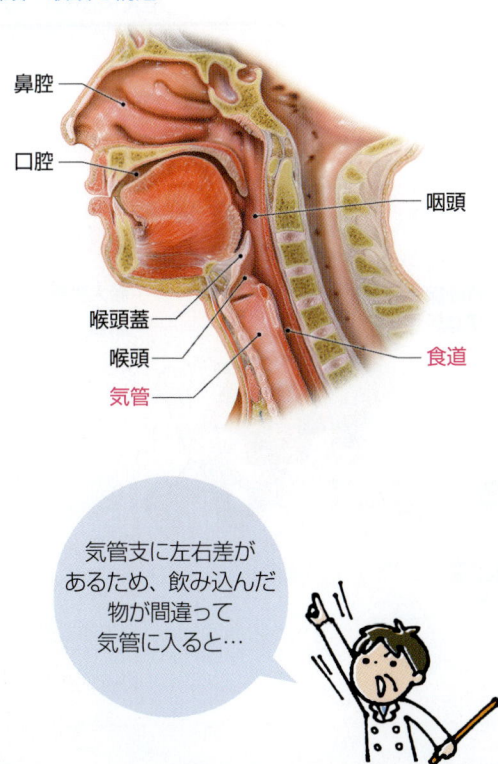

気管支に左右差があるため、飲み込んだ物が間違って気管に入ると…

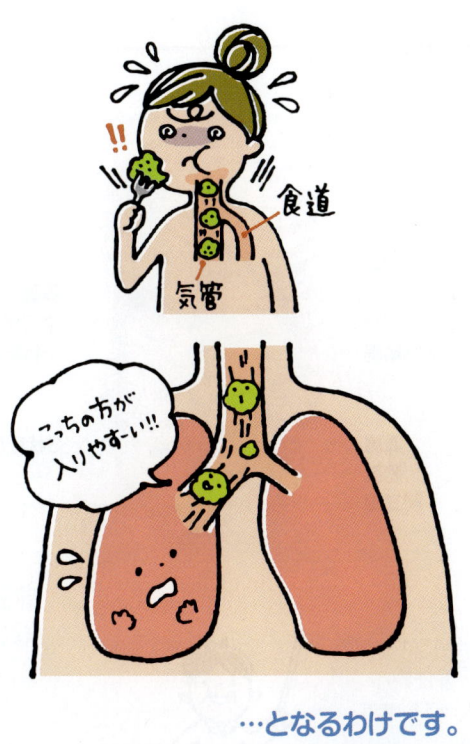

こっちの方が入りやすい!!!

…となるわけです。

6 右にある肝臓と左にある胃、奥にある腎臓

　人体模型を使って腎臓を皆さんに見せようとすると、前面にあるいろいろな臓器を外さなければなりません。胃をとって、腸をとり、肝臓をとります。胃は左のほうに、肝臓は右のほうに傾いて入っています。

　みぞおちを触ってみてください。ここには骨がありませんね。右側の肋骨弓と左側の肋骨弓の間、ハの字の部分です。食べすぎるとここがちょっと出てきます。つまり、左側からみぞおちにかけて胃があることがわかります。

　肝臓は三角定規のような形で、右側に入り込んでいます。横隔膜の下にあるので胃と同様、腹部臓器です。ただ、胃と違って、右側の肋骨の裏に入っているので、あまり触れません。そこで肝臓の触診は、右側の肋骨弓から手をぐっと入れます。すると、肝硬変の患者さんであれば、「ちょっと硬いな」というように触れることができます。

　肝臓をとると、ようやく腎臓が姿を現します。どちらかというと、肝臓は右側に位置しています。つまり、右側の腎臓の上に肝臓があるのです。

　肝臓は、実質臓器といって塊です。胃の場合は、胃袋というぐらいですから、中が袋状になっています。まわりは筋肉でできていますが、モノが入れば膨らみ、なければぺちゃっとなります。

　塊である肝臓が当たっているため、右側の腎臓の位置は左に比べて少し低くなっています。さらに見てみると、腎臓から出ている腎静脈の高さも、右のほうが低いことがわかります。

　外から見て腎臓がどのあたりだったかなと考えたとき、ぜひ高さに左右差があったなと思い出してください。

> 乗っかっている臓器の違いで、腎臓の位置に左右差が出てくるんです。

腹部の臓器

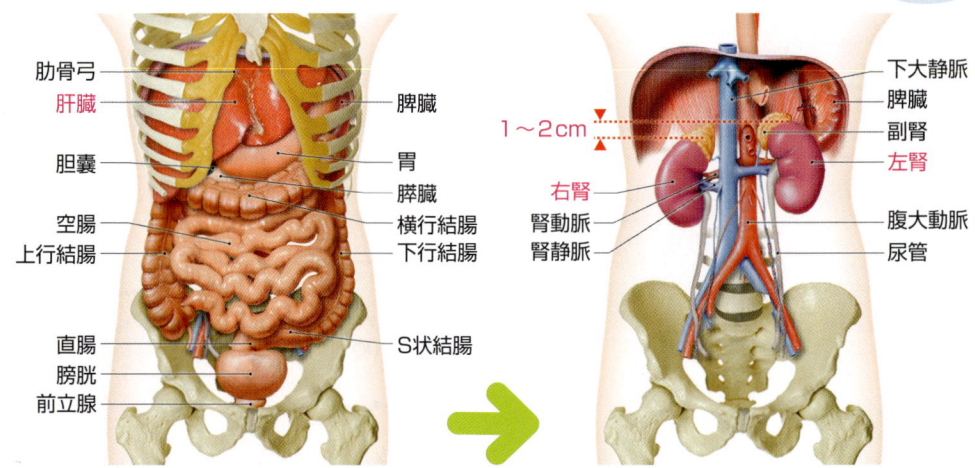

> 右に肝臓、左に胃が入っています。

前面の臓器を取り除くと…

7 泌尿器の中の男女差

皆さんはトイレに行ったときにおしりを拭きますね。おしりには、肛門があります。背骨の一番下は尾骨で、尾骨の前のところで肛門が拭ける——つまり触れることができます。ということは、肛門の上部の直腸は、骨盤の中の奥、後ろ側を走っていることになります。

一方、泌尿器系の最後は、尿を運ぶ道筋である尿道です。この尿道はどこから来るかというと、尿をためていた膀胱からです。膀胱からつながり、尿を体の外に出す通り道となります。

尿道の出口は外尿道口といいますが、女性の場合、腟前庭に開口しています。男性の場合、外尿道口は陰茎の先端にあります。

尿道の出口から考えたとき、膀胱は骨盤の中にありますから、そこから外尿道口までの長さをもっている尿道は、男性の場合、陰茎の先端まで行くので必然的に16〜18cmと長くなります。女性の場合は腟前庭・会陰のところまでなので3〜4cmと非常に短いわけです。そのため、女性と男性の尿道の長さに違いが出てくるのです。患者さんへの導尿時、カテーテルの挿入の長さが男女で異なる理由がわかりますね。

骨盤を横から見たときに、骨盤腔内で膀胱は前側にあります。後ろ側は直腸です。男性の場合、膀胱と直腸の間には何もありませんが、女性の場合はこの間に子宮があります。ですから、女性には会陰、つまり骨盤腔の底に外尿道口、腟口、肛門の3つ、体内との出入り口が存在するわけです。男性の場合、外尿道口は陰茎の先なので、会陰での出入口は肛門だけです。

男性にも、女性にはない部分があります。膀胱の下のところにある前立腺という分泌腺です。前立腺は「腺」とはいえ内分泌系ではないので、導管があって、尿道に開口して分泌液を尿道へ運びます。尿道が前立腺の中を通っているというのが男性の特徴なのです。

前立腺は加齢にしたがって肥大することがあります。これを「前立腺肥大症」といいます。前立腺が肥大すると、その中を通っている尿道がぐっと締められて排尿しづらくなるという問題が起こってきます。

前立腺が肥大しているかどうかは、直腸診といって、肛門から指を入れて触診します。男性の場合、間に子宮がないので、前立腺が肥大していると直腸壁から触れることができます。

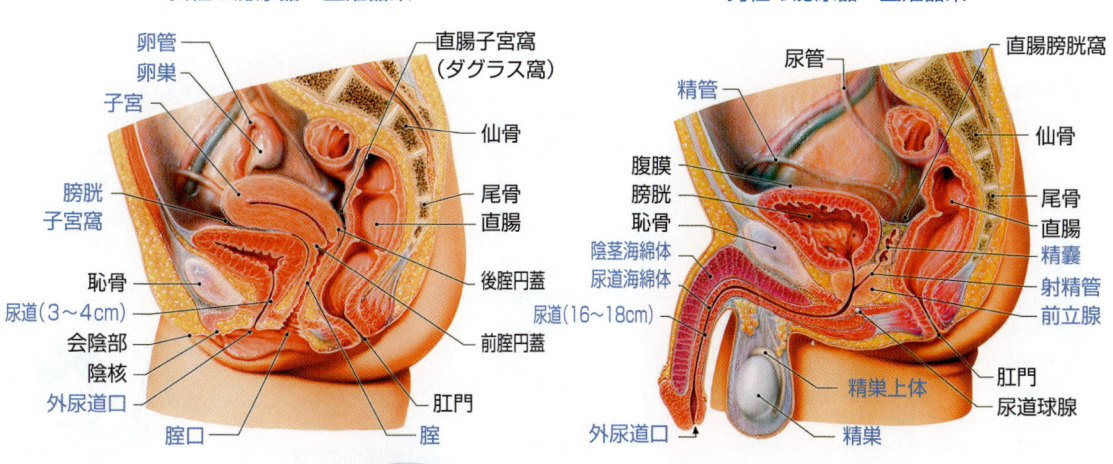

女性の泌尿器・生殖器系／男性の泌尿器・生殖器系

左右差以外に、男女差もあります。強調しているところが女性と男性で異なるところです。

8 生きるために必要なもの

皆さんは体の中で何が一番重要だと思いますか。——脳みそ、やはり"脳"が重要だと思いますよね。けれども、私たちは脳だけで生きているわけではないのです。

疾患で考えてみましょう。脳梗塞では脳の血管が閉塞してしまい、必要な血液が脳のある部分に行かなくなることで、その脳組織が死んでしまいます。つまり、脳も重要ですが、やはり"血液"が欠かせないことがわかると思います。

人体の中にはいろいろな器官があり、全身ができ上がっています。その器官をつないでいるのが脳を中心とした神経系ですが、各器官へいろいろな物質を運んでいるのは血液なのです。この血液を運んでいる管が"血管"であり、血管の中の血液を運んでいく動力になるのが"心臓"です。

このように人体を大まかにとらえていって、そこに習った知識を付け加えていくと、解剖と生理が自然につながってきます。

成人の循環

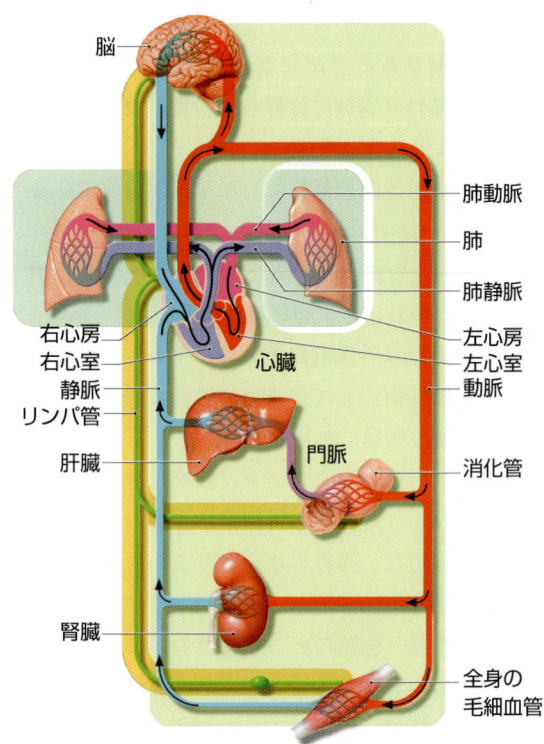

心臓の構造

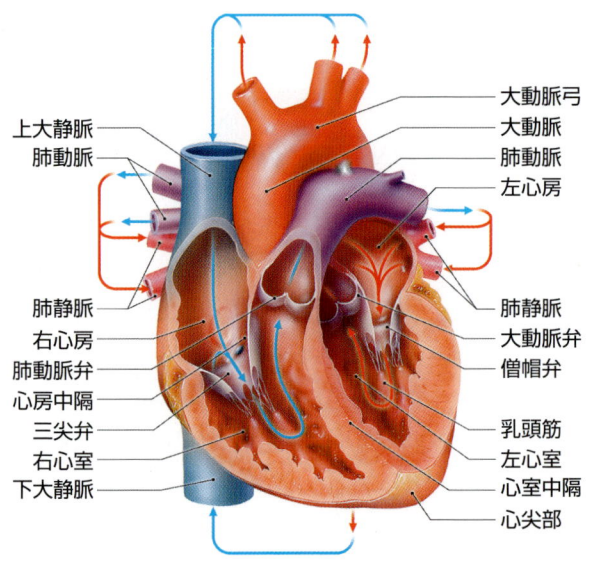

循環器は血管系とリンパ系の2系統があります。血管系は心臓を中心に肺循環と体循環とがあります。リンパ系は毛細リンパ管が集まり、リンパ本幹（胸管）となって大静脈につながり、リンパは血液に混じります。

基本となる全身の解剖図

全身の骨・関節

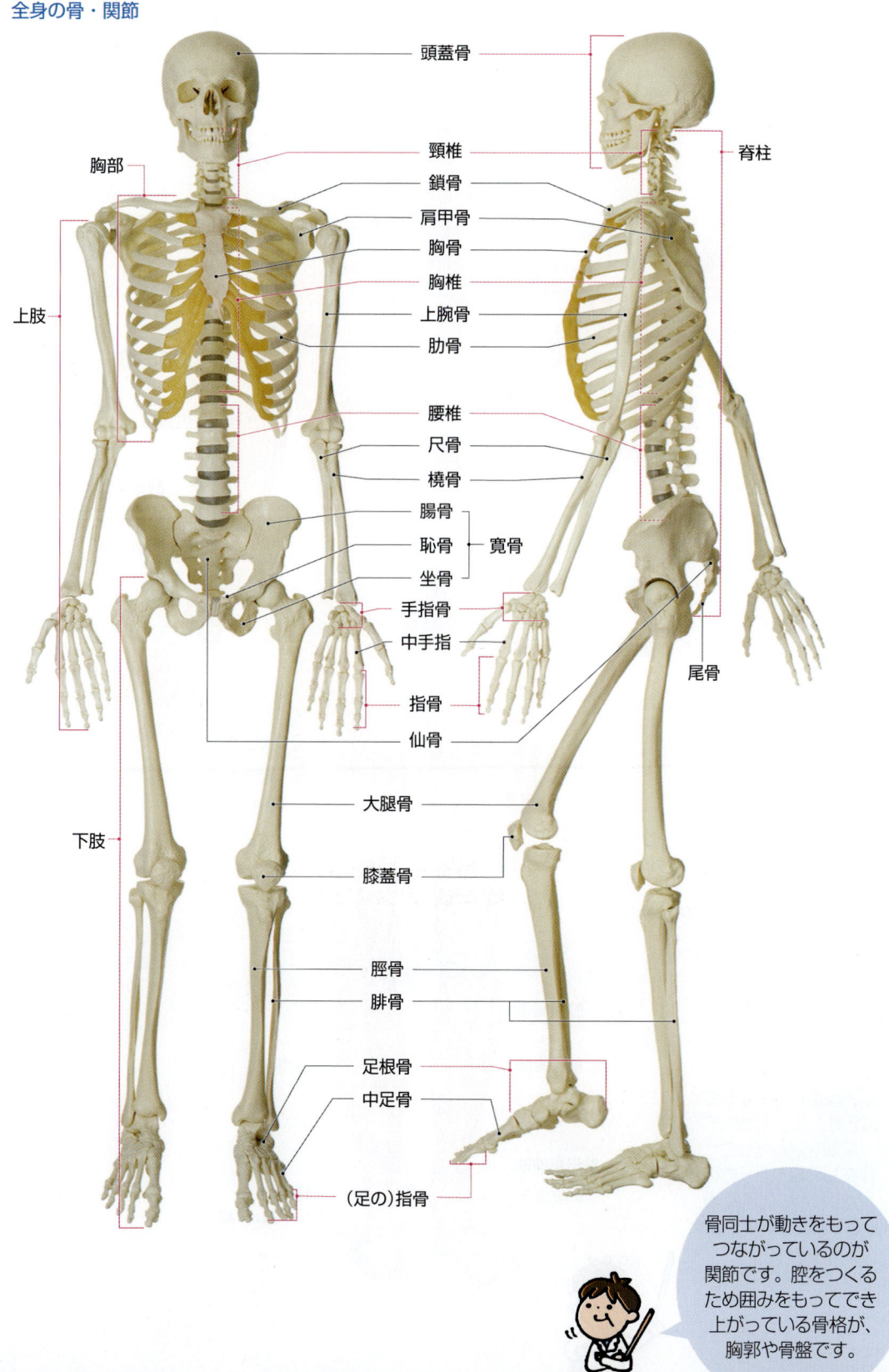

骨同士が動きをもってつながっているのが関節です。腔をつくるため囲みをもってでき上がっている骨格が、胸郭や骨盤です。

全身の筋

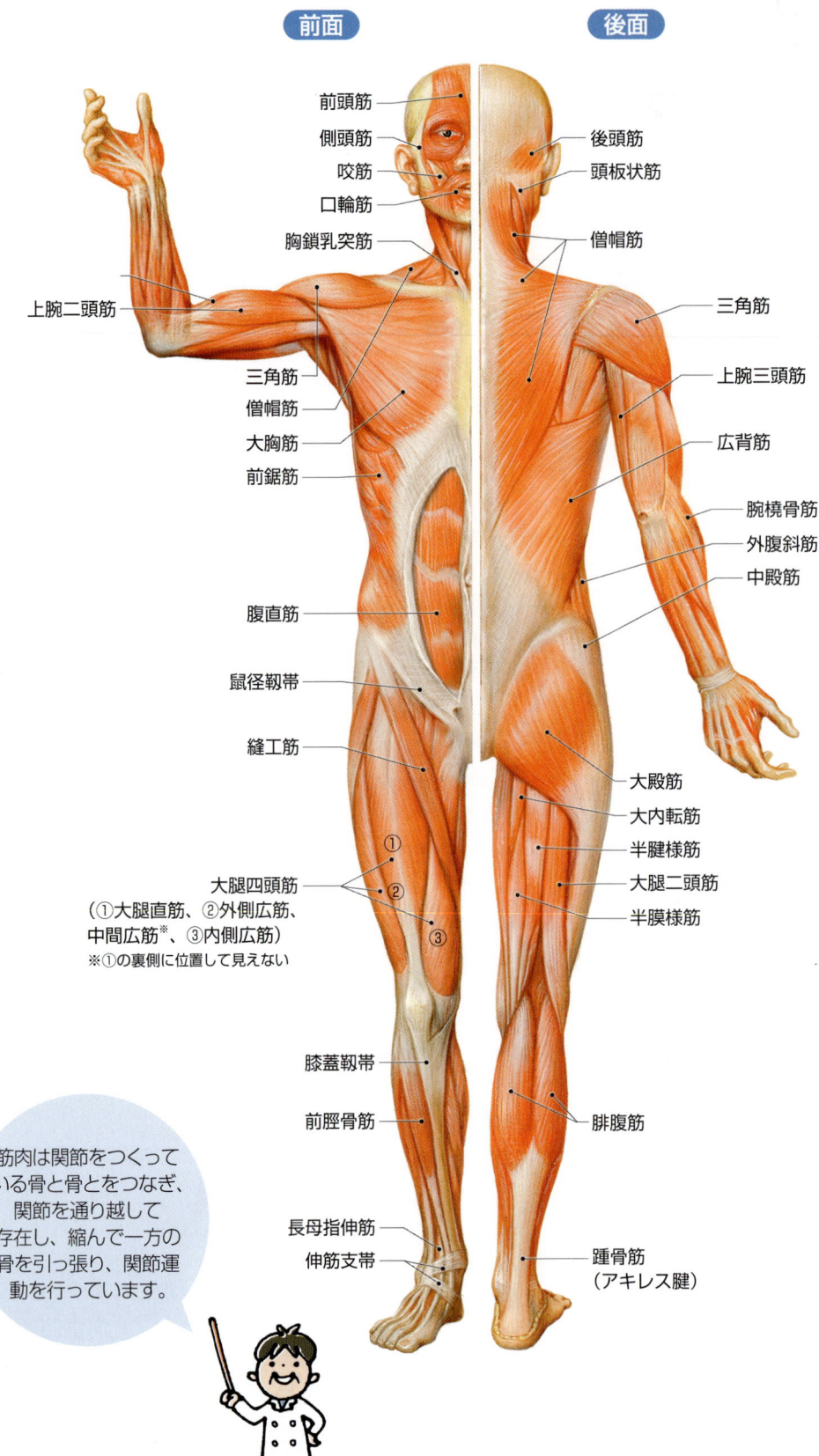

筋肉は関節をつくっている骨と骨とをつなぎ、関節を通り越して存在し、縮んで一方の骨を引っ張り、関節運動を行っています。

全身の血管

静脈の走行

- 顔面静脈
- 内頸静脈
- 外頸静脈
- 右腕頭静脈
- 左腕頭静脈
- 鎖骨下静脈
- 腋窩静脈
- 上大静脈
- 上腕静脈
- 肝静脈
- 橈側皮静脈
- 下大静脈
- 尺側皮静脈
- 門脈
- 脾静脈
- 腎静脈
- 総腸骨静脈
- 尺骨静脈
- 橈骨静脈
- 内腸骨静脈
- 指静脈
- 外腸骨静脈
- 大腿静脈
- 大伏在静脈
- 膝窩静脈
- 腓骨静脈
- 前脛骨静脈
- 後脛骨静脈
- 小伏在静脈
- 足背静脈弓
- 背側指静脈

動脈の走行

動脈とは心臓（心室）から出る血液を通す管であり、静脈は心臓（心房）に戻る血流を通す管です。

- 浅側頭動脈
- 内頸動脈
- 顔面動脈
- 外頸動脈
- 総頸動脈
- 椎骨動脈
- 腕頭動脈
- 大動脈弓
- 鎖骨下動脈
- 上行大動脈
- 腋窩動脈
- 下行大動脈
- 胸大動脈
- 内腸骨静脈
- 腹腔動脈
- 総肝動脈
- 左腎動脈
- 腹大動脈
- 上腕動脈
- 上腸間膜動脈
- 下腸間膜動脈
- 総腸骨動脈
- 尺骨動脈
- 橈骨動脈
- 内腸骨動脈
- 大腿動脈
- 外腸骨動脈
- 大腿深動脈
- 膝窩動脈
- 腓骨動脈
- 前脛骨動脈
- 足背動脈
- 足背動脈弓
- 後脛骨動脈

左側足底部

- 足底動脈弓
- 内側足底動脈
- 外側足底動脈

本書の特徴

看護技術の根拠とポイントを、解剖生理学的な視点も交えて学ぶことで、技術の"核"となる部分をマスターすることができます

- 学内演習や臨地実習で、「それはなぜ？」「どうしてそうするの？」などと問われる"看護技術の根拠"をQ＆A形式でまとめました。
- 豊富なイラスト・図を用いて根拠をわかりやすく解説するとともに、必要時、看護技術のポイントについても解説しています。
- 解剖生理学的な視点からの解説を加えているのが本書の特徴です。授業で「人体の構造と機能」として学んでいる解剖生理学的知識が、実際のケアにどのように生かされているかを理解することができます。

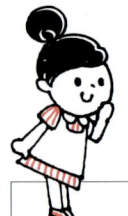

看護技術で問われる根拠の解説

解剖生理学的な視点で解説

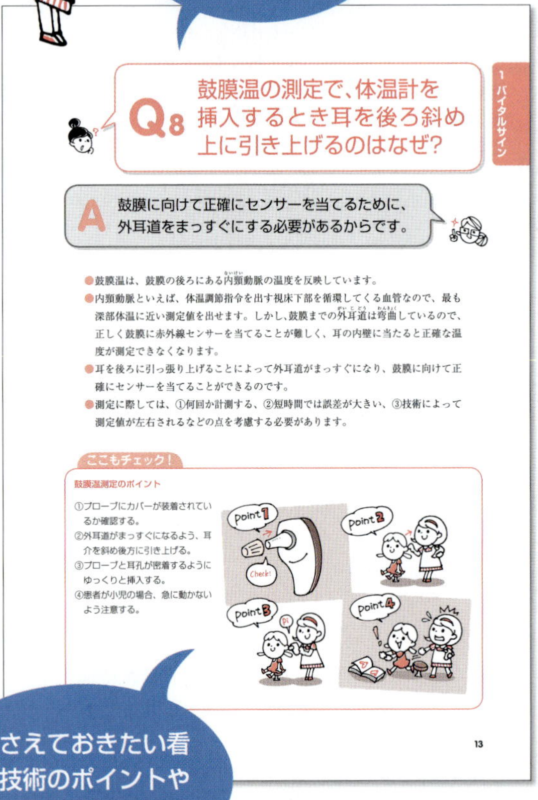

1 バイタルサイン

Q8 鼓膜温の測定で、体温計を挿入するとき耳を後ろ斜め上に引き上げるのはなぜ？

A 鼓膜に向けて正確にセンサーを当てるために、外耳道をまっすぐにする必要があるからです。

- 鼓膜温は、鼓膜の後ろにある内頸動脈の温度を反映しています。
- 内頸動脈といえば、体温調節指令を出す視床下部を循環してくる血管なので、最も深部体温に近い測定値を出せます。しかし、鼓膜までの外耳道は彎曲しているので、正しく鼓膜に赤外線センサーを当てることが難しく、耳の内壁に当たると正確な温度が測定できなくなります。
- 耳を後ろに引っ張り上げることによって外耳道がまっすぐになり、鼓膜に向けて正確にセンサーを当てることができるのです。
- 測定に際しては、①何回か計測する、②短時間では誤差が大きい、③技術によって測定値が左右されるなどの点を考慮する必要があります。

ここもチェック！

鼓膜温測定のポイント
① プローブにカバーが装着されているか確認する。
② 外耳道がまっすぐになるよう、耳介を斜め後方に引き上げる。
③ プローブと耳が密着するようにゆっくりと挿入する。
④ 患者が小児の場合、急に動かないよう注意する。

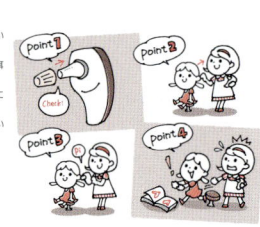

13

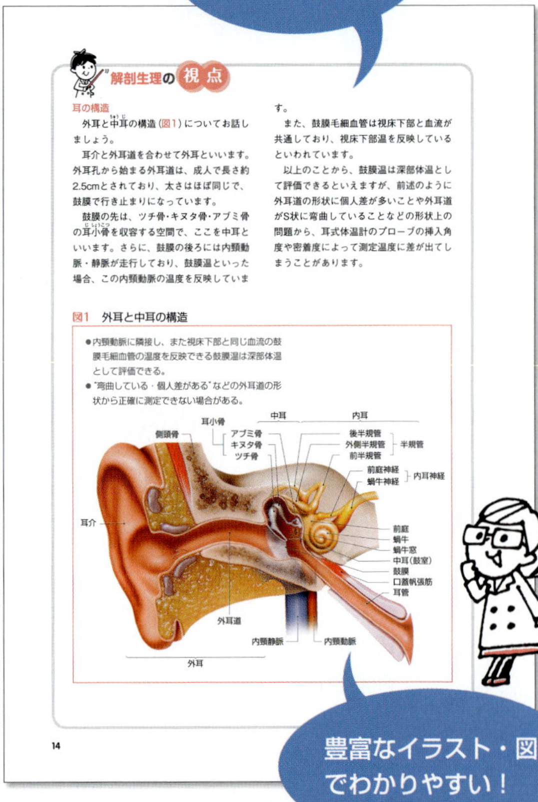

解剖生理の視点

耳の構造
外耳と中耳の構造（図1）についてお話しましょう。
耳介と外耳道を合わせて外耳といいます。外耳孔から始まる外耳道は、成人で長さ約2.5cmとされており、太さはほぼ同じで、鼓膜で行き止まりになっています。
鼓膜の先は、ツチ骨・キヌタ骨・アブミ骨の耳小骨を収容する空間で、ここを中耳といいます。さらに、鼓膜の後ろには内頸動脈・静脈が走行しており、鼓膜温といった場合、この内頸動脈の温度を反映しています。

また、鼓膜毛細血管は視床下部と血流が共通しており、視床下部温を反映しているといわれています。
以上のことから、鼓膜温は深部体温として評価できるといえますが、前述のように外耳道の形状に個人差が多いことや外耳道がS状に彎曲していることなどの形状上の問題から、耳式体温計のプローブの挿入角度や密着度によって測定温度に差が出てしまうことがあります。

図1 外耳と中耳の構造

- 内頸動脈に隣接し、また視床下部と同じ血流の鼓膜毛細血管の温度を反映できる鼓膜温は深部体温として評価できる。
- "彎曲している・個人差がある"などの外耳道の形状から正確に測定できない場合がある。

14

豊富なイラスト・図でわかりやすい！

おさえておきたい看護技術のポイントや注意点を解説！

- 本書で紹介しているアセスメント法、手法等は、各執筆者が臨床例を基に展開しています。実践により得られた方法を普遍化すべく努力しておりますが、万一本書の記載内容によって不測の事態等が起こった場合、執筆者、出版社はその責を負いかねますことをご了承ください。
- 本書に記載している薬剤・機器等の選択・使用方法等については、出版時最新の情報を掲載しておりますが、薬剤や機器等の使用にあたっては、個々の添付文書や取扱い説明書を参照し、適応・用量等は常にご確認ください。

1

バイタルサイン

① 体温測定 —— 2

② 脈拍測定 —— 15

③ 血圧測定 —— 20

④ 呼吸測定 —— 28

①体温測定

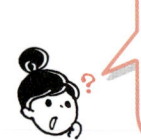

Q1 一般的に体温測定を腋窩で行うのはなぜ？

A 体の外から深部体温を測定できる部位のなかで、最も測定しやすい部位だからです。

- 体温測定は、一般的に直腸、口腔、腋窩、鼓膜で行われます（図1、p.4参照）。これらの部位では、身体の内部環境を把握するために、比較的容易に深部体温が測定できるのです。
- 対象者の年齢、体格、疾患、障害の有無によって測定部位を選択します。そのなかでも、腋窩は日常的に測定しやすい部位です。
- 口腔は、意識的に口を閉じることができ、基礎体温の測定や、やせている人に適しています。
- 直腸は、環境の影響を受けることは少ない部位ですが、測定部位の露出によって羞恥心を伴います。
- 鼓膜は、多くの場合、測定終了まで安静が保てず安全に正確に測定することが難しい小児などに用います。

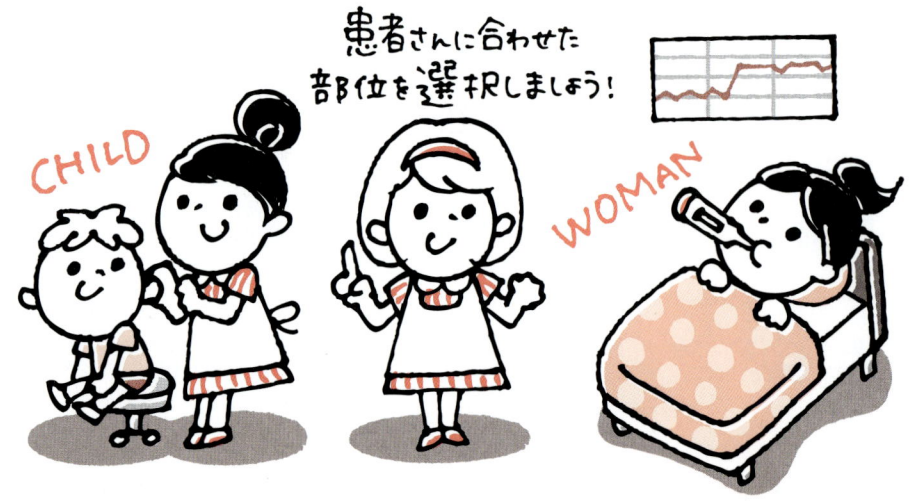

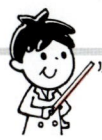

解剖生理の視点

体温とは太い動脈中の血液温度

　まず、"体温"とは何か、その定義を説明しましょう。生理学的な"真の体温"とは、深部体温、つまり左心室から送り出される大動脈（だいどうみゃく）中の血液温度のことを指しています。当然、この温度を測るのは難しいため、回答にあるとおり、代わりに直腸、口腔、腋窩、鼓膜で測定します。

　さて、腋窩とは、肩の下で大胸筋（だいきょうきん）が前の壁、広背筋（こうはいきん）や大円筋（だいえんきん）が後ろの壁となり、内側は胸郭（きょうかく）、外側は上腕（じょうわん）に囲まれているくぼみのことをいいます。腋窩は、自由上肢（じょうし）に分布する動脈・静脈・神経の通り道となっています。

　血管や神経は、なるべく危なくないところを走っています。例えば、鎖骨下動脈（さこつか）→腋窩動脈→上腕動脈→橈骨（とうこつ）・尺骨（しゃっこつ）動脈と名前を変えて走行していく上肢の動脈を見てみましょう（図1）。肩の上ではなく、鎖骨に覆われた鎖骨の下（鎖骨下動脈）、腕の外側ではなく腋窩（腋窩動脈）、上腕の内側で前の上腕二頭筋（じょうわんにとうきん）と後ろの上腕三頭筋（さんとうきん）に覆われているところ（上腕動脈）を通り、うまい具合に保護されているわけです。

　そのため、構造上、深部体温を反映している太い動脈ほど、危なくないように皮膚のすぐ下などではなく、内側の保護された場所を通っており、体温を測定しづらい部位となります。

　しかし、腋窩の場合、くぼみの上部は筋がなく、皮下に腋窩動脈の拍動（はくどう）を触れることができます。しかも、普段、上腕は下制されて腋窩は閉じられており、比較的、深部の状況に近い環境となっています。

図1　上肢の動脈の走行

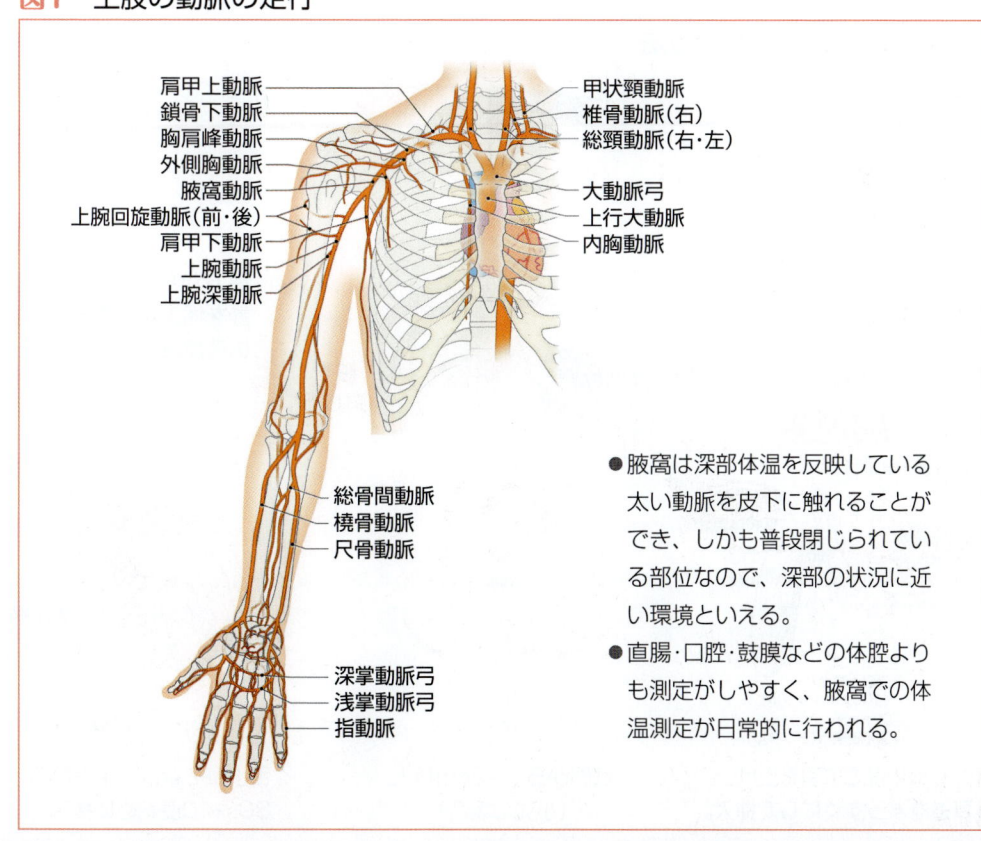

- 腋窩は深部体温を反映している太い動脈を皮下に触れることができ、しかも普段閉じられている部位なので、深部の状況に近い環境といえる。
- 直腸・口腔・鼓膜などの体腔よりも測定がしやすく、腋窩での体温測定が日常的に行われる。

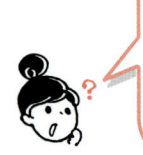

Q2 腋窩での体温測定時に、体温計を前方45度の角度で挿入するのはなぜ？

A 45度の角度で挿入することにより、腋窩の最深部で正確な体温を測定することができるからです。

- 腋窩で測定する場合には、腋窩温の最も高い部位、すなわち動脈血がより皮膚表面の近くを通っている最深部で測定する必要があります。最深部の温度が、最も深部体温に近いのです。
- 水平に挿入してしまうと、腋窩の最深部には到達しないため、45度くらいの角度で斜め上方に体温計を挿入する必要があるのです（図1）。
- 挿入後は、腋窩をしっかりと閉じた状態（上腕二頭筋と大胸筋を密着させた状態）にして、腋窩温を放熱させないようにすることが大切です。

図1 体温の測定部位と測定方法

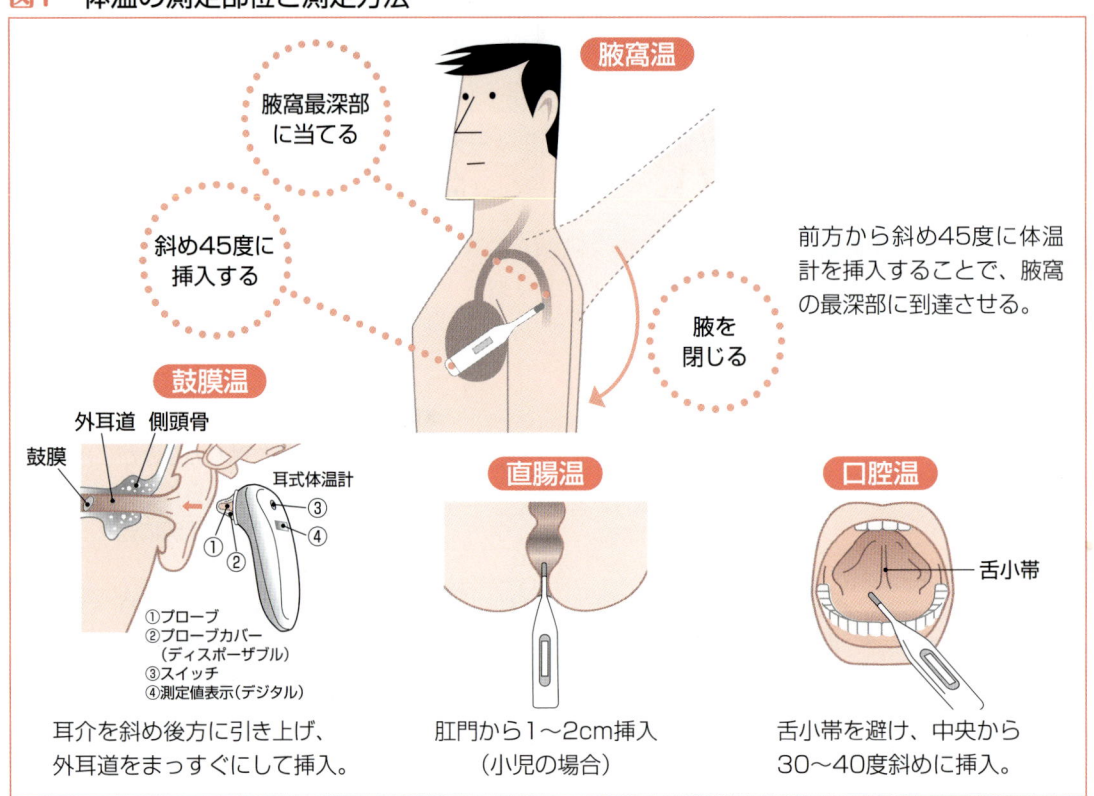

深井喜代子：ヘルスアセスメント. 基礎看護学テキスト, 深井喜代子, 前田ひとみ編, 南江堂, 東京, 2006：111. より許諾を得て抜粋改変し転載

Q3 腋窩温＜口腔温＜直腸温なのはなぜ？

A 放熱の有無と身体深部までの距離により、体温はこの順番に高くなります。

- 体温の測定値は、放熱の有無と、身体深部にどれだけ近いかということに影響を受けます（表1）。
- 直腸温は、体内の深部により近く、かつ、放熱がないので一番高いのです。逆に腋窩温は、腋窩の皮膚温であり、放熱の影響を最も強く受けるので一番低くなります。
- 口腔温は、口をしっかり閉じていれば、放熱の影響は避けられますが、開口している場合は、放熱やそのときの環境の温度にも影響を受けます。また測定直前に何かを飲食した場合には、飲食物の温度の影響も受けやすいため、注意が必要となります。

表1 測定部位による体温の比較

直腸温－口腔温＝0.4～0.6℃
直腸温－腋窩温＝0.8～0.9℃
口腔温－腋窩温＝0.2～0.3℃（臥床時）
＝0.3～0.5℃（椅座時）

江口正信, 柿沼良子, 松永保子, 他：根拠から学ぶ基礎看護技術. 医学芸術社, 東京, 2000:13.より引用

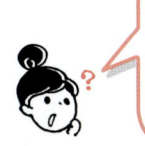

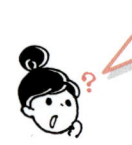

Q4 側臥位では上側の腋窩温のほうが高いのはなぜ？

A 体重によって圧迫される下側のほうが、動脈の循環が障害されるからです。

- 体温は血液量と血液の温度に左右されます。
- 側臥位においては、体重によって下側のほうが圧迫され、動脈の循環が障害されるために上側の腋窩温のほうが高くなります。
- 側臥位になると、圧迫という圧反射が起こることが原因と考えられています。圧反射とは、身体の一部が圧迫されると刺激の信号が脊髄内の側索を上行して中枢に達し、中枢から興奮というかたちで末梢の器官へ及ぶ、一種の反射現象と考えられています（表1）[1]。
- その他に体温が変動する因子として、日内変動や運動・食事・睡眠・感情の変化、性周期（女性の場合）などがあります。
- 運動や食事後、入浴後1時間以内は体温が上昇しているため、測定を避けましょう。

〈文献〉
1. 江口正信, 柿沼良子, 松永保子, 他：根拠から学ぶ基礎看護技術. 医学芸術社, 東京, 2000：19.

表1 圧反射による身体の変化

身体の変化	側臥位での身体の位置 上側	下側
発汗	増加	減少
体温	上昇	低下
血圧	上昇	下降
鼻の粘膜	縮小	腫脹
唾液	増加	減少
腎臓の尿生成量	増加	減少

江口正信, 柿沼良子, 松永保子, 他：根拠から学ぶ基礎看護技術. 医学芸術社, 東京, 2000：19.より引用

ここもチェック！

基礎体温とは？

- 体温は1日中一定の値ではなく、いろいろな要因により午後3〜8時が最も高く、就寝時の午前2〜6時の間が最も低い。
- 運動、食事などによって影響を受けない最も変動の少ない基礎となる体温のことを基礎体温という。早朝、目を覚ましたらそのまますぐ床の中で測定する。
- 女性の場合は、性周期によって基礎体温が変化し、2相性となる（図1）。

図1 成人女子の基礎体温（典型的2相性経過）

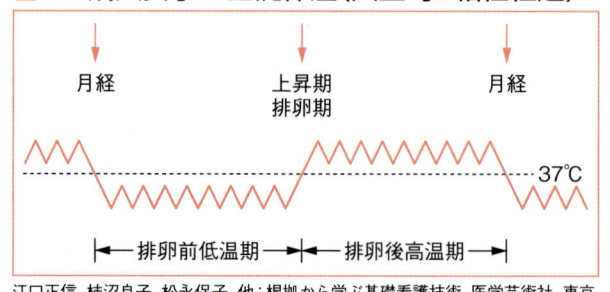

江口正信, 柿沼良子, 松永保子, 他：根拠から学ぶ基礎看護技術. 医学芸術社, 東京, 2000：24.より引用

解剖生理の視点

体温は測定部位によって異なる

身体の温度は均一ではなく、測定部位によって異なります。肝臓や運動中の筋肉など、代謝の盛んなところでは高くなり、骨や皮膚組織などでは低くなります。

核心温度（深部体温、図1）は高いですが、皮膚に近い末梢ほど温度が低くなっているのは、産生された熱が血流に乗って全身に運ばれ、皮膚から外界に放散されるからです。

熱は血流によって運ばれていますから、血流が悪い、つまり循環が障害されているほうの腋窩のほうが測定温度が下がることは容易に理解できるでしょう。

図1　体温の分布

身体各部の温度は図のように分布している。身体内部の温度を核心温度（深部体温）と呼び、これだけ外部環境に影響を受ける。

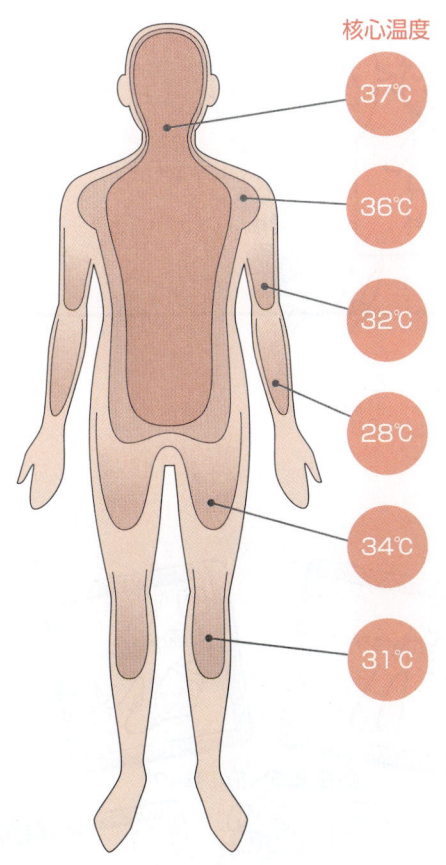
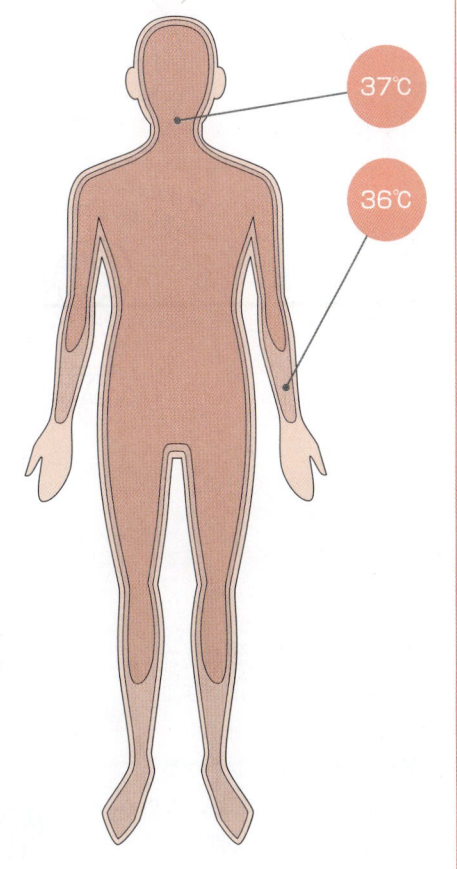

Aschoff J, Wever R: Kern und Schale im Wärmehaushalt des Menschen. *Naturwissenschaften* 1958; 45: 477-485. より引用

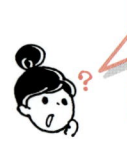

Q5 片麻痺では健側で体温測定するのはなぜ？

A 麻痺側では、血液循環が悪くなっていて、正確な体温が測定できないからです。

- 血液循環が悪いと、体温は低くなります。正確な値を知るためには、血液循環のよい健側で体温測定をすることが望ましいのです。
- 麻痺側の体温は日内変動においても不安定といわれています。

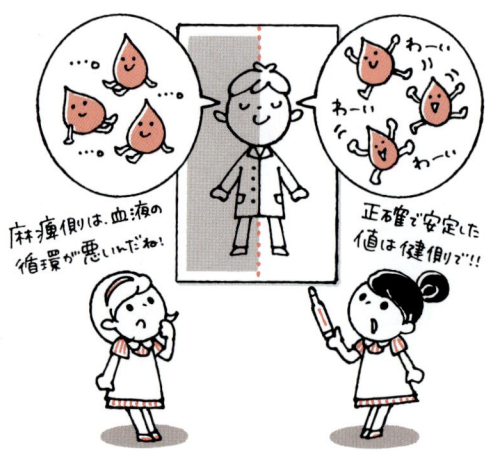

ここもチェック！

片麻痺がある場合、血圧も健側で測定する

- 麻痺側では血液循環が悪くなっていて、体温測定同様に正確な血圧を測定できません。
- 点滴をしている、シャントがある（p.27参照）、創傷がある、骨折があるときなども、その部位近くでの血圧測定が禁忌になります。

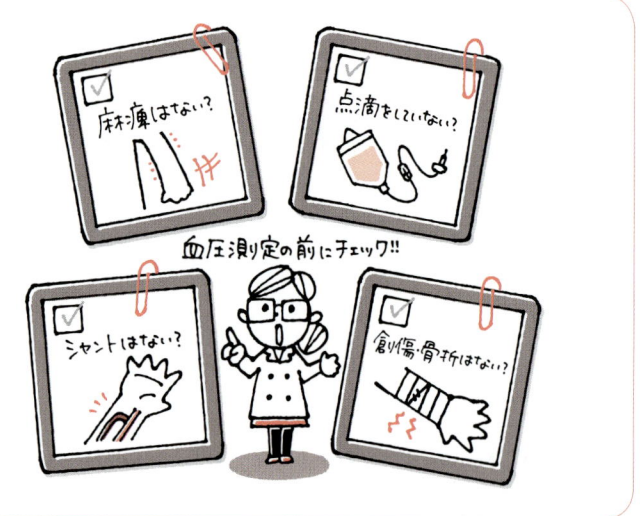

Q6 体温が上昇すると、鳥肌が立つのはなぜ？

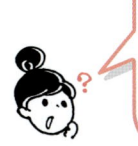

A 体温調節中枢がその時の体温よりも高く設定されると、放熱を減らし、体熱産生を増やそうとします。それが皮膚の血管収縮や立毛筋の収縮として現れるのです。

- 体温調節中枢では一定の基準値（セットポイント）が設定され、熱の産生と放散を調節しています。何らかの原因で、体温調節中枢がその時点での体温よりも高く設定されてしまった場合、体温をその高い設定温度まで上げるために、体温調節中枢は放熱を減らし、かつ体熱産生を増やそうとしてはたらきます（**図1**）。それが皮膚の血管収縮や立毛筋の収縮として現れ、「鳥肌が立つ」という状態になるのです（**p.11**参照）。
- 体温の基準値が上がったときに、ふるえによって体熱産生を増やし、体温を基準値まで上げようとします。そのときに感じるのが"悪寒"です。急に熱が上がるときに起こります。
- 体温の基準値を上昇させていた原因が取り除かれると、血管拡張や発汗により解熱します。

図1 発熱と解熱の機序

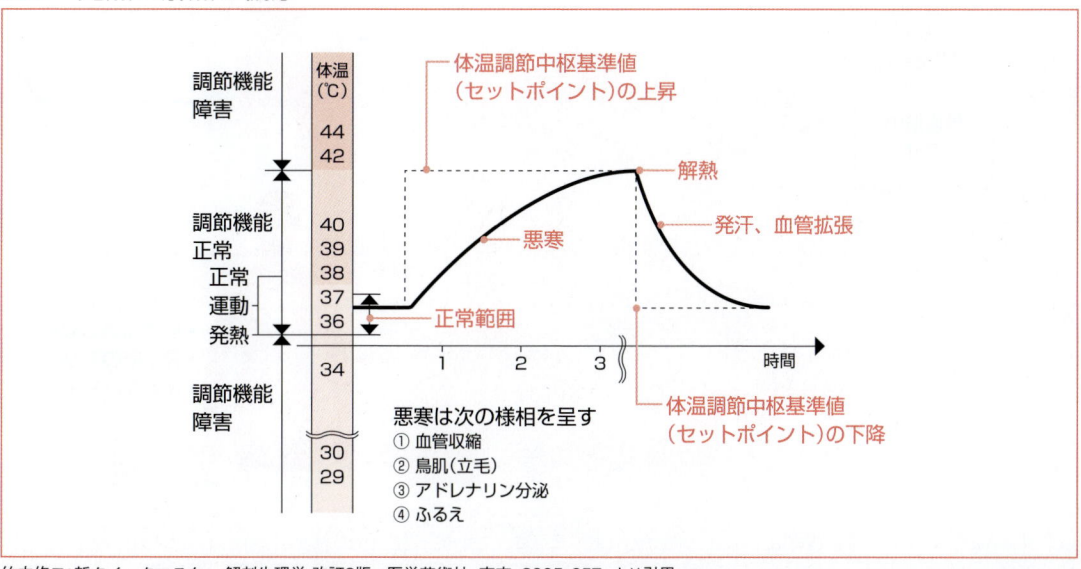

竹内修二：新クイックマスター 解剖生理学 改訂2版. 医学芸術社, 東京, 2005：357. より引用

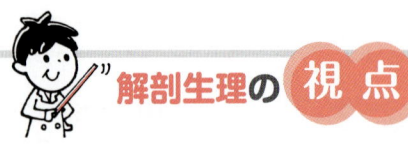 解剖生理の視点

体温の調整

外環境の温度の変化は、皮膚の温度受容器で感知され、それが感覚神経によって間脳の視床下部にある体温調節中枢に伝えられます。

体温調節中枢では、感知され伝えられた温度を基準値（セットポイント）と比較し、熱産生と熱放散によって調節して体温を一定に維持しています（図1）。

熱産生は、皮膚血管の収縮、骨格筋の緊張、ふるえ、立毛などによって高められます。熱放散は、皮膚血管の拡張や発汗などで起こります（図2）。

図1　体温調節のしくみ

体温調節中枢によって、低温環境時では熱の放散を防ぎ、産生を亢進、高温環境時では熱の産生を抑制し、放散を促進させることで、深部体温を一定に保っている。

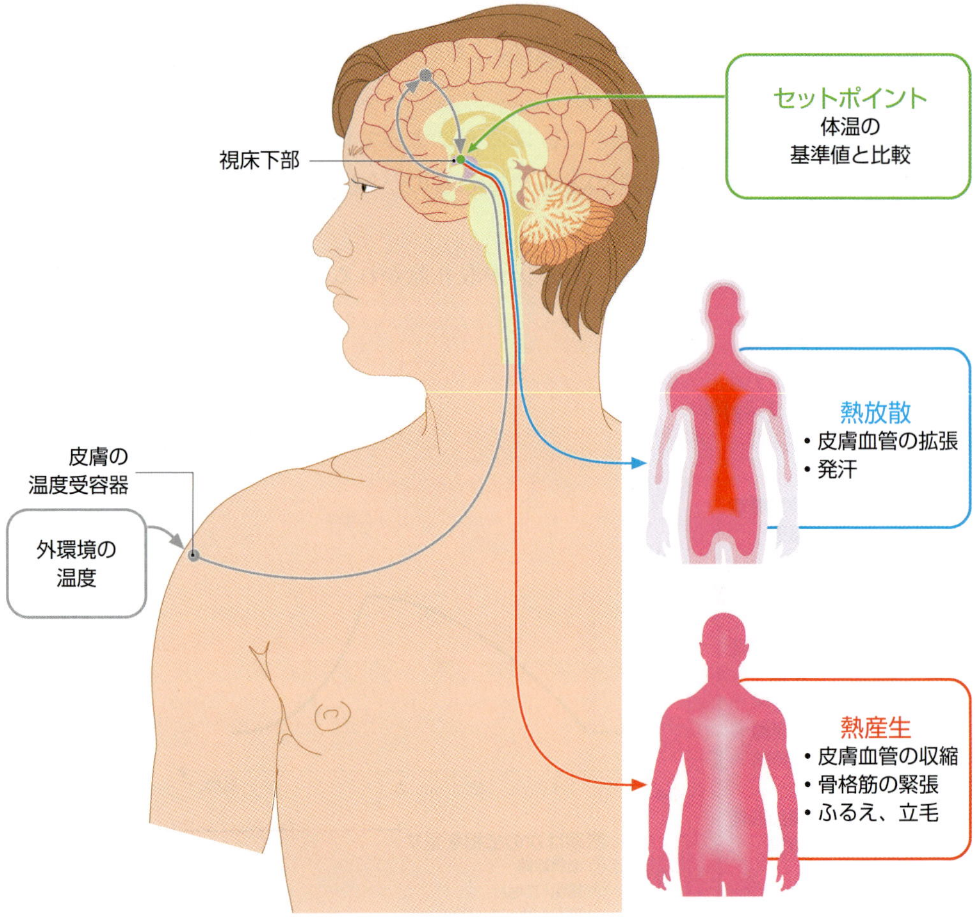

- セットポイント
  体温の基準値と比較
- 視床下部
- 皮膚の温度受容器
- 外環境の温度
- 熱放散
  ・皮膚血管の拡張
  ・発汗
- 熱産生
  ・皮膚血管の収縮
  ・骨格筋の緊張
  ・ふるえ、立毛

図2　皮膚による体温調節の実際

皮膚は体温調節に大きな役割を果たしている。毛細血管の収縮・拡張、水分の蒸発と発汗の促進・抑制、立毛筋の収縮などが関与している。

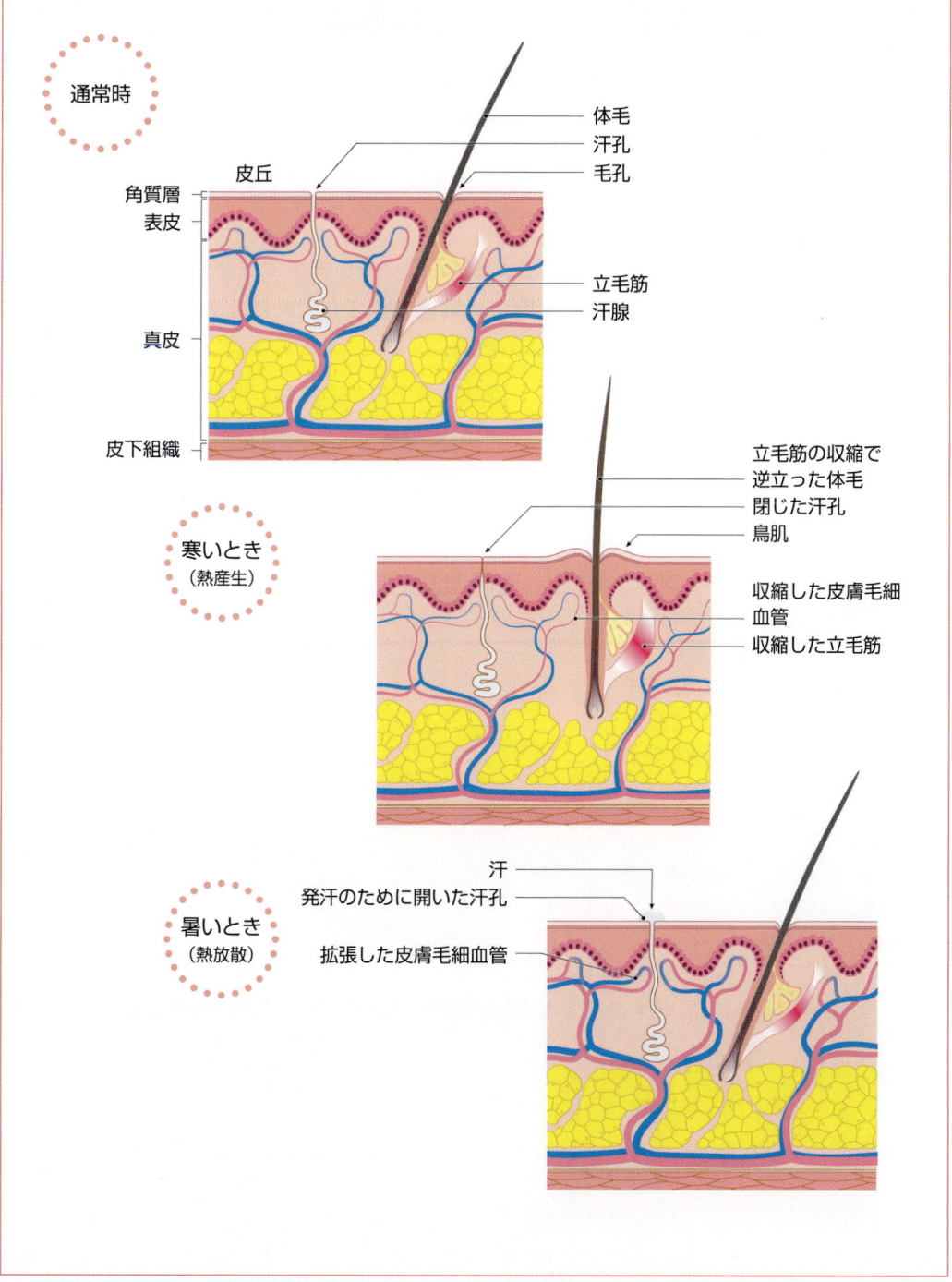

内村英正：体温. 健康の地図帳, 大久保昭行監修, 講談社, 東京, 1997：13. を参考に作成

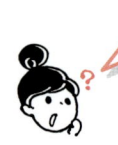

Q7 新生児の体温を直腸で測定するのはなぜ？

A 新生児には深部体温に近い温度が得られる直腸での測定が適しているからです。

- 真の体温を推定するのに最も適した測定部位とは、放熱しにくく、かつ、最も深部体温に近い直腸温だといえます。
- 直腸での測定は患者さんに苦痛・不快感を与えること、簡単ではないこと、安静保持が必要なことなどの理由から、新生時には実施されても大人にはあまり行われず、腋窩での測定が選択されることが多いのです。
- 新生児では、環境の影響を受けやすく、体温変動が生命の危機に直結しているため、より正確な値を知る必要があり、直腸での測定が適しているのです。

ここもチェック！

- 直腸温測定時には、潤滑油をつけておいた直腸体温計を、利き手で肛門に挿入する（図1）。
- 体温計の挿入の長さは、肛門から1～2cmが目安。深く挿入してしまうと、粘膜損傷の恐れや高値を示すことがあるため、注意が必要である。

図1　直腸温測定時の体位

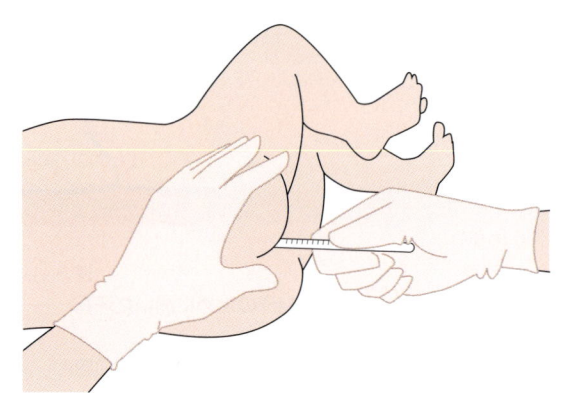

直腸温測定時にはディスポーザブル手袋を装着する。

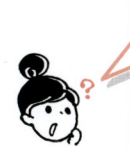

Q8 鼓膜温の測定で、体温計を挿入するとき耳を後ろ斜め上に引き上げるのはなぜ？

A 鼓膜に向けて正確にセンサーを当てるために、外耳道をまっすぐにする必要があるからです。

- 鼓膜温は、鼓膜の後ろにある内頸動脈の温度を反映しています。
- 内頸動脈といえば、体温調節指令を出す視床下部を循環してくる血管なので、最も深部体温に近い測定値を出せます。しかし、鼓膜までの外耳道は弯曲しているので、正しく鼓膜に赤外線センサーを当てることが難しく、耳の内壁に当たると正確な温度が測定できなくなります。
- 耳を後ろに引っ張り上げることによって外耳道がまっすぐになり、鼓膜に向けて正確にセンサーを当てることができるのです。
- 測定に際しては、①何回か計測する、②短時間では誤差が大きい、③技術によって測定値が左右されるなどの点を考慮する必要があります。

ここもチェック！

鼓膜温測定のポイント

① プローブにカバーが装着されているか確認する。
② 外耳道がまっすぐになるよう、耳介を斜め後方に引き上げる。
③ プローブと耳孔が密着するようにゆっくりと挿入する。
④ 患者が小児の場合、急に動かないよう注意する。

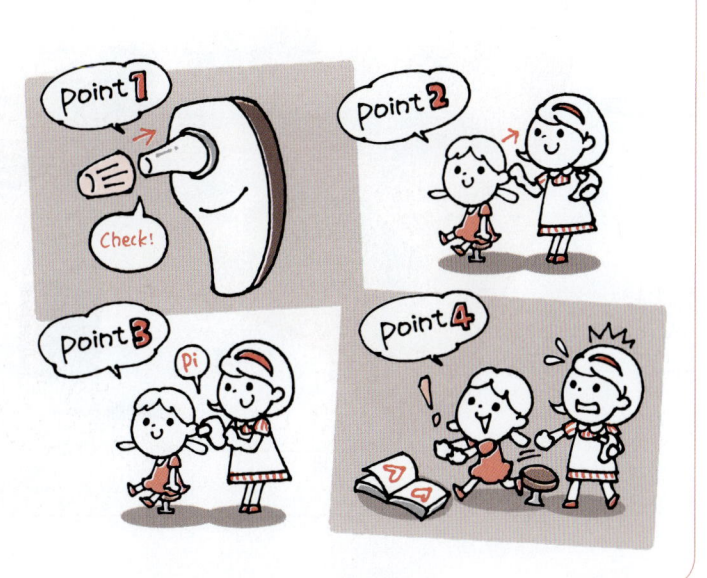

解剖生理の視点

耳の構造

外耳と中耳の構造（図1）についてお話ししましょう。

耳介と外耳道を合わせて外耳といいます。外耳孔から始まる外耳道は、成人で長さ約2.5cmとされており、太さはほぼ同じで、鼓膜で行き止まりになっています。

鼓膜の先は、ツチ骨・キヌタ骨・アブミ骨の耳小骨を収容する空間で、ここを中耳といいます。さらに、鼓膜の後ろには内頸動脈・静脈が走行しており、鼓膜温といった場合、この内頸動脈の温度を反映しています。

また、鼓膜毛細血管は視床下部と血流が共通しており、視床下部温を反映しているといわれています。

以上のことから、鼓膜温は深部体温として評価できるといえますが、前述のように外耳道の形状に個人差が多いことや外耳道がS状に弯曲していることなどの形状上の問題から、耳式体温計のプローブの挿入角度や密着度によって測定温度に差が出てしまうことがあります。

図1 外耳と中耳の構造

- 内頸動脈に隣接し、また視床下部と同じ血流の鼓膜毛細血管の温度を反映できる鼓膜温は深部体温として評価できる。
- "弯曲している・個人差がある"などの外耳道の形状から正確に測定できない場合がある。

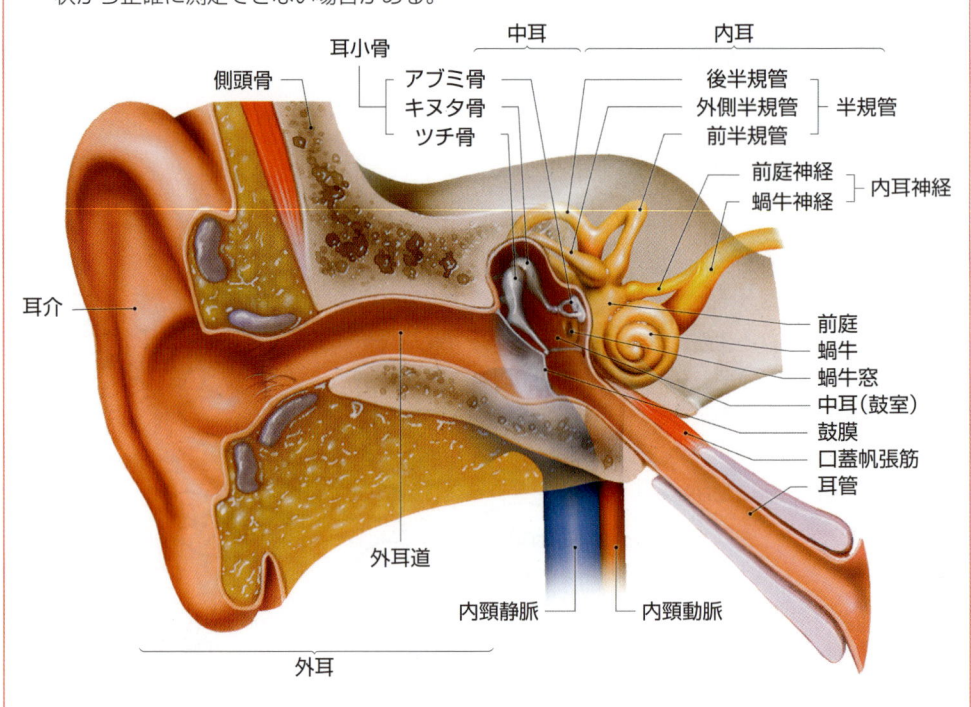

②脈拍測定

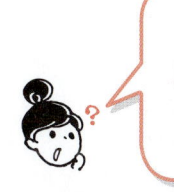

Q9 脈拍を3本の指(示指、中指、環指)で測定するのはなぜ?

A この3本の指を並べて用いると、無理なく動脈に沿って触れることができるからです。

- 動脈が多少蛇行していたり、予想とずれた位置にある場合に、3本の指を用いることで正確にその走行を感じることができます(図1)。
- 1本の指よりも3本の指で触れたほうが、脈拍の大小、弾力性などの動脈の性質や脈波をとらえやすいのです。
- 母指(ぼし)で測定すると、測定者自身の母指の比較的太い動脈の拍動を感じてしまい、患者さんの脈拍と混同してしまう可能性があります。

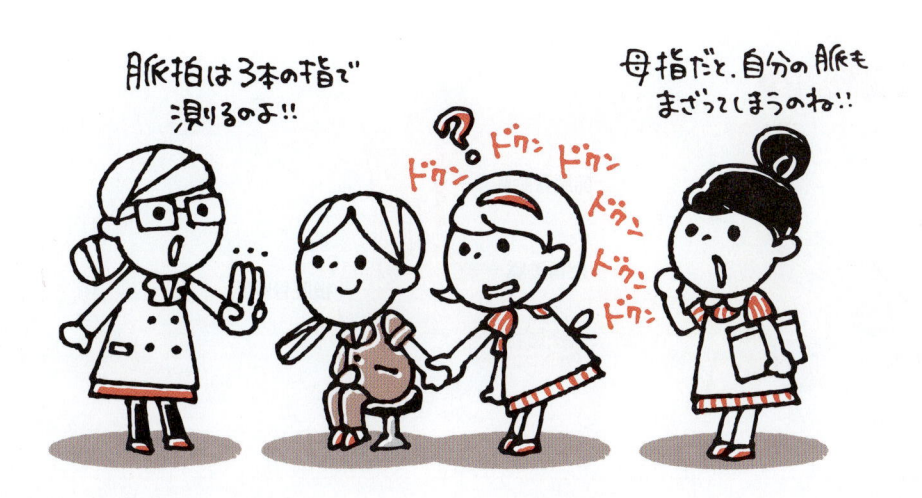

図1 各触診部位と触診のしかた

- 脈拍は1分間測定する。最初の30秒で脈の大きさやリズムなどの性状をチェックし、残りの30秒で脈拍数を測定するとよい。
- 総頸動脈で測定する場合、強く圧迫しすぎたり、左右を同時に圧迫しないように注意しよう。

総頸動脈の触診

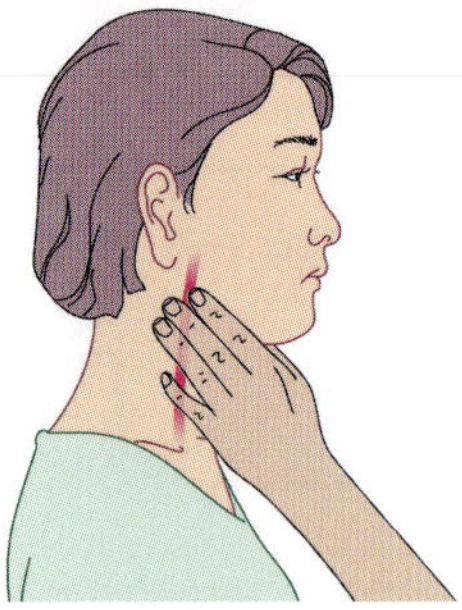

上腕動脈の触診

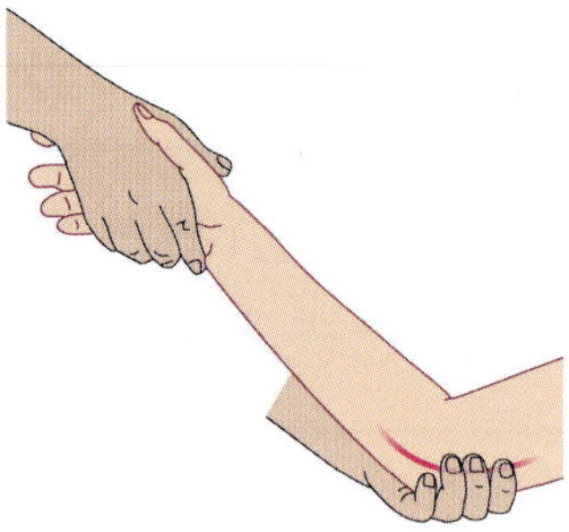

橈骨動脈の触診

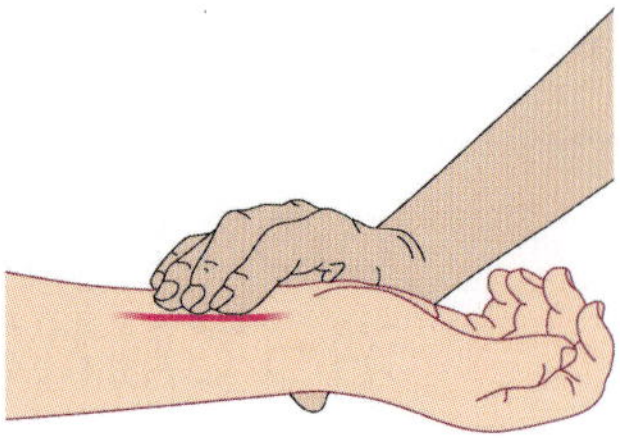

大腿動脈の触診

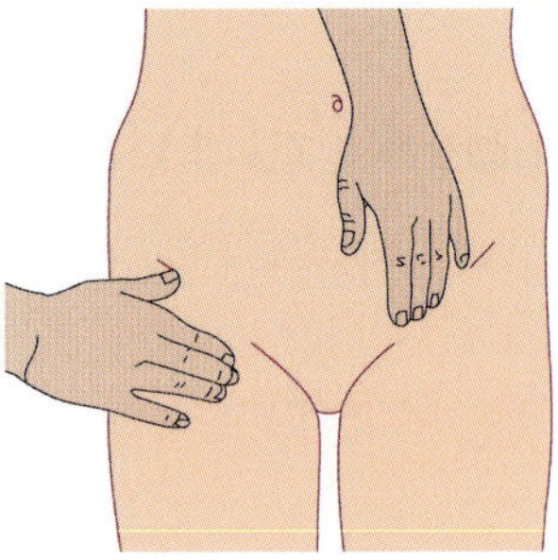

膝窩動脈の触診

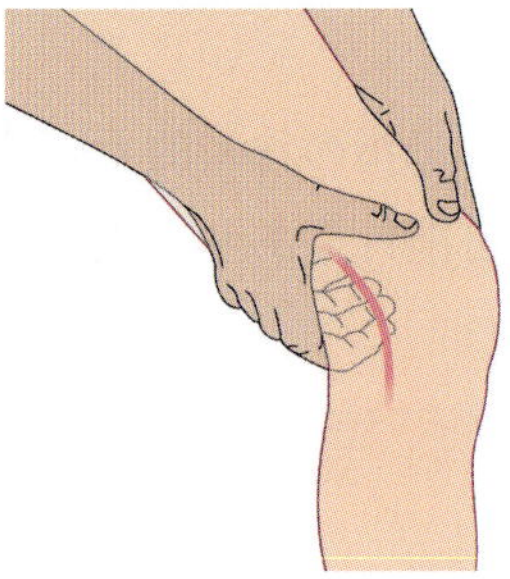

後脛骨動脈の触診

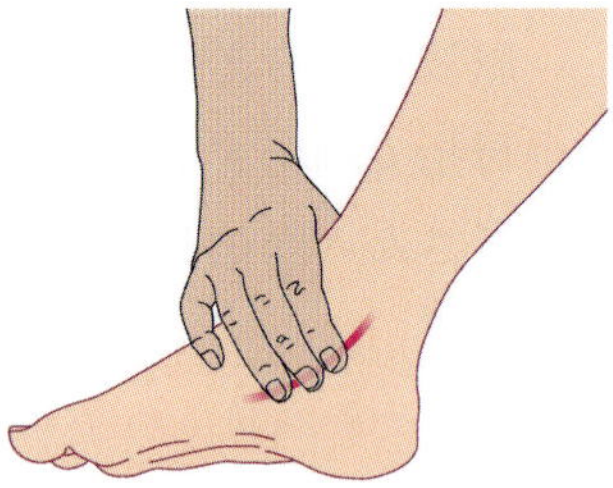

足背動脈の触診

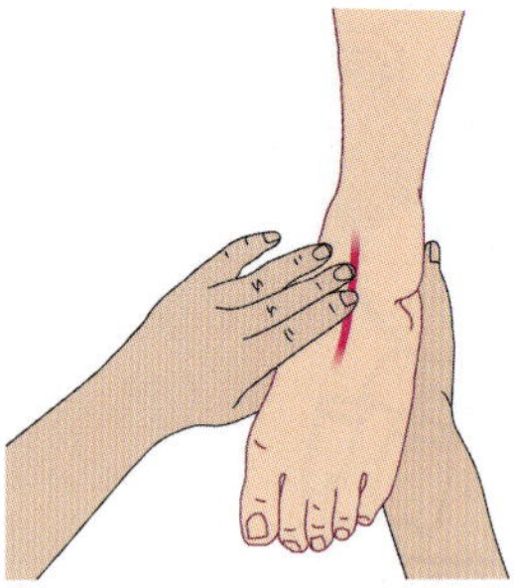

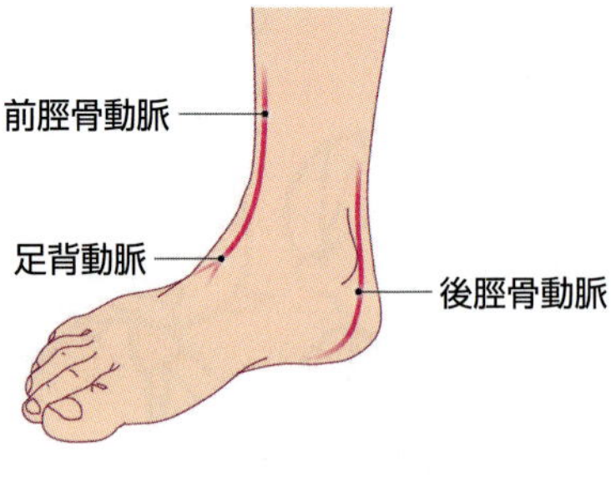

前脛骨動脈
足背動脈
後脛骨動脈

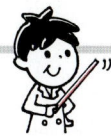

解剖生理の視点

手首付近で拍動が触れる橈骨動脈

　動脈は外界からの衝撃に曝されないように、筋肉などに覆われて深部を走行しています。

　前腕では、近位つまり肘から3分の2ほどに手首や指の屈伸に関係する筋の筋束が存在しており、それらが動脈を覆っています。しかし、それらの筋束も遠位3分の1から手首にかけては、関節を通り越して骨に付く停止腱となって走行しています。

　そのなかでも橈側手根屈筋腱と腕橈骨筋腱との間は間隔があいていて、その隙間を橈骨動脈が走行しています。つまり、橈側手根屈筋や腕橈骨筋の筋束に覆われ深部を走行していた橈骨動脈は、手首の橈側で腱と腱との隙間、浅層を走行することになり、皮下にその拍動を触れるのです（図1）。

図1　脈拍を測定する橈骨動脈

- 手首の母指側で拍動が触れるのが橈骨動脈。
- 動脈は、肘に向かうと前腕前面の筋に覆われていて拍動は触れなくなるが、手首付近では、筋束は腱になるため、動脈を覆いきれず、触れるようになる。

正中神経
橈骨動脈
腕橈骨筋腱
橈側手根屈筋腱
浅指屈筋
尺側手根屈筋
長掌筋
橈側手根屈筋
腕橈骨筋

長掌筋は浅指屈筋の筋束の上を覆っている

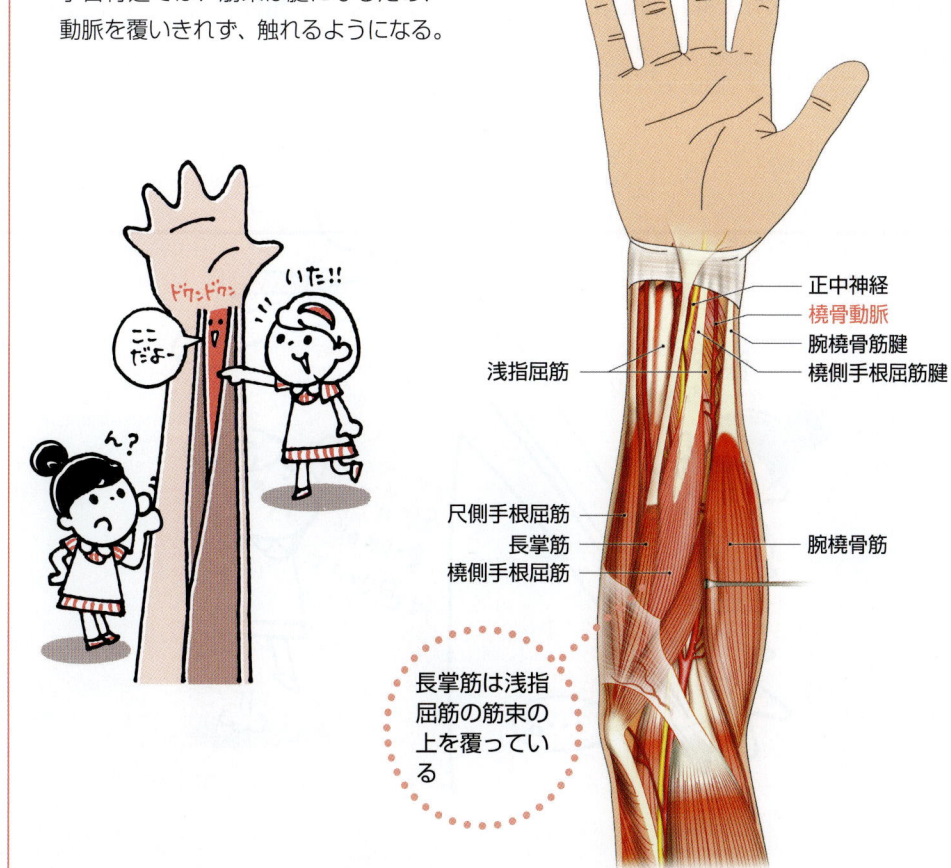

Q10 脈拍測定時に、首を回したり曲げたりしてはいけないのはなぜ？

A 首を曲げると、鎖骨下動脈が圧迫されてしまい、末梢の橈骨動脈に脈波が伝わらないことがあるからです。

- 橈骨動脈での脈拍測定時に、首を曲げたりすると鎖骨が後下方に引っ張られて、鎖骨下動脈が圧迫されてしまいます。これにより、末梢の橈骨動脈へ脈波が伝わらなくなることがあります。
- 頸動脈洞（甲状軟骨上縁、胸鎖乳突筋内側）を圧迫すると、頸動脈洞反射による徐脈が起こります。

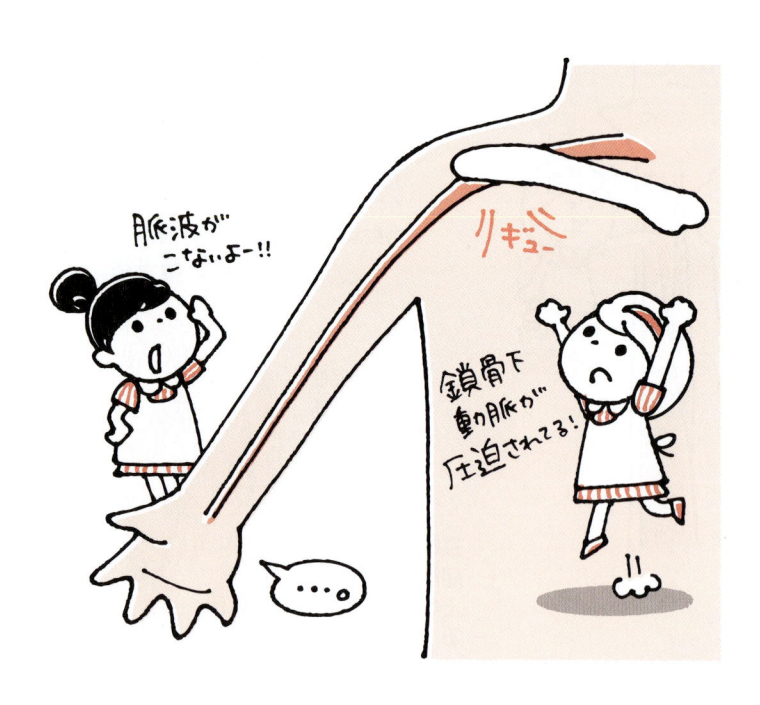

解剖生理の視点

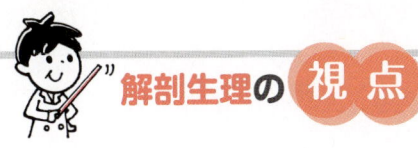

鎖骨の下を通る鎖骨下動脈

上肢の動脈は、胸郭内の大動脈から分枝し、胸郭上口から出て、上口の縁である第1肋骨の上で鎖骨との間を走行して肩へと向かっています。つまり、胸鎖関節の上縁から鎖骨の中点に向かいゆるい弓状のカーブを描き（大鎖骨上窩で拍動を触れる）、その後、鎖骨の下を通って肩関節の下方、腋窩へと進んでいます。それゆえ、鎖骨下動脈といわれます（図1）。

鎖骨は、外側で肩甲骨の肩峰と肩鎖関節で連結しています。その肩甲骨は関節窩に上腕骨頭を入れて肩関節となり、自由上肢の内転・外転や挙上、下制の動きを行います。

橈骨動脈で脈拍を測定するために手首を確保した状態で首を回したり曲げたりすると、肩が後下方に回旋し、肩甲骨に関節している鎖骨が引かれ鎖骨下動脈の走行部が狭くなり、動脈が圧迫されます。

図1　胸部の関節と血管の走行

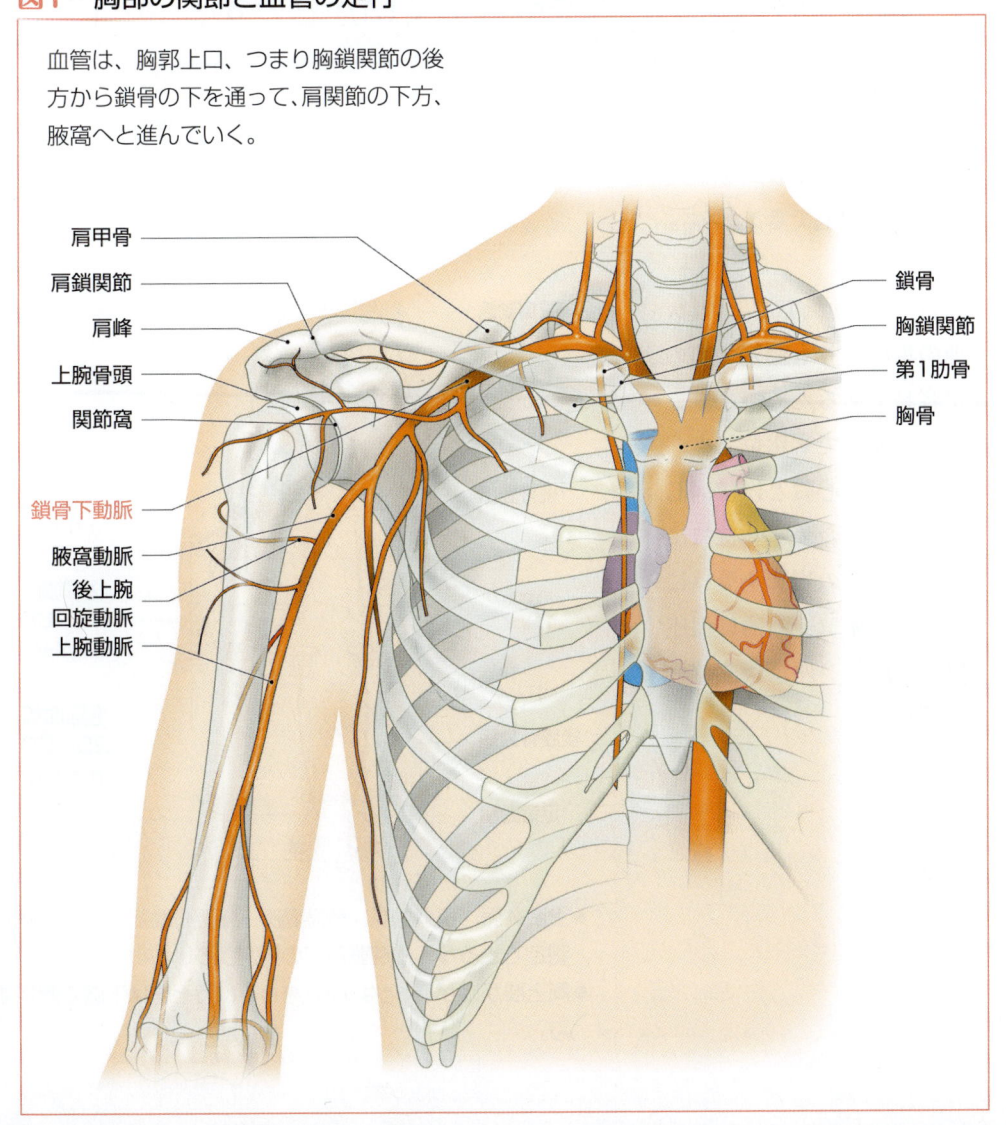

血管は、胸郭上口、つまり胸鎖関節の後方から鎖骨の下を通って、肩関節の下方、腋窩へと進んでいく。

肩甲骨
肩鎖関節
肩峰
上腕骨頭
関節窩
鎖骨下動脈
腋窩動脈
後上腕回旋動脈
上腕動脈

鎖骨
胸鎖関節
第1肋骨
胸骨

③血圧測定

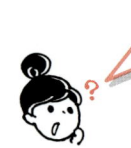

Q11 一般的に血圧を上腕で測定するのはなぜ？

A 他の場所よりも測定するのが容易であり、体位による血圧変動の影響を受けにくいからです。

- 血圧は上腕動脈、橈骨動脈、腋窩動脈、後脛骨動脈、足背動脈で測定できます（図1）。
- 通常、上腕動脈で測るのは、他の場所よりも測定するのが容易であるためです。さらに、臥位でも座位でも、上腕ならば心臓とほぼ同じ高さにあるため、体位による血圧変動の影響を受けにくいのです（一般的に血圧値は、臥位＞座位＞立位、の順）。

図1 全身の血管と血圧値および測定部位

腋窩動脈
上腕動脈
橈骨動脈
後脛骨動脈
足背動脈

動脈 80〜120 mmHg
細動脈 40〜60 mmHg
毛細血管 25〜30 mmHg

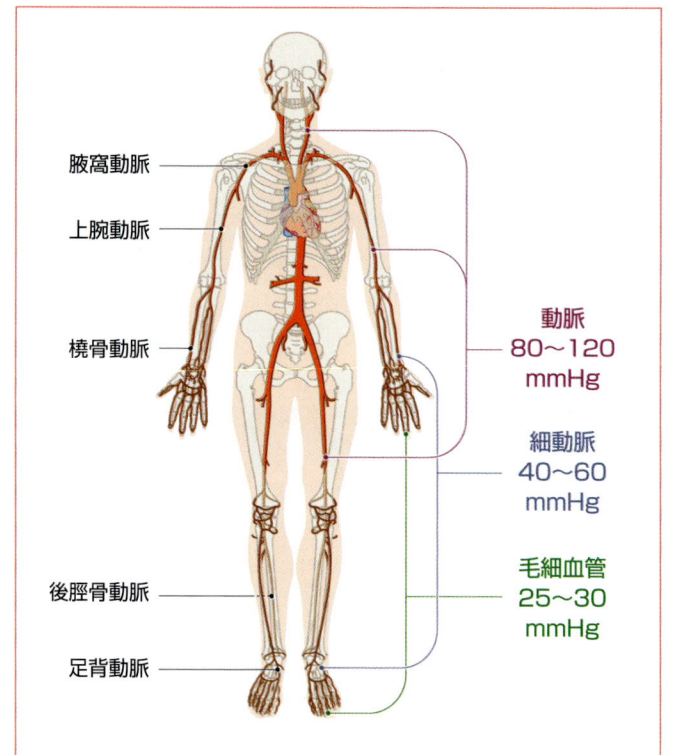

- 上腕動脈、橈骨動脈、腋窩動脈、後脛骨動脈、足背動脈で測定できるが、上腕動脈での測定が多い。
- 両上肢がけが（または切断）をしているときは下腿で測定する。

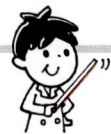

解剖生理の視点

肘付近で拍動が触れる上腕動脈

　肩関節の下の腋窩を走行してきた腋窩動脈は上腕動脈として上腕の内側を走行しています。その際、後面伸筋の上腕三頭筋の前で、前面屈筋の上腕二頭筋に蓋をされた状態で走行し、肘関節では屈側に至ります（図1）。蓋となっている上腕二頭筋は、肘関節において筋腹を収束し橈骨に付く停止腱となり、前面から上腕動脈を覆うことができません。そのため、上腕動脈は、肘窩において、上腕二頭筋停止腱の内側で皮下に拍動を触れるようになります。

図1　上肢（肘窩側）の筋

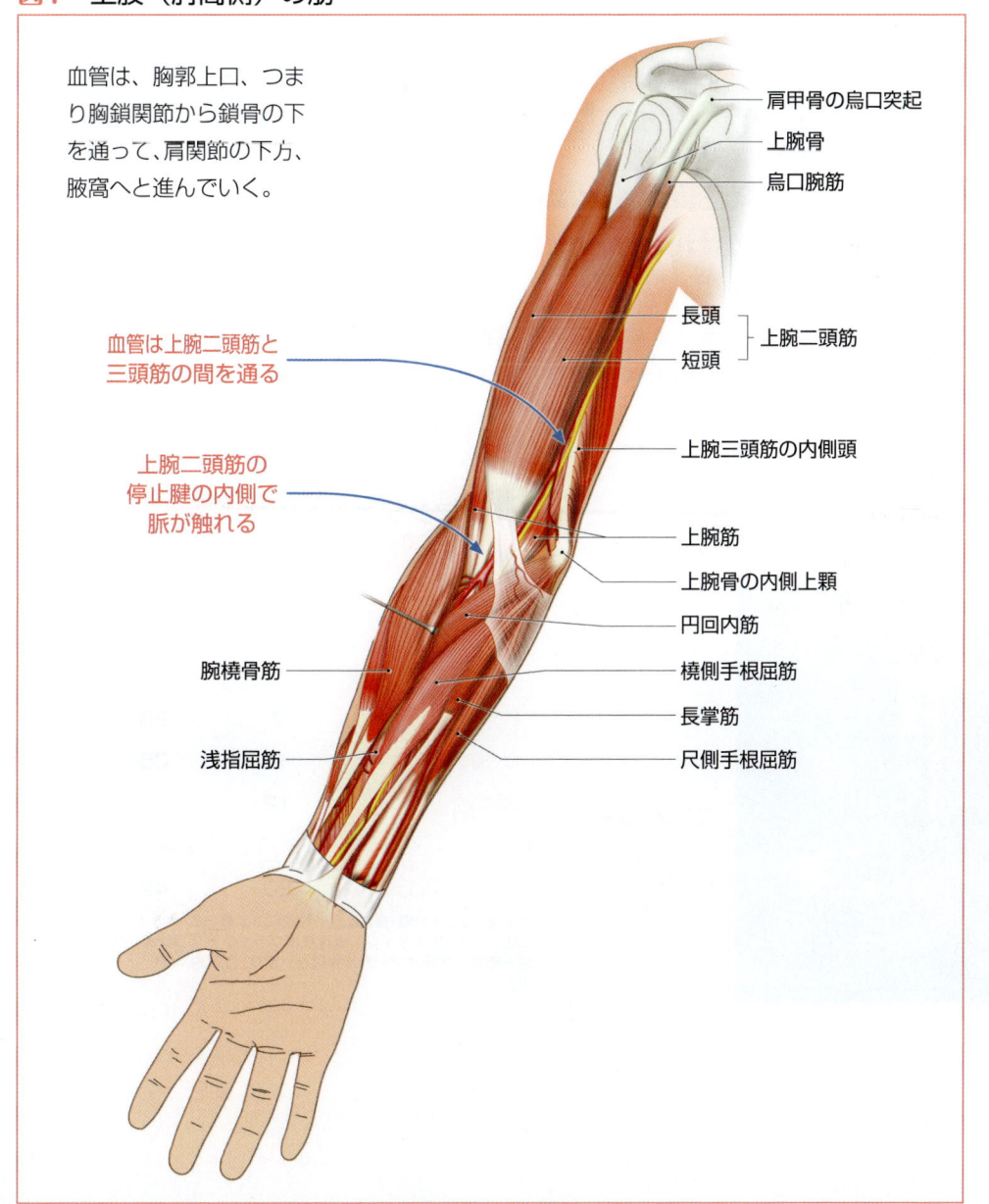

血管は、胸郭上口、つまり胸鎖関節から鎖骨の下を通って、肩関節の下方、腋窩へと進んでいく。

血管は上腕二頭筋と三頭筋の間を通る

上腕二頭筋の停止腱の内側で脈が触れる

- 肩甲骨の烏口突起
- 上腕骨
- 烏口腕筋
- 長頭　｜上腕二頭筋
- 短頭
- 上腕三頭筋の内側頭
- 上腕筋
- 上腕骨の内側上顆
- 円回内筋
- 腕橈骨筋
- 橈側手根屈筋
- 長掌筋
- 浅指屈筋
- 尺側手根屈筋

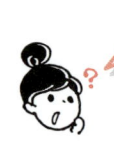

Q12 血圧計のマンシェットの幅が年齢や体格で違うのはなぜ？

A 測定部位の太さとマンシェットの幅や長さが合っていないと正確な値が得られないからです。

- マンシェット（図1）の幅が上腕円周に対し広すぎると、測定する動脈に圧力を加えられる面が広くなり、血流を一時遮断するのに少ない圧ですんでしまうため、測定値が低くなります。
- 逆に、幅が狭すぎると、測定する動脈に圧がなかなか届かず、本来必要な圧力よりも高い圧力をかけなければ十分に血管を圧迫できなくなってしまうため、測定値は実際より高くなります。
- このように、マンシェットの幅によって測定値が変化してしまうので、個人差のある上腕（あるいは大腿）の太さを確認し、それに合ったマンシェットを選択する必要があります（表1）。

図1 血圧計

（マンシェット、送気球、水銀血圧計）

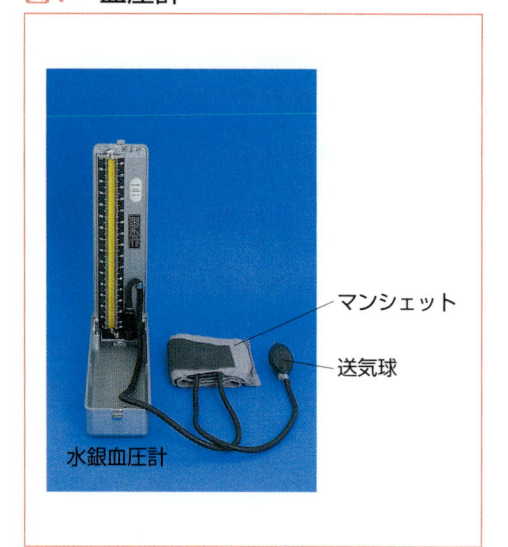

表1 マンシェットのサイズ

	幅(cm)	長さ(cm)
未熟児	2.5	9
新生児～3か月	3	15
3か月～3歳未満	5	20
3～6歳未満	7	20
6～9歳未満	9	25
9歳以上	12	30
成人	13～17	24～32
大腿での測定時	20	42

＊マンシェットの幅・長さは、一般的にゴム嚢の幅・長さをさす。
山田巧：バイタルサイン．看護技術プラクティス 第2版，竹尾惠子監修，学研メディカル秀潤社，東京，2009：80．より引用

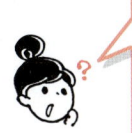

Q13 マンシェットを肘関節の動脈触知部位より2〜3cm上で、指が1〜2本入るように、また、ゴム嚢の中央が上腕動脈の真上にくるように巻くのはなぜ？

A このようにマンシェットを巻かないと、正確な測定値を得られないからです。

- 上腕動脈がよく触知できる部位は、関節の内側にあります。マンシェットの下端が肘関節にかかるように巻くと、聴診法の場合、測定時に聴診器のチェストピースがマンシェットの中に入り込んでしまい、測定前から測定部位を圧迫していることになり、正確な測定値を得られなくなる可能性があります。また、マンシェットの下縁が近いと、聴診器のチェストピースとマンシェットが接触して雑音が入ったり、チェストピースを当てにくかったりと、測定しづらくなります。
- マンシェットの巻き方がきついと、すでに圧力がかかっていることになり、実際より加圧は少なくてすむので血圧は低くなります。
- マンシェットの巻き方がゆるいと、実際より加圧しなければならないので、幅が狭いマンシェットを使用した状態と同様に血圧は高くなります。そのため、指が1〜2本入るくらいがめやすになっています(図1)。
- マンシェットのゴム嚢の中央を上腕動脈の真上にくるように巻かないと、上腕動脈を均等に圧迫できないので、このときも正確な測定値を得られなくなる可能性があります。

図1 マンシェットを巻く位置と強さ

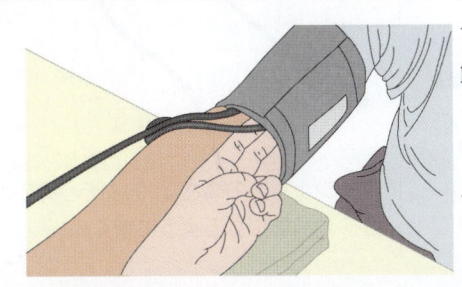

マンシェットは肘関節の動脈触知部位より2〜3cm上に、また、指が1〜2本入るくらいの余裕をもたせて巻く。

Q14 血圧を測定する際、心臓と同じ高さに測定部位を合わせるのはなぜ？

A 測定部位が心臓より高いと、重力による静水圧の影響により、圧の差のぶんだけ血圧が低くなってしまうからです。

- 測定する部位が心臓より高い場合には、重力による静水圧（血管のなかの圧力、p.41参照）の影響を受けて、その圧の差のぶんだけ血圧が低くなってしまいます。また、心臓よりも測定する血管の位置が低い場合には、血圧は静水圧の圧差ぶん、高く出てしまいます。
- マンシェットを巻く測定部位は心臓の高さと同じにしなければなりませんが、血圧計の位置は心臓の高さに合わせなくてもかまいません（図1）。

ここもチェック！

心臓の高さで測定できない場合は？

- 血圧は、水銀柱の高さで測定しており、mmHgの単位で表す。
- 心臓の高さで血圧が測定できない場合には、心臓の高さから1cm上下するごとに0.7mmHg加減すれば、比較的正確な値が得られる[1]。

〈文献〉
1. 江口正信, 柿沼良子, 松永保子, 他：根拠から学ぶ基礎看護技術. 医学芸術社, 東京, 2000；56.

図1 マンシェットを巻く位置

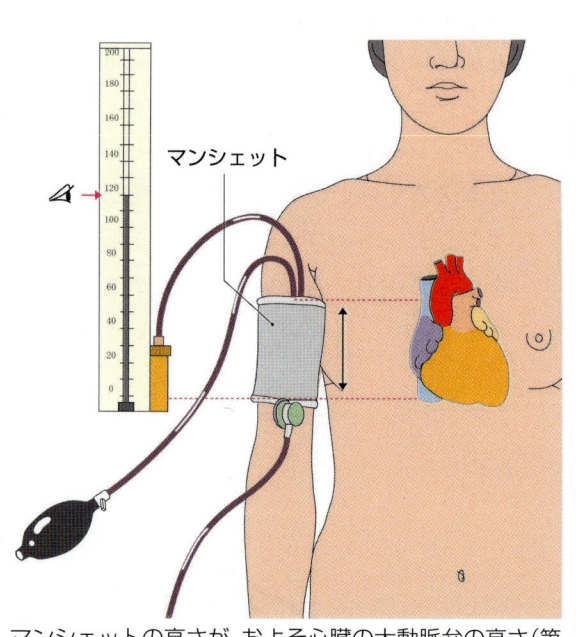

マンシェットの高さが、およそ心臓の大動脈弁の高さ（第3～4肋間）になるように巻く。

Q15 聴診法で測定するときに、拡張期血圧以降、血管音が聞こえなくなるのはなぜ？

A 聴診法で聞く血管音は血管への圧迫を解除するときに聞こえる音です。そのため、圧迫をゆるめていき、血管が元の太さに戻ったら聞こえなくなるのです。

- 聴診法では、血管音（発見者の名前にちなんでコロトコフ音といいます）を利用して測定します。比較的太くて流速の速い動脈を圧迫し、圧力を解除したときに乱流（渦）ができ、これによって血管壁や周囲の組織が振動して音が生じます。
- 測定時に圧迫を徐々にゆるめて血管圧迫がなくなり、血管が元の太さに戻ったら乱流も消失し、音も消失します（図1）。
- この音が始まる点をコロトコフ第1点といい、消失する点をコロトコフ第5点といいます。コロトコフ第5点は、甲状腺機能亢進症、貧血、妊婦、運動後などや大動脈閉鎖不全症では0mmHgになるまで音が聞きとれることがあります。

ここもチェック！

血圧のアセスメント

- コロトコフ音が聞こえ始めたコロトコフ第1点を収縮期（最高）血圧、音が消えたコロトコフ第5点を拡張期（最低）血圧とする（表1）。

表1　WHOおよびISHの血圧分類（1999年）

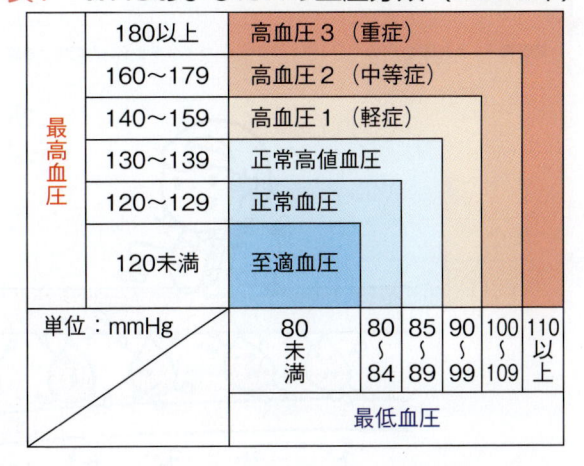

最高血圧	分類	最低血圧
180以上	高血圧3（重症）	110以上
160〜179	高血圧2（中等症）	100〜109
140〜159	高血圧1（軽症）	90〜99
130〜139	正常高値血圧	85〜89
120〜129	正常血圧	80〜84
120未満	至適血圧	80未満

単位：mmHg

図1 コロトコフ音の各点における変化

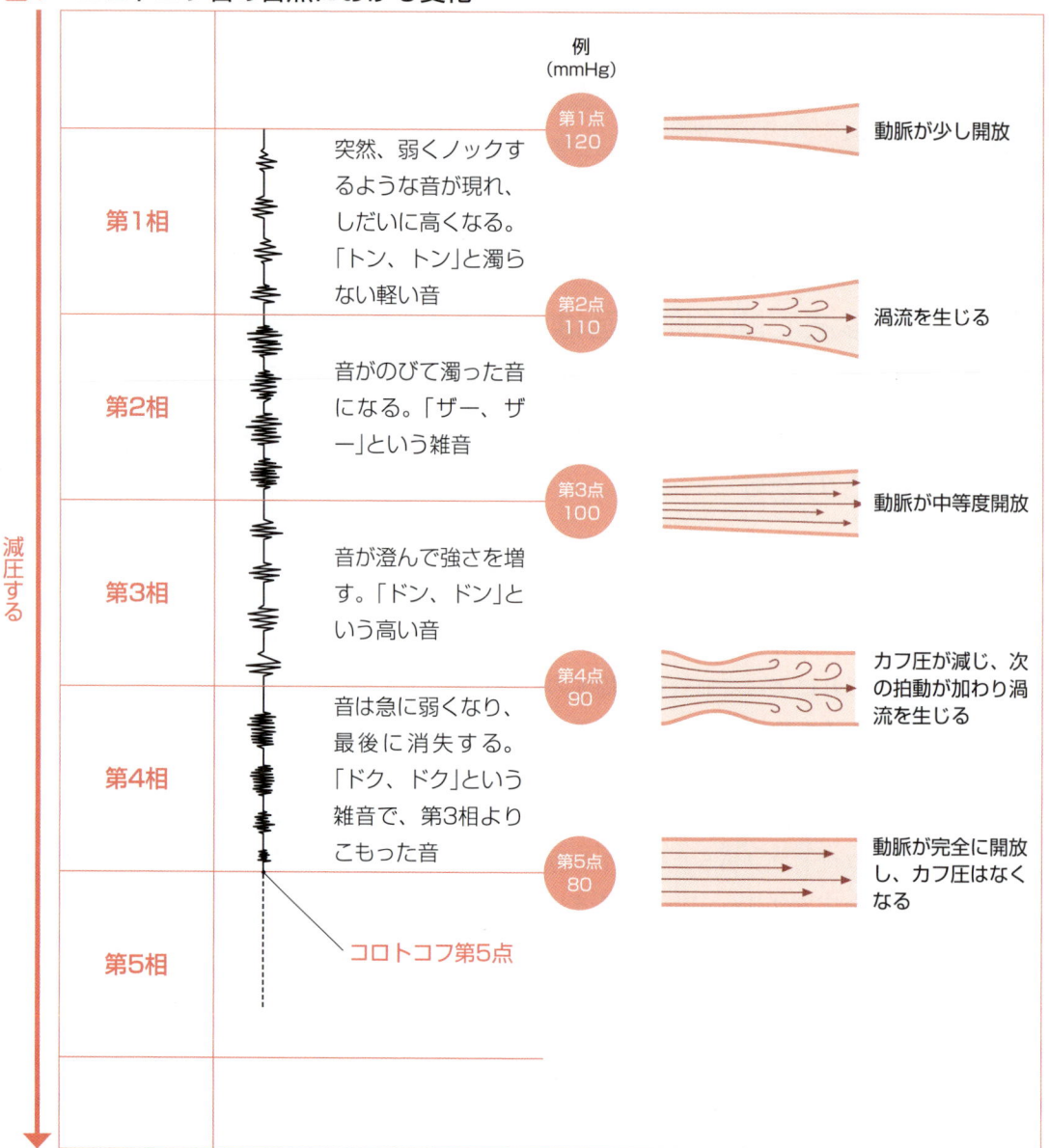

減圧する →

相	音の特徴	点 (mmHg)	動脈の状態
第1相	突然、弱くノックするような音が現れ、しだいに高くなる。「トン、トン」と濁らない軽い音	第1点 120	動脈が少し開放
第2相	音がのびて濁った音になる。「ザー、ザー」という雑音	第2点 110	渦流を生じる
第3相	音が澄んで強さを増す。「ドン、ドン」という高い音	第3点 100	動脈が中等度開放
第4相	音は急に弱くなり、最後に消失する。「ドク、ドク」という雑音で、第3相よりこもった音	第4点 90	カフ圧が減じ、次の拍動が加わり渦流を生じる
第5相		第5点 80	動脈が完全に開放し、カフ圧はなくなる

コロトコフ第5点

箭野育子, 大久保祐子：ナーシングレクチャー バイタルサインの把握と看護. 中央法規出版, 東京, 2000：65. より引用改変

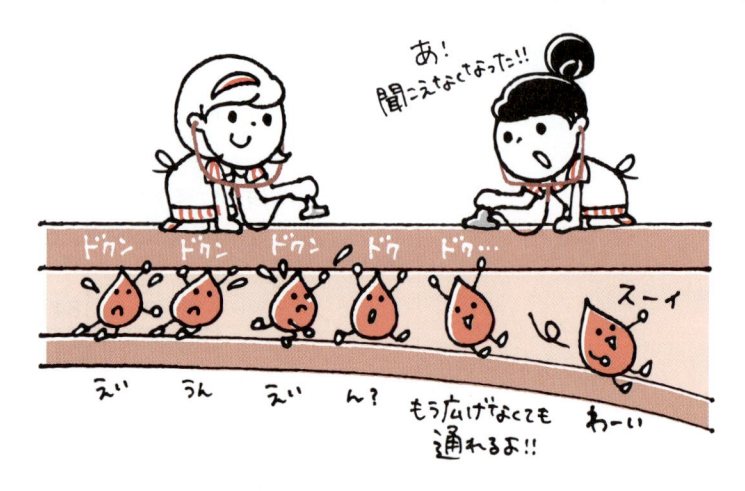

あ！聞こえなくなった！！

ドクン ドクン ドクン ドク ドク… スーイ

えい うん えい ん？ もうひろげなくても通れるよ!! わーい

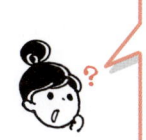

Q16 点滴をしている上肢やシャントがある上肢で血圧を測定しないほうがよいのはなぜ？

A 点滴で重要かつ微量の薬剤が投与されていた場合は、投与量に変化をきたしてしまうことになるからです。また、シャントがあるとシャントの血流が止まってしまうからです。

- 血圧測定時にマンシェットで加圧することで、一時的に血流が遮断されます。重要かつ微量の薬剤が投与されていた場合には、血圧測定することで投与量に変化をきたしてしまうことになります。
- 血管が圧迫されることで、点滴ルート内に血液が逆流し、ルート内の輸液も一時的に逆流してしまうことになります。測定後に圧迫を解除すれば血液は再度血管へ流れ込みますが、逆流したことによる感染の可能性も出てきます。
- シャントとは"近道"あるいは"バイパス"という意味で、動脈から毛細血管を経ずに直接静脈に血液を流すために、動脈と静脈がつながれています（図1）。また、通常は利き腕と反対側の腕にシャントを造設します。
- 前腕にシャントがある場合、血圧測定で圧迫されると、シャントの血流が止まってしまいます。
- 血圧測定が終われば、シャントの血流は再開しますし、一度でも血圧測定をすればシャントがダメになってしまうということではありませんが、シャントに負担がかかります。したがって、基本的にシャント側の腕で血圧を測ることは避けたほうがよいのです。

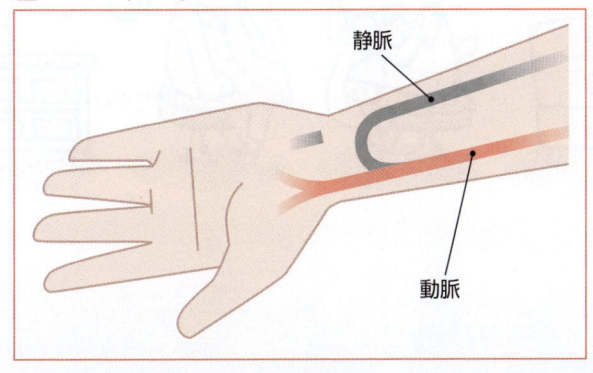

図1　シャント

④呼吸測定

Q17 呼吸音を聞くとき、患者さんに意識させないようにして測定するのはなぜ？

A 患者さんが意識することにより、呼吸が変化してしまい、自然な呼吸が観察できなくなってしまうからです。

- 呼吸は、心臓の動きと違い、意識的に深さやリズムなどを変化させることができます。これは、呼吸運動に関与する呼吸筋が随意筋であるためです。
- 測定されていることに気づくと、患者さんは多少なりとも意識し、自然な呼吸ができなくなってしまい、その結果、正確な呼吸数を得られないことがあります。したがって、意識させないようにすることが必要なのです。

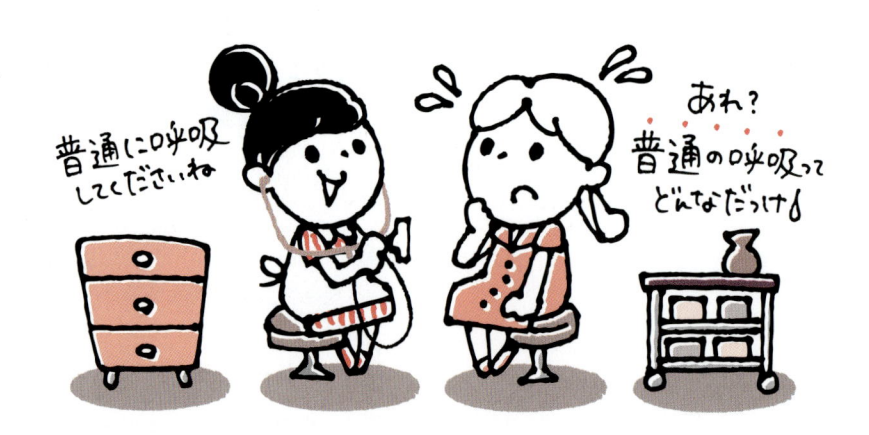

解剖生理の視点

呼吸運動とは

呼吸運動は、延髄の呼吸中枢によって規則正しいリズムで行われています。延髄の呼吸中枢には、吸息中枢と呼息中枢があり、これらは拮抗的にはたらきます（図1）。

また、橋の呼吸中枢には、呼吸調節中枢と持続性吸息中枢があり、延髄の呼吸中枢に作用しています。

つまり、呼吸運動は主に延髄と橋で調節されていることになりますが、間脳、小脳などの影響も受けており、感情によって呼吸が変化したり、発熱時に呼吸数が増えたり、運動時に呼吸が調節されたりしています。

呼吸は、不随意運動であると同時に随意運動でもあり、大脳皮質からの指令が錐体路を経由して、随意的な呼吸運動を起こすこともできるのです。

図1　呼吸運動の調節

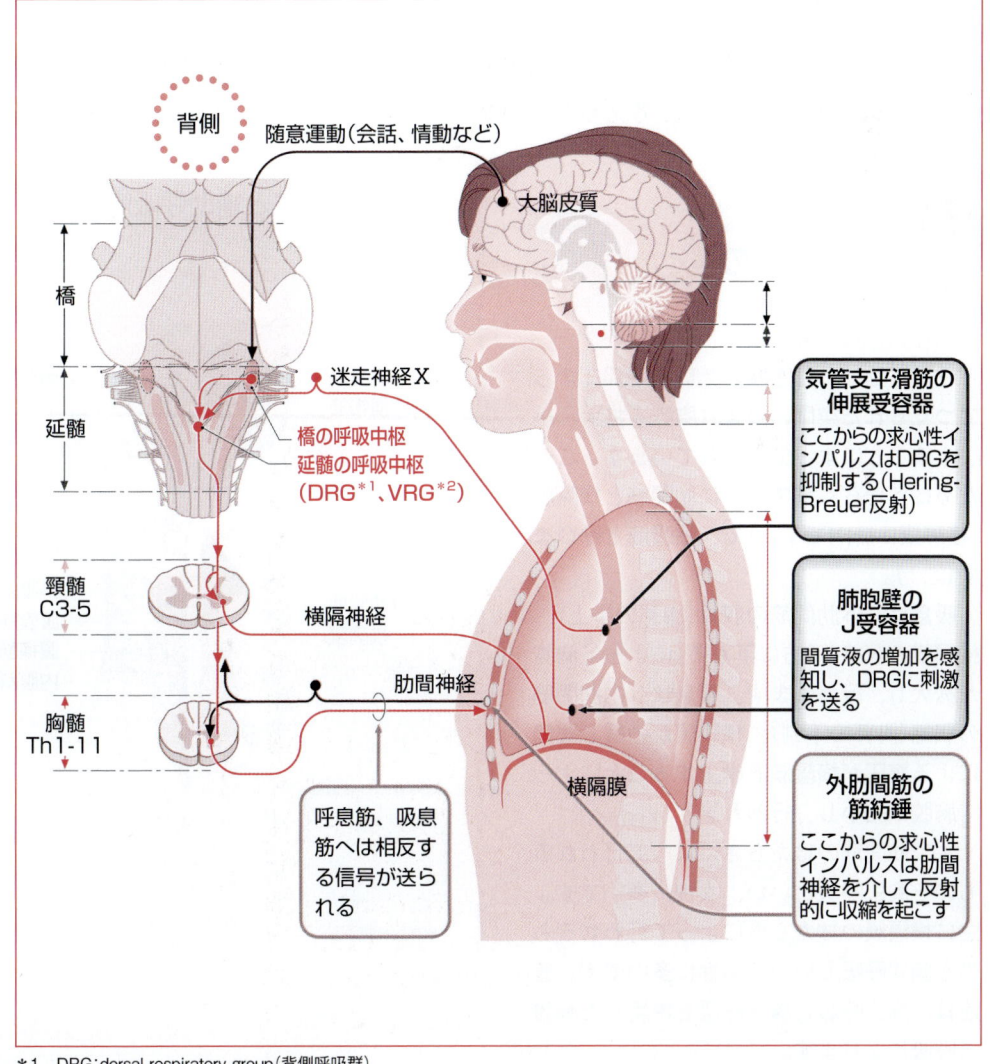

背側
随意運動（会話、情動など）
大脳皮質
橋
延髄
迷走神経Ⅹ
橋の呼吸中枢
延髄の呼吸中枢
（DRG*1、VRG*2）
頸髄 C3-5
横隔神経
胸髄 Th1-11
肋間神経
呼息筋、吸息筋へは相反する信号が送られる
横隔膜

気管支平滑筋の伸展受容器
ここからの求心性インパルスはDRGを抑制する（Hering-Breuer反射）

肺胞壁のJ受容器
間質液の増加を感知し、DRGに刺激を送る

外肋間筋の筋紡錘
ここからの求心性インパルスは肋間神経を介して反射的に収縮を起こす

*1　DRG：dorsal respiratory group（背側呼吸群）
*2　VRG：ventral respiratory group（腹側呼吸群）

Q18 男性は腹式呼吸が多いのはなぜ？

A 男性のほうが腹筋が発達しているからです。

- 呼吸の型には、胸式呼吸と腹式呼吸があり、通常は胸腹式呼吸をしています。
- 乳児では腹式呼吸の傾向が強く、男性は女性よりも腹筋群が発達しているため、腹式呼吸が多くなります。
- 女性において、妊娠時には横隔膜が胎児の成長によって圧迫されるために腹式呼吸より胸式呼吸になりがちと考えられています。

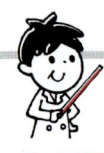

解剖生理の視点

胸式呼吸と腹式呼吸

呼吸運動は、肺を囲んでいる胸郭によってつくられた空間、つまり胸腔を拡大・縮小することによって行われています。このためにはたらく筋肉が主に肋間筋と横隔膜（横隔膜は筋肉です！）で、呼吸筋と呼びます（図1）。

吸息は、外肋間筋の収縮（胸郭の挙上）、横隔膜の収縮（下方に下がる）によって胸腔が拡大し、行われます。呼息は、内肋間筋の収縮（胸郭の下制）、横隔膜が弛緩し腹筋による腹圧が横隔膜を挙上することによって胸腔が縮小し、行われます（図2）。

主に肋間筋のはたらきによって行われるものを胸式呼吸といい、女性に多いです。主に横隔膜のはたらきによって行われるものを腹式呼吸といい、男性に多いです。普通は、胸式呼吸と腹式呼吸を併用した胸腹式呼吸になります。

図1 呼吸筋と補助呼吸筋

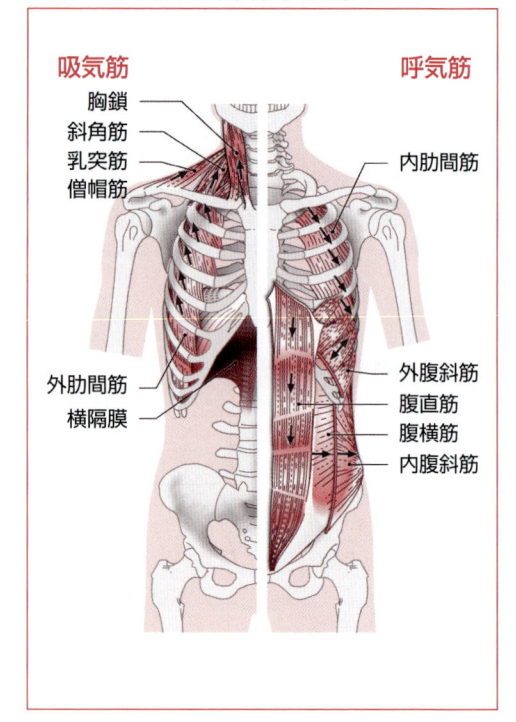

吸気筋：胸鎖乳突筋、斜角筋、僧帽筋、外肋間筋、横隔膜

呼気筋：内肋間筋、外腹斜筋、腹直筋、腹横筋、内腹斜筋

図2　呼吸運動

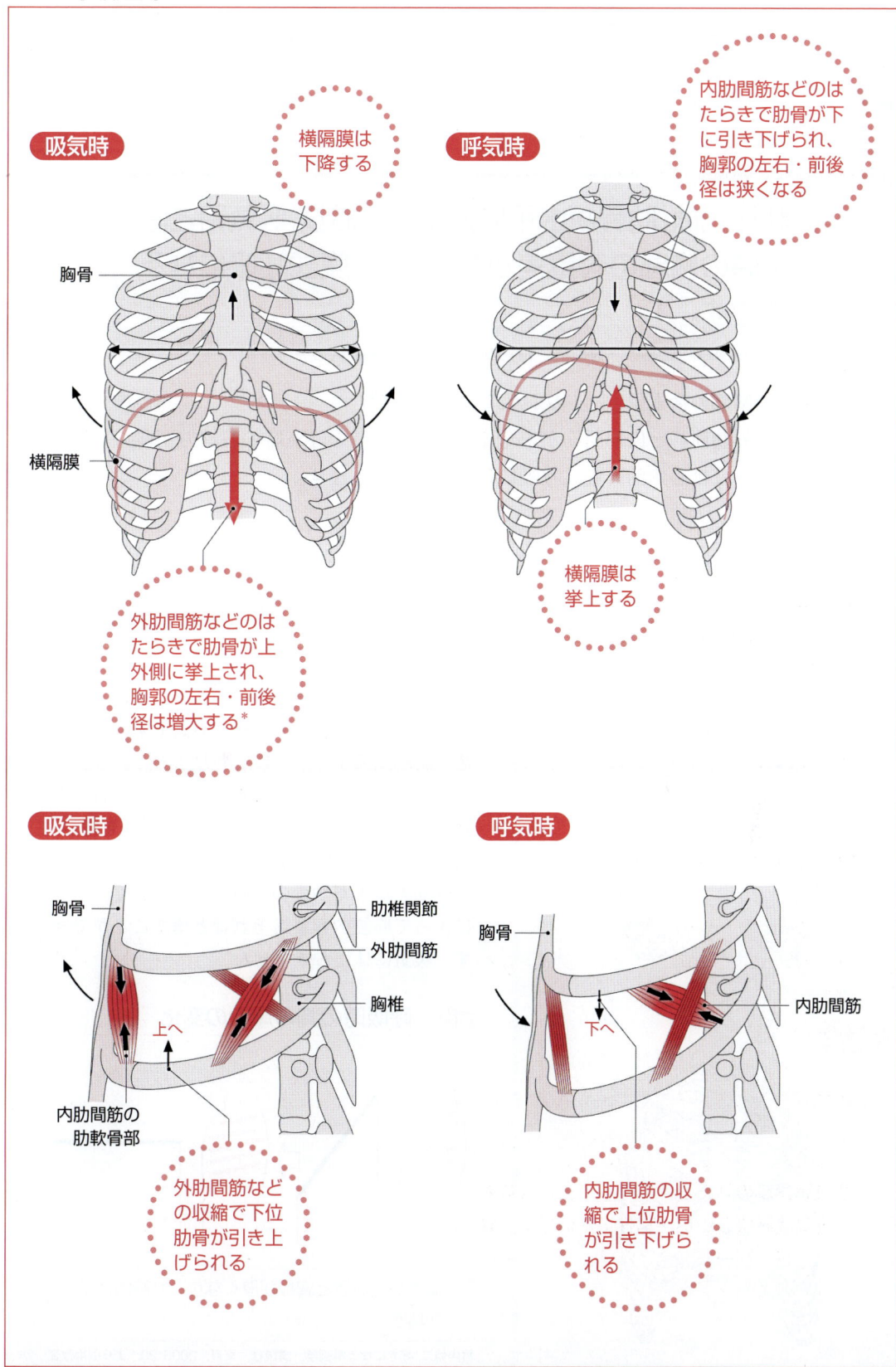

吸気時

横隔膜は下降する

胸骨

横隔膜

外肋間筋などのはたらきで肋骨が上外側に挙上され、胸郭の左右・前後径は増大する*

呼気時

内肋間筋などのはたらきで肋骨が下に引き下げられ、胸郭の左右・前後径は狭くなる

横隔膜は挙上する

吸気時

胸骨／肋椎関節／外肋間筋／胸椎／上へ／内肋間筋の肋軟骨部

外肋間筋などの収縮で下位肋骨が引き上げられる

呼気時

胸骨／下へ／内肋間筋

内肋間筋の収縮で上位肋骨が引き下げられる

＊吸気時に胸板が厚くなるのは前後径が増すため

Q19 乳幼児が腹式呼吸なのはなぜ？

A 乳幼児は、肋骨が水平に位置しており、吸気時と呼気時の胸郭の容量差がないため、腹式呼吸になるのです。

- 乳幼児の胸郭の構造は、図1のようになっています。
- 乳幼児は外肋間筋と内肋間筋が未発達なので吸気時と呼気時の収縮力が弱く、呼吸をするときには必然的に腹式呼吸に頼ることになります。

図1　胸郭の構造

肋骨が水平に位置しており、吸気時と呼気時の胸郭の容量差がない。

乳幼児

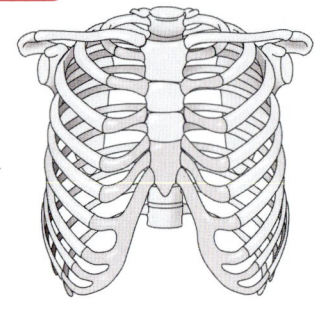

成人

解剖生理の視点

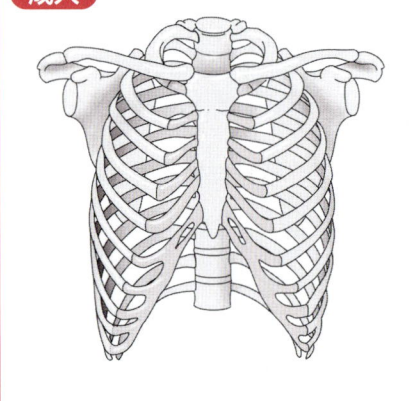

胸郭の形と胸腔内容量

胸式呼吸は、胸郭の形を変えることによって胸腔内容量を変化させて行う方式です。そのため、胸肋関節より前方にまわりこんでいる肋骨が、それぞれ前下方に傾斜しています。斜めの肋骨が挙上すると側方および前方に長さを増し、胸腔内容量が増加します（図2）。

乳幼児はまだ肋骨の位置が水平に近く、挙上によって胸腔内容量をそれほど増すことができず、吸気にはたらきません。

図2　呼吸時の胸の厚みの変化

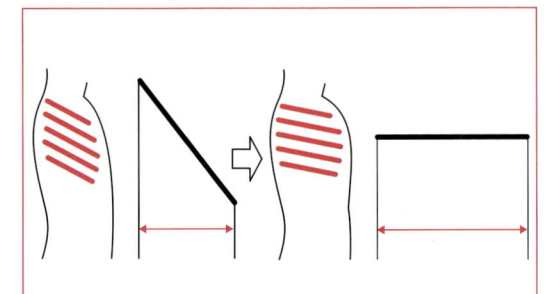

肋骨が上がると胸板が厚くなり、胸腔内容量が増す。

竹内修二：好きになる解剖学．講談社，東京，2003：20．より引用改変

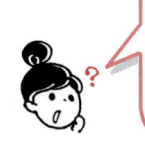

Q20 貧血だと呼吸が苦しくなるのはなぜ？

A 貧血では、酸素運搬に関与するヘモグロビンの量が不足し、末梢組織が低酸素状態になってしまうからです。

- 肺に取り込まれた酸素（O_2）は、血液が循環することにより末梢組織に運搬されます。
- 酸素運搬量は、特にヘモグロビン（Hb：hemoglobin）の量、動脈血酸素飽和度に大きく依存します。
- たとえ換気能力が十分だとしても、酸素運搬に関与するヘモグロビンの量が不足して貧血状態になると、末梢組織が低酸素状態になってしまいます。

解剖生理の視点

ヘモグロビンは酸素の運び役

血液は、身体が必要とする酸素と身体で不要になった二酸化炭素を運搬するはたらきをしています。しかし、実は酸素は水にほとんど溶けません。動脈血100mL中に物理的に溶解している酸素はたったの約0.3mLです。

では、どうやって酸素を運んでいるかというと、ここで登場するのが赤血球とヘモグロビンです。酸素は赤血球中のヘモグロビンと化学的に結合することで、動脈血100mLで約20mL存在しているのです（図1）。

二酸化炭素は水に溶けると、重炭酸イオンと水素イオンを生じます。この化学反応は、赤血球のなかの酵素によって促進され、水素イオンはヘモグロビンが吸収し、重炭酸イオンは血液中に放出されます。赤血球とヘモグロビンは二酸化炭素の運搬にも一役買っています。二酸化炭素は、動脈血100mL中約50mL存在しています。

貧血とは、酸素の運搬役である血液中のヘモグロビン量が低下している状態のことをいいます。ヘモグロビン量の低下から酸素が不足することは、上記の説明でおわかりいただけたでしょう。

図1 酸素の物理的溶解と化学的溶解

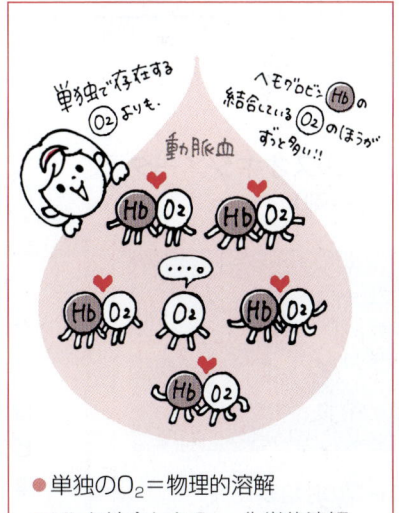

- 単独のO_2＝物理的溶解
- Hbと結合したO_2＝化学的溶解

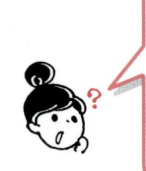

Q21 パルスオキシメータを指に装着しただけで動脈血酸素飽和度が測定できるのはなぜ？

A パルスオキシメータの発光部から光を発して、指を透過してきたその光を受光部で受けることによって測定しているからです。

- パルスオキシメータ（図1）は、センサの発光部から非侵襲的に赤外光と赤色光を発して、指で吸収されずに透過してきたこれらの光を受光部で受けて、動脈血酸素飽和度を測定する器械です。
- 動脈血中の酸化ヘモグロビン（真赤）は赤外光の吸収がよく、赤色光をあまり吸収しません。逆に、還元ヘモグロビン（青紫）は赤色光の吸収がよく、赤外光をあまり吸収しません。この吸収特性を利用して測定しているのです。
- 正常範囲は、95％以上であり、85％以下になるとチアノーゼを起こしやすくなります。
- 指先に装着するパルスオキシメータでは、動脈血酸素飽和度の測定と同時に「脈波」をとらえて脈拍数も測定できます。
- 長時間装着すると熱傷を起こすことがあるので、十分に観察をしてください。

図1 パルスオキシメータ（一例）

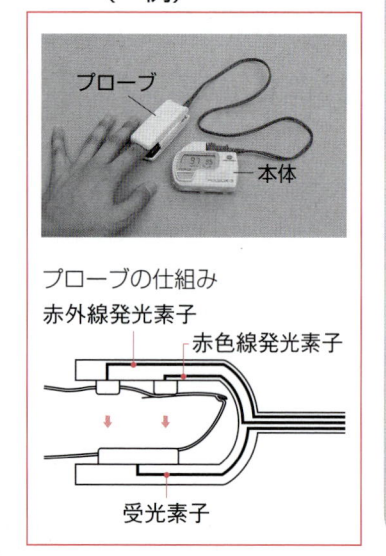

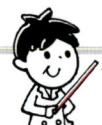

プローブ
本体

プローブの仕組み
赤外線発光素子
赤色線発光素子
受光素子

解剖生理の視点

酸素飽和度とは

酸素と結合する前のヘモグロビンのことを還元ヘモグロビンといい、酸素と結合することで酸化ヘモグロビンになります。酸素飽和度とは、全ヘモグロビン量に対する酸化ヘモグロビンの割合を示したものです。

血液中の酸素分圧が高まれば、酸素飽和度も高まります。酸素分圧100Torr以上で酸素飽和度約100％となります。

「SaO_2とSpO_2ってどう違うの？」と思ったことがある人がいるかもしれません。どちらも酸素飽和度を示していますが、aはarterialで動脈血、pはpercutaneousで経皮的という意味です。つまり、SaO_2は動脈血を直接採取して検査し調べた値、SpO_2は経皮的にパルスオキシメータで調べた値となります。

2

清潔ケア

① 清　拭 —— 36
② 入　浴 —— 41
③ 口腔ケア —— 45

①清 拭

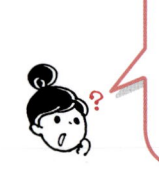

Q1 清拭時、末梢から中枢に向かって拭くのはなぜ？

A 求心性に拭くことによって、血液やリンパ液の自然な流れを促すことができるからです。

- 清拭時には、静脈血やリンパの流れに沿って拭くことがよいとされており、心臓に向かって求心性に清拭することで自然な流れが促されます（図1）。これによって、血流の促進やマッサージ効果を期待できると考えられています。
- 末梢から中枢、中枢から末梢、中枢と末梢を往復して清拭した場合とで、いずれも皮膚血流量に及ぼす効果は変わらないという報告があります[1]。一方で、末梢から中枢に清拭したほうが皮膚血流量、体肢血流量とも促進したという報告もあります[2]。
- 患者さんの状態はさまざまです。画一的に「末梢から中枢に拭く」ということではなく、患者さんに適した清拭を心がけることが大切です。

〈文　献〉
1. 松田たみ子，斉藤やよい，小泉恵：清潔への援助技術．看護技術の科学と検証（別冊ナーシング・トゥデイ9），川嶋みどり，菱沼典子編，日本看護協会出版会，東京，1996：84-88．
2. 中村久美子，今留忍：清拭時の摩擦方向が四肢の循環に及ぼす影響について．日本看護科学学会学術集会講演集 1999；19：130-131．

図1　下肢の清拭

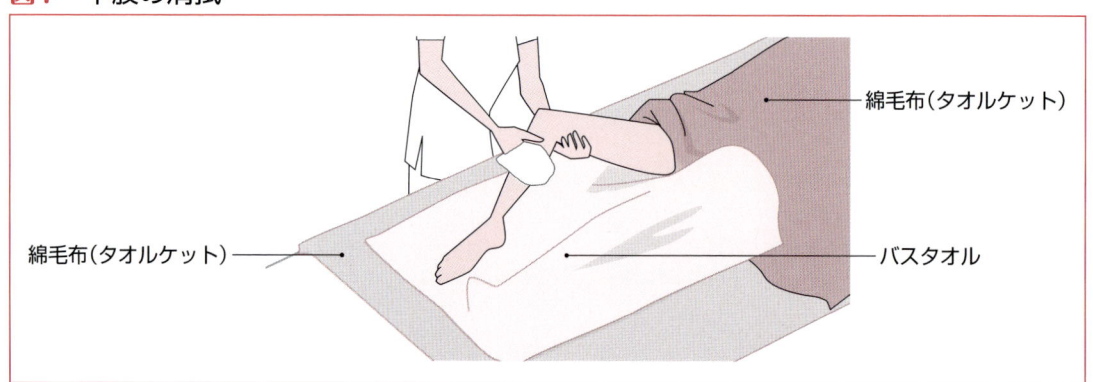

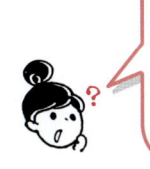

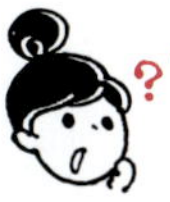

Q2 清拭時、筋肉の走行や腸の走行に沿って拭くのはなぜ？

A 筋肉の走行に沿って拭くことにより、筋肉を刺激して、筋の減弱や萎縮を予防できるからです。また、腸の走行に沿って拭くことで、排便を促すこともできます。

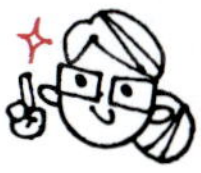

- 筋の走行に沿った清拭では、その温熱や圧迫が筋肉を刺激して筋の減弱や萎縮を予防できます。また、筋肉は血管の分布も豊富であり、筋肉を刺激することで血液循環を促進できます。
- 便秘の場合には、腹部の状態を確認して、腸の走行に沿ってマッサージするように清拭することで排便を促します（図1）。筋硬直・萎縮がある場合には、その程度を確認しながら清拭し、必要であれば、清拭後に関節の他動運動を行うこともよいでしょう。

図1　"の"の字マッサージ

- 臍を中心に腹部を"の"の字を書くようにマッサージする。
- 腸内容物の移動は右下腹部で回腸から回盲弁を通り盲腸へ、盲腸から上行して上行結腸へ、上行結腸→横行結腸→下行結腸→S状結腸と進むので、その順にマッサージを行う。

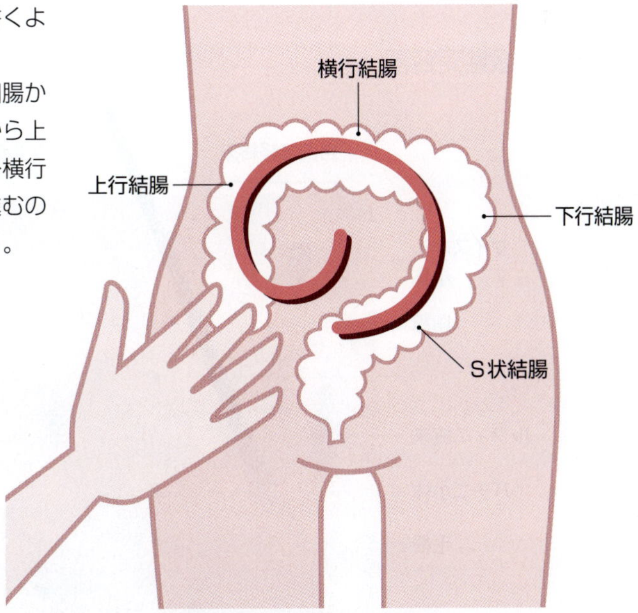

横行結腸　上行結腸　下行結腸　S状結腸

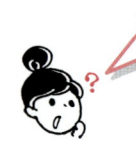

Q3 湯の温度を前腕内側で確認するのはなぜ？

A 前腕内側は敏感で、湯の温度を確認しやすいところだからです。

- 清拭時の湯が熱すぎたりぬるすぎたりすると、患者さんに不快感を与えてしまいます。
- 自分で温度を確認するために、湯に触れていない確認しやすい場所であり敏感な前腕内側（ぜんわんないそく）に絞ったタオルを当てます。

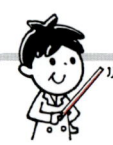

解剖生理の視点

皮膚感覚

感覚の1つである皮膚感覚には、触覚、圧覚、痛覚、温度感覚があります。

皮膚は機械的受容器、温熱受容器、痛覚受容器をもち、それぞれの受容器には感覚神経終末が分布しています（図1）。

温度感覚には温覚と冷覚とがあり、15℃以下または45℃以上では、痛覚が生じます。

図1　皮膚の感覚受容器

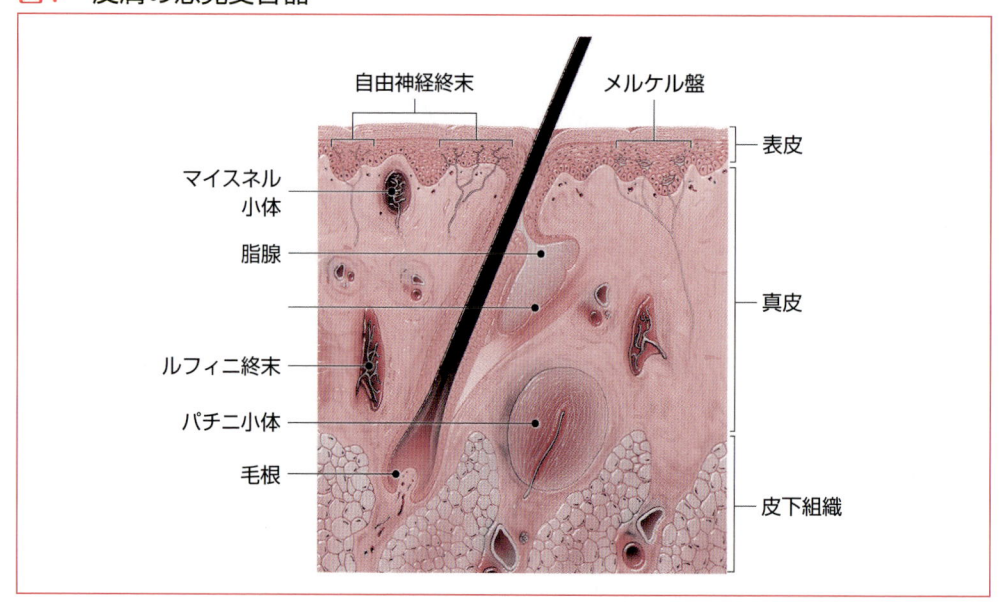

ラベル：自由神経終末、メルケル盤、表皮、マイスネル小体、脂腺、真皮、ルフィニ終末、パチニ小体、毛根、皮下組織

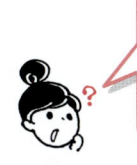

Q4 清拭後、すばやく水分を拭き取るのはなぜ？

A 体熱が奪われ、冷感を与えてしまうからです。

- 適温で拭いた後、バスタオルなどですばやく皮膚の湿り気を取り、バスタオルをかけておかないと、皮膚から水分が蒸発してしまいます。
- このときの気化熱（水1gの蒸発で0.58kcalの熱が奪われる）により、体熱が奪われます。そのため、患者さんに冷感を与えてしまうのです。

解剖生理の視点

体温と外気温

放射による体熱放散は、外気温が皮膚温より低い場合に行われます。外気温が皮膚温よりも高い場合には、外気の熱が体内に吸収されることになります。

皮膚からの熱放散は、放射（輻射）、伝導、対流、水分蒸発などの物理的機序により行われています（図1）。

図1 体熱の放散

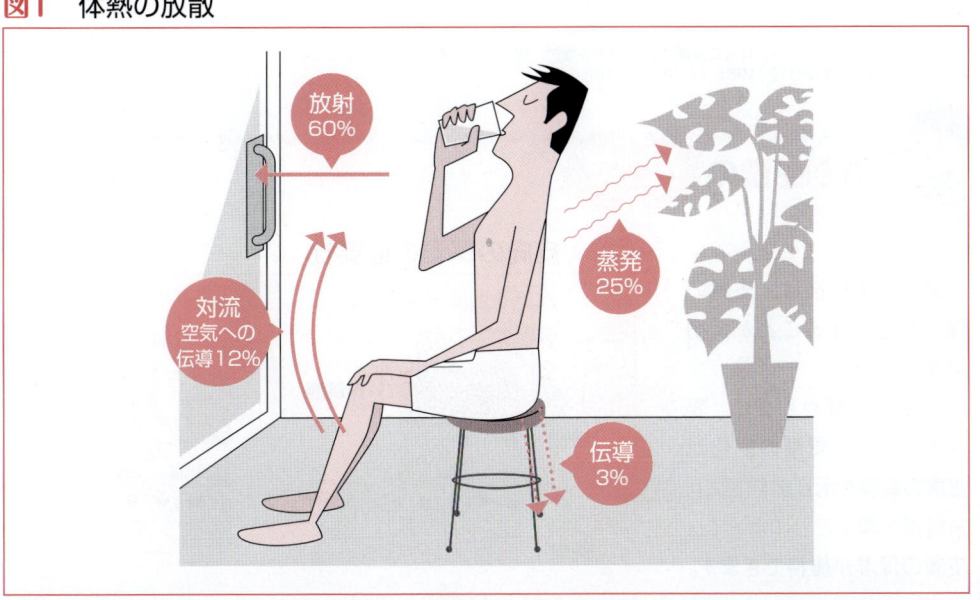

- 放射 60%
- 蒸発 25%
- 対流 空気への伝導 12%
- 伝導 3%

Q5 石けん清拭後、十分に石けん分を取り除くのはなぜ？

A 石けんにより肌荒れが起こるからです。

- 石けんは一般にアルカリ性です。
- アルカリ性の石けんを使っても、その後、十分に拭き取れば、皮膚表面はじきに元の弱酸性（pH4.5～6.6）に戻るとされています。
- 石けん分の残留は、皮膚本来のバリア機能の低下をきたし、皮膚表面のアルカリ化を起こし、角質が溶けて肌荒れの原因になり、瘙痒感や発赤を生じさせます。
- 石けんによる清拭時には、石けん分を除去するために2回以上拭き取ることが必要となります（図1）。

図1 温湯における清拭の皮表pHの変化

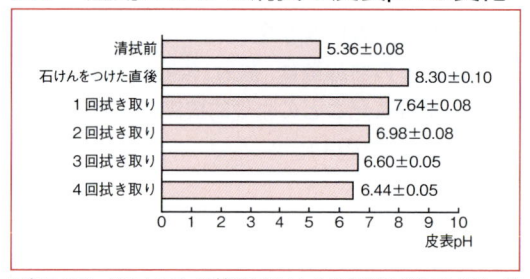

	皮表pH
清拭前	5.36±0.08
石けんをつけた直後	8.30±0.10
1回拭き取り	7.64±0.08
2回拭き取り	6.98±0.08
3回拭き取り	6.60±0.05
4回拭き取り	6.44±0.05

阿部テル子，松田たみ子：清拭時の石けんの皮膚残留に関する検討．第12回日本看護学会集録 看護総合（2）1981：77-79．より引用

ここもチェック！
石けんでの清潔ケアは、必要？
- 身体の汚れには、水で除去できる親水性の汚れと、水では除去できない親油性の汚れとがある。特に皮脂腺が多い部位では親油性の汚れがほとんどである。石けんや洗剤などを用いなければ落ちない親油性の汚れには、有効といえる。
- 実施後は皮膚の保湿を心がける。

解剖生理の視点

皮膚の保湿

清拭の実施後は、皮膚の保湿を心がけることが大切です。

表皮は5層からなり、表面第1層の角質層の変化が皮膚の乾燥を示します（図2）。角質層を潤すことによって、皮膚の保湿が維持できます。

図2 皮膚の保湿の必要性

水分を適度に含んで、潤いのある肌／水分が蒸発して乾燥し、荒れた肌
角質層／表皮／真皮

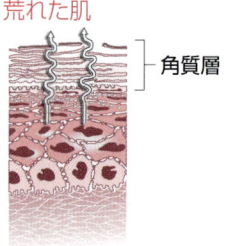

②入　浴

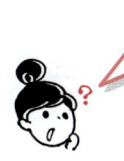

Q6 湯の量は横隔膜位までの半身浴がよいのはなぜ？

A 心臓への負担を避けるためです。

- 首までの全身浴の場合、静水圧により心臓への血流量が増加したり、横隔膜が挙上することで胸腔の拡大が妨げられたりして、心臓に負担がかかってしまいます。
- 循環器系の疾患をもっている人には、半身浴のほうが心臓に負担がかからずよいのです。

ここもチェック！

静水圧が与える影響

- 水中において身体表面にかかる静水圧は、水面からの深さに比例して大きくなる（図1）。
- 入浴時の静水圧は座位で首まで湯に浸かったときに最も高くなり、心臓の血流量の増加や胸腔の拡大制限などをきたす。
- 入浴では、ほかに温熱の刺激によってもさまざまな影響がある。

図1　入浴時の静水圧と温熱による自律神経の反応

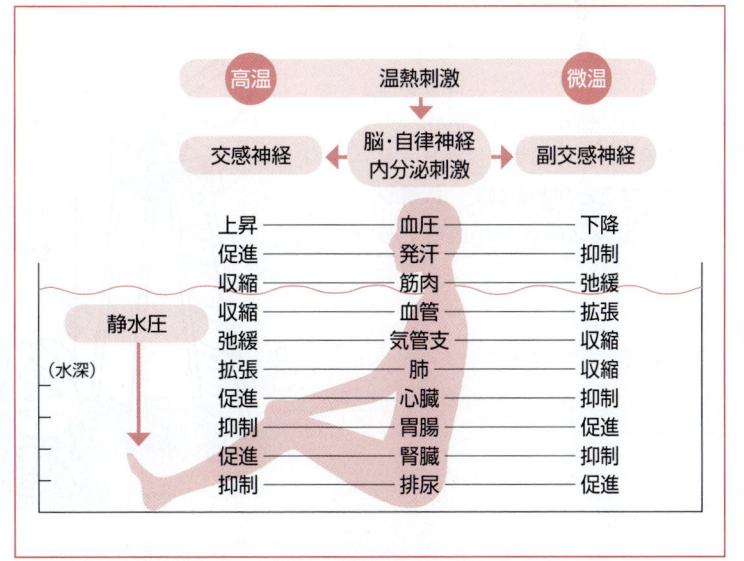

高温 → 交感神経	温熱刺激 脳・自律神経 内分泌刺激	微温 → 副交感神経
上昇	血圧	下降
促進	発汗	抑制
収縮	筋肉	弛緩
収縮	血管	拡張
弛緩	気管支	収縮
拡張	肺	収縮
促進	心臓	抑制
抑制	胃腸	促進
促進	腎臓	抑制
抑制	排尿	促進

岡田淳子：入浴介助．学ぶ・試す・調べる　看護ケアの根拠と技術，村中陽子，玉木ミヨ子，川西千恵美編，医歯薬出版，東京，2005：63.より引用改変

2　清潔ケア

Q7 入浴後、水分摂取を促すのはなぜ?

A 脱水を防ぐためです。

- 入浴によって血行と代謝が促進されて発汗が起こり、大量の水分が喪失されます。それにより入浴後は血液の粘稠度が高くなり、脳梗塞や心筋梗塞を起こしやすくなることがあります。
- 特に、高齢者の場合は水分摂取を促し、脱水状態にならないようにすることが大切です。

ここもチェック!

脱水とは

- 体液、それも細胞外液が著明に減少した状態である。
- 水分が喪失したときには高張性脱水（水欠乏性脱水）、ナトリウムのときには低張性脱水（ナトリウム欠乏性脱水）、それらの両方が同じ割合で喪失するときには等張性脱水（混合性脱水）となる。
- 原疾患にかかわらず、生命を危機にさらすことがあるので、観察や水分バランスの調整が重要である。

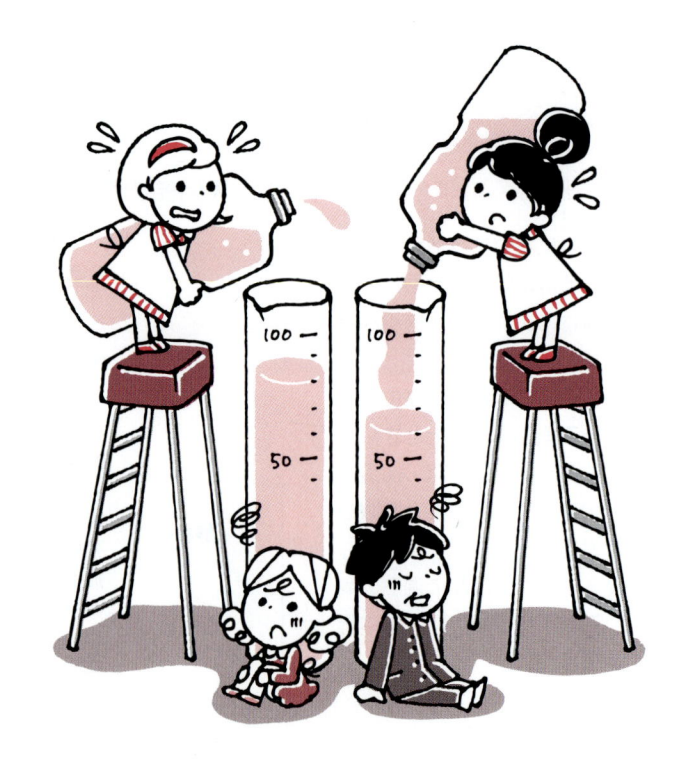

Q8 食後1時間以内は入浴を控えるのはなぜ？

A 入浴により皮膚の血流量が増加し、内臓の血流量が減少するので、消化・吸収によくないからです。

- 入浴することにより、皮膚の血管拡張による皮膚血流量の増加が起こり、内臓への血流量が減少します。これは、食直後で消化・吸収のための血液循環が必要な消化管にとっては実に不都合です。
- 湯の温度が高い場合には、交感神経が刺激され、腸管の運動を抑制し、消化機能が低下してしまいます。

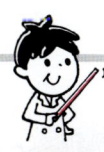

解剖生理の視点

横隔膜の位置

横隔膜より上（胸部）で、胸郭によって囲まれた腔所を「胸腔」といい、横隔膜より下（腹部）の腔所を「腹腔」といいます。

横隔膜は、みぞおちの上部にある剣状突起ともつながっていて、そこより上のほうへドーム状の天井が位置しており、横隔膜は胸郭の中に入り込んでいることになります（図1）。したがって腹腔の内臓のうち、上腹部に位置する、胃・十二指腸、肝臓・胆嚢、膵臓・脾臓の位置は、図2のように肋骨に取り囲まれていることになります。

図1 椎骨と内臓の位置

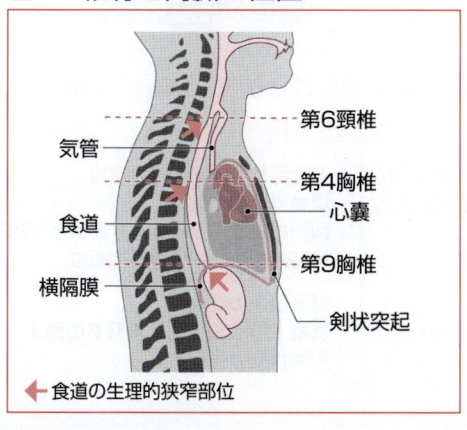

- 第6頸椎
- 気管
- 第4胸椎
- 食道
- 心嚢
- 第9胸椎
- 横隔膜
- 剣状突起
- ← 食道の生理的狭窄部位

図2 上腹部の内臓の位置

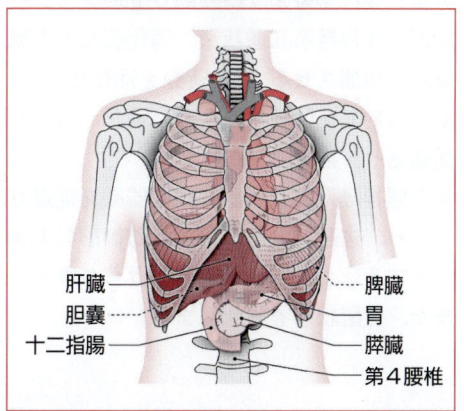

- 肝臓
- 胆嚢
- 十二指腸
- 脾臓
- 胃
- 膵臓
- 第4腰椎

2 清潔ケア

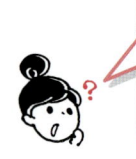

Q9 寝られないときに、足浴をするとよいのはなぜ？

A 快適な温かさで足浴することにより、心身ともにリラックスできて寝やすくなるからです。

- 足を温湯（38±2℃）につけた後、10分ほどで皮膚温が最高値に達し、温熱効果が得られます。また、そのころから副交感神経が優位になり、心身がリラックスするとされています。
- なかなか寝られないときには、患者さんの好みもありますが、ぬるめのお湯で10分程度の足浴を行うとよいと考えられます。
- 就寝前ではないのに足浴が10分を超えると、逆に疲労感を与えることがあるので注意してください。

解剖生理の視点

交感神経系と副交換神経系

交換神経系と副交換神経系の拮抗作用は、心臓の拍出量調節と血管の収縮などにかかわり、血液循環量の調節を行います（表1）。

動脈系と静脈系にある圧受容器からの感覚刺激を受けて、脳幹にある循環中枢でこれら2つの支配系統の調和をとり、血液循環量を維持するように調節しています。

- 副交感神経系亢進状態：消化腺などの腺分泌を増加させる、蠕動運動を活性化する、幽門括約筋を弛緩するなど、消化・吸収を促進させ、排便・排尿を促します。
- 交感神経系亢進状態：循環器系を促進させたり、逃避・闘争に対する防御態勢の備えをするはたらきが、主に挙げられます。また、覚醒状態を強化します。

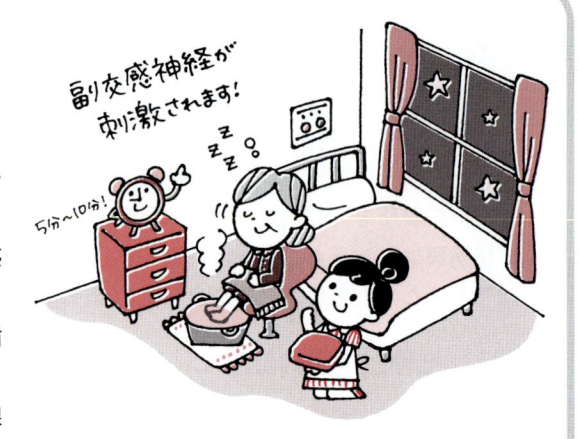

表1 交換神経系と副交換神経系の生理機能における作用

副交換神経系亢進状態	・消化腺などの腺分泌の増加 ・蠕動運動の活性 ・幽門括約筋を弛緩するなど消化・吸収を促進させ、排便・排尿を促す
交感神経系亢進状態	・循環器系の促進 ・逃避・闘争に対する防御態勢の備え ・覚醒状態の強化

③口腔ケア

Q10 口腔ケアの際、歯ブラシをのどの奥まで入れないのはなぜ？

A 奥まで入れることによって、嘔吐反射が誘発されてしまうからです。

- 舌根部や咽頭部への機械的刺激が求心性の舌咽神経を刺激し、嘔吐中枢に興奮が伝えられ、反射性嘔吐が起こってしまいます（p.63参照）。
- 実際に嘔吐してしまった場合には、誤嚥などの危険があります。嘔吐しそうな場合や嘔吐してしまった場合には、誤嚥しないように顔を横に向けることが大切です。

解剖生理の視点

口腔

口は、上唇、下唇と頬とに囲まれています。その内腔を「口腔（oral cavity）」といいます。口腔は、上下の歯列によって、口唇側の口腔前庭と、舌側の固有口腔とに分けられます（図1）。

固有口腔内の上部は、口腔と鼻腔を分ける板状の部分の口蓋で、前2/3の硬口蓋と後ろ1/3の軟口蓋とから成ります。

図1 口腔の構造

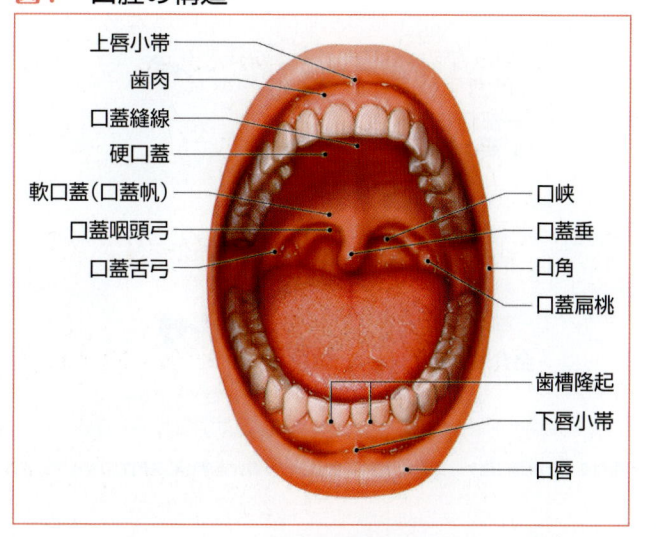

- 上唇小帯
- 歯肉
- 口蓋縫線
- 硬口蓋
- 軟口蓋（口蓋帆）
- 口蓋咽頭弓
- 口蓋舌弓
- 口峡
- 口蓋垂
- 口角
- 口蓋扁桃
- 歯槽隆起
- 下唇小帯
- 口唇

Q11 口腔ケアを座位、または半座位で実施するのはなぜ？

A 誤嚥の防止と患者の安楽のためです。

- 臥位のまま行うと咽頭に直接水が入ってしまい、誤嚥の可能性が高くなり危険です。
- 座位や半座位であれば、頭部を前屈することもでき、誤嚥が起きにくいのです。

ここもチェック！

自立度のアセスメント

- 患者の自立度を適切にアセスメントし、患者に合った体位で実施することが大切である（図1）。
- 移動可能であれば洗面所などへ誘導する。病床で実施する場合にも、座位保持可能であれば端座位やベッドを挙上して上体を起こすなど、残存機能の活用と過剰介護の防止を図る。

図1 患者に合った体位の選択

歯みがき自立度a ほぼ自分で歯みがきができる
- a-1：移動して実施できる
- a-2：ベッド上で実施できる

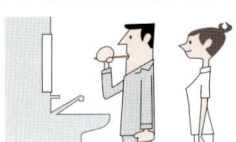

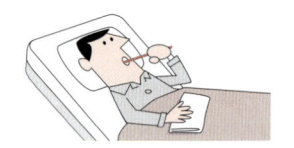

歯みがき自立度b 一部介助を必要とする
- b-1：座位・半座位を保つことができる
- b-2：座位・半座位が保てない

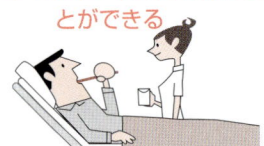

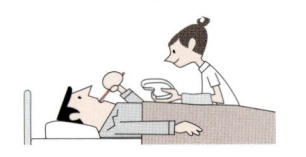

歯みがき自立度c 全介助が必要
- c-1：座位・半座位を保つことができる
- c-2：座位・半座位が保てない

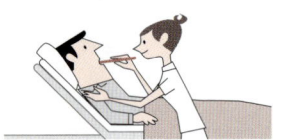

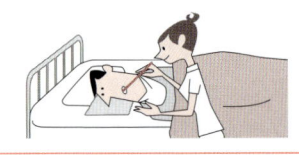

日本歯科衛生士訪問口腔ケア委員会：歯科衛生士が行う要介護者への専門的口腔ケアー実践ガイドラインー．1999：23．を参考に作成

Q12 歯みがき時、麻痺側を上にしてみがくのはなぜ？

A 安全かつ確実に実施するためです。

- 歯みがき時の体位は患者さんの状態や安静度によって決まります（図1）。
- 片麻痺患者の場合は麻痺側を上にするのが基本です。誤嚥を予防する目的なのはもちろんのこと、自然な排唾を促し、吸引が併用しやすくなるからです。また、ケア中の唾液や汚水の流出による寝具や寝衣の汚染を防ぐことができ、患者さんへの配慮も十分にできます。

図1 歯みがき時の体位（顔の向き）

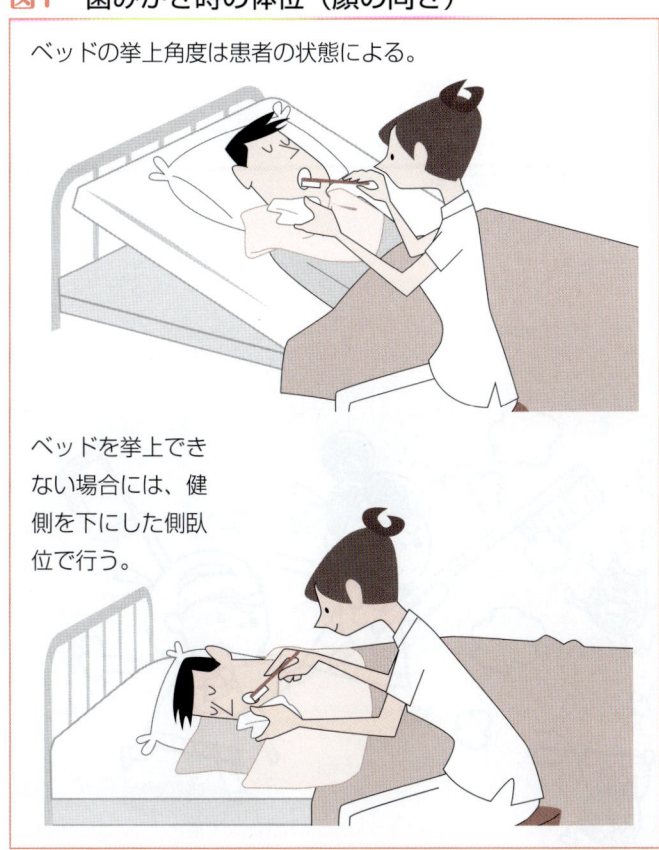

ベッドの挙上角度は患者の状態による。

ベッドを挙上できない場合には、健側を下にした側臥位で行う。

ここもチェック！

口腔ケア実施時の注意点

- 開口してもらえない場合、原因への対応や開口訓練などが必要となるため、しっかりとしたアセスメントをすることが大切である。
- 患者本人が拒否している場合、口腔内の損傷や普段の吸引などのケアによる苦痛が原因となっていることもある。幅広い視点をもち、ケアの基本「声かけ」を忘れずに行うことが重要である。

Q13 禁飲食の場合でも、口腔ケアが必要なのはなぜ？

A 経口摂取ができないと唾液の分泌量が減少し、口腔内の自浄作用が低下してしまうからです。

- 経口摂取をしないと、唾液の分泌量が減少し、自浄作用が低下してしまいます。また、唾液分泌機能に障害を有する人も自浄作用が低下しています。
- 唾液には、食事をしなくてもタンパク質や舌苔、喀痰、剥離した口腔粘膜などが入り混ざります。これが口腔内にたまると、細菌が繁殖してしまいます。
- 口腔ケアは口腔機能の廃用を予防するためにも必要です（表1）。また、経口摂取をしている場合には、毎食後と就寝前に実施できれば理想的です。

〈文献〉
1．勇佳菜江：口腔環境を改善するケアの検討．看護技術 2007；53：635．

表1　口腔ケアの目的

・口腔内を清潔にして、食欲を増進する。
・口腔内を清潔にして、感染やう歯を予防する。
・歯肉へ刺激を与えて血液循環を促し、歯槽膿漏などの歯周病を予防する。
・唾液の分泌を促進し、口腔内の自浄作用を高める。
・口臭を予防する。
・口腔内を清潔にすることで、1日の生活のリズムをつくる。

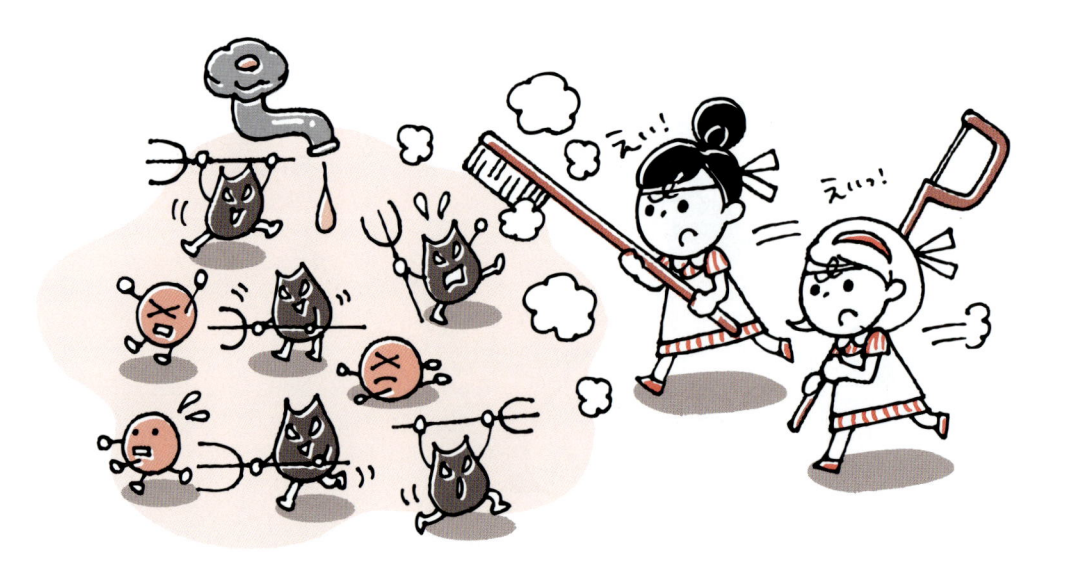

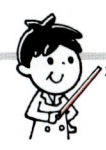

解剖生理の視点

唾液のはたらき

唾液のはたらきとして、以下の4つが挙げられます。
①食物と口腔内に潤滑さを与える
②味覚を助ける
③口腔内の殺菌
④デンプンの消化

唾液は、唾液腺（図1）から1日1～1.5L分泌されます。その99％が水で、pHは約7.0です。

図1　大唾液腺の位置と導管開口部

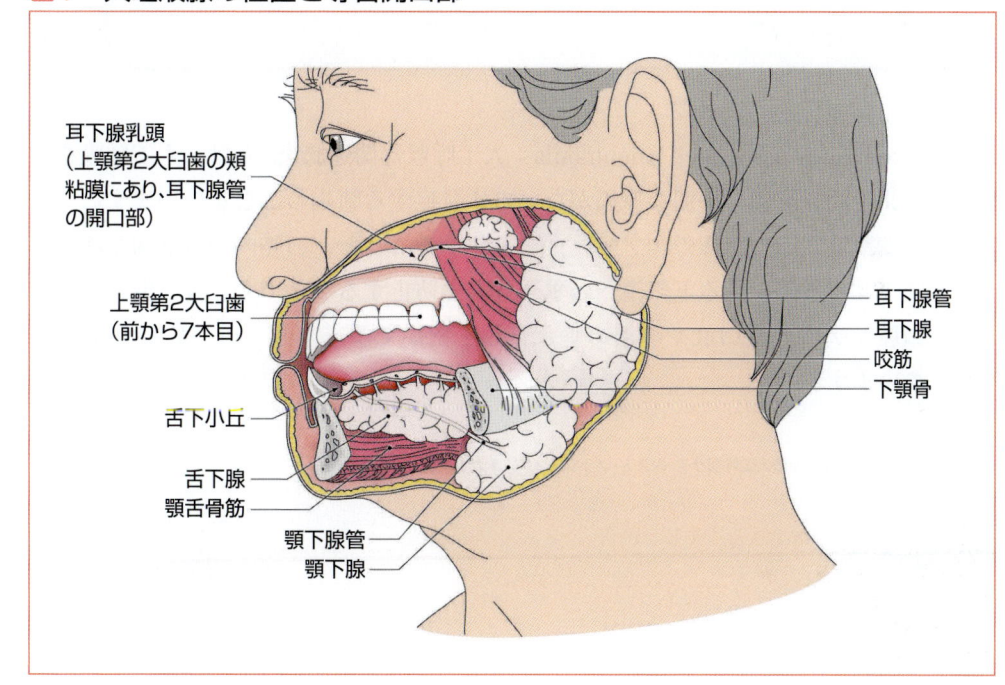

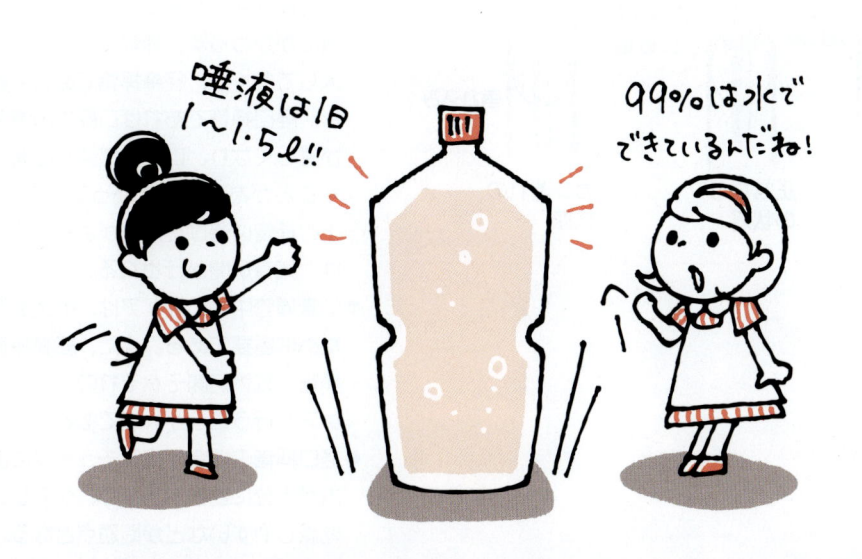

- 耳下腺乳頭（上顎第2大臼歯の頬粘膜にあり、耳下腺管の開口部）
- 上顎第2大臼歯（前から7本目）
- 舌下小丘
- 舌下腺
- 顎舌骨筋
- 顎下腺管
- 顎下腺
- 耳下腺管
- 耳下腺
- 咬筋
- 下顎骨

唾液は1日1～1.5ℓ!!
99％は水でできているんだね！

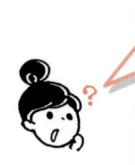

Q14 気管挿管している場合、カフ漏れがないか確認してから、口腔ケアを行うのはなぜ？

A VAP（人工呼吸器関連肺炎）を予防するためです。

- VAP（ventilator associated pneumonia：人工呼吸器関連肺炎）とは、人工呼吸を開始して48時間以降に、特別な原因がないのに発症する肺炎のことをいいます。
- カフの役割は、肺内からのエアリークを予防することと、口腔内の分泌物や消化管内容物などの逆流による下気道への垂れ込みを防止することです。カフ漏れがあると、口腔ケア中の洗口液や唾液の垂れ込みを招いて誤嚥が起こり、VAPが発症してしまいます（図1）。

〈文　献〉
1. 道又元裕編著：根拠でわかる人工呼吸ケア ベスト・プラクティス. 照林社, 東京, 2008.

図1 分泌物の流入

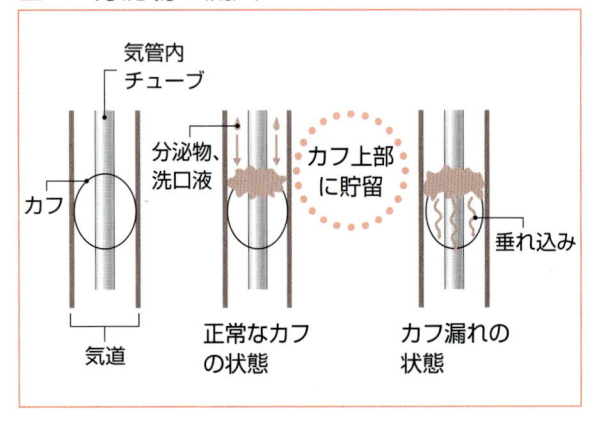

気管内チューブ／分泌物、洗口液／カフ上部に貯留／カフ／気道／正常なカフの状態／カフ漏れの状態／垂れ込み

ここもチェック！

気管挿管中の注意点

- 気管挿管は、意識がある患者にとっては実に苦痛を伴う処置である。また、意識の有無にかかわらず、挿管チューブを長期間挿入しておくと、経鼻挿管であれば鼻孔の変形、経口挿管であれば口腔内の清潔の保持が難しくなり、口腔内感染などを引き起こすことがある。したがって、2～3週間以上の挿管は避けたほうがよく、それ以上では、気管切開が行われる。
- 気管挿管中の口腔ケアは、肺炎を予防するために重要である。また、経鼻挿管、経口挿管、気管切開それぞれのリスクに応じてケアを行うことが大切である。
- 経口挿管の場合、気管チューブにより口腔内が十分に観察できない、ケアしづらい、乾燥しやすいなどが問題点となる。

3

栄養法

① 経腸栄養法 —— 52
② 経静脈栄養法 —— 65

①経腸栄養法

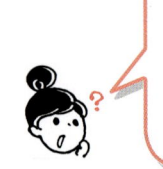

Q1 経腸栄養法か経静脈栄養法かはどのように決めるの？

A 消化管による消化機能があるかないかで決めます。

- 栄養法には、経腸栄養法、経静脈栄養法があります（図1）。
- 選択の基準は、消化管機能があるかどうかです。あれば「経腸栄養」、なければ「経静脈栄養」になります（図2）。つまり、胃・腸の動きが正常ならば、なるべく胃・腸を使うことが優先されます。経静脈的に栄養を摂取することよりも、経腸的に摂取するほうがより自然といえます。
- 経腸栄養法の利点としては表1のことが、また、禁忌としては表2のようなことが挙げられます。
- 胃チューブを鼻腔から挿入する経鼻経管栄養法は、ある程度の期間チューブを留置することになるため、チューブによる刺激・不快感などの弊害があることも考慮しなくてはなりません。
- 一般的に経口から栄養がとれず長期（4〜6週間以上）になる場合は、胃瘻・腸瘻の適応を考慮します。
- 経腸栄養を中止する場合は、①嘔吐や逆流を繰り返す、②消化管の完全閉鎖、③消化管出血、④炎症性腸疾患の増悪期、⑤感染による下痢などです。
- このように、患者さんの全身状態などをトータルで判断し、その患者さんに適した方法がとられます。消化の解剖生理の基本的な知識をおさえたうえで、経腸栄養中の患者さんの状態を観察していくことが大切です。

図1 栄養補給法の種類

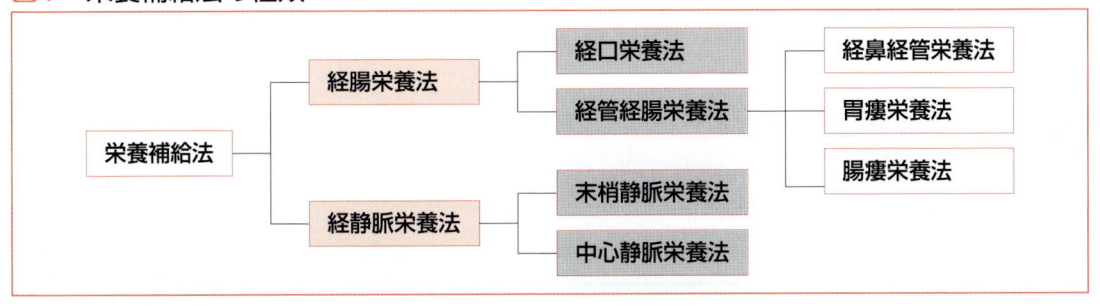

```
                    ┌─ 経腸栄養法 ──┬─ 経口栄養法
                    │              │              ┌─ 経鼻経管栄養法
栄養補給法 ─────────┤              └─ 経管経腸栄養法 ┼─ 胃瘻栄養法
                    │                             └─ 腸瘻栄養法
                    └─ 経静脈栄養法 ┬─ 末梢静脈栄養法
                                   └─ 中心静脈栄養法
```

図2 栄養法の選択

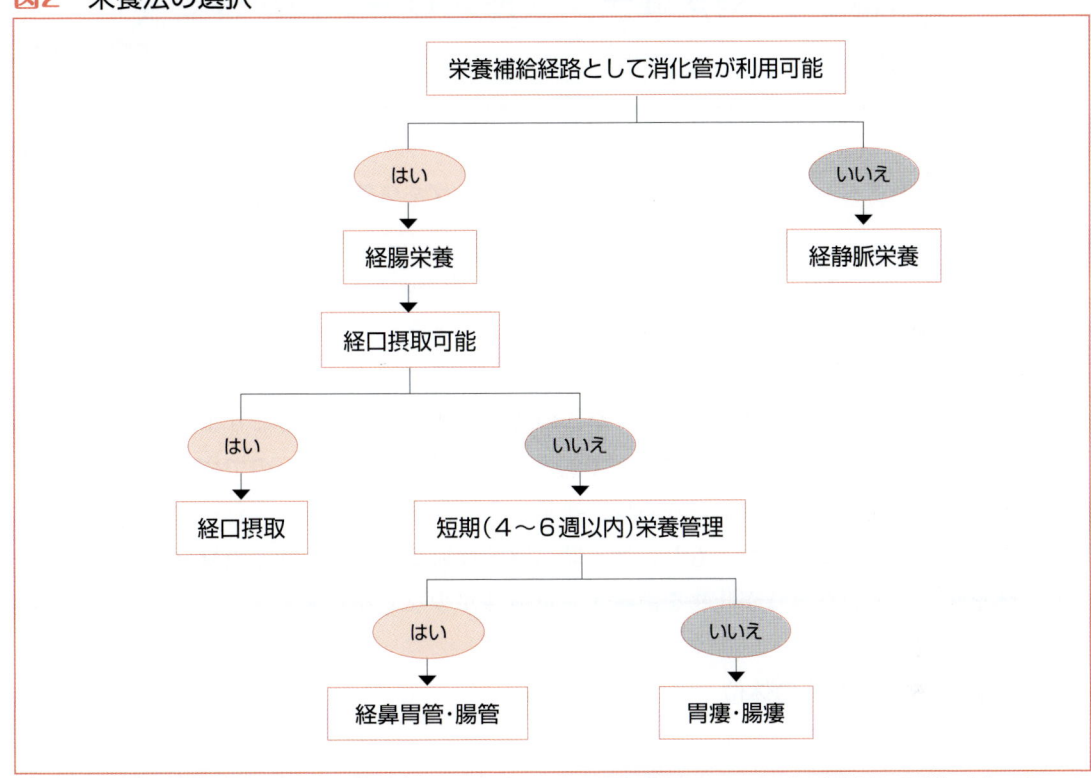

```
          栄養補給経路として消化管が利用可能
                    │
          ┌─────────┴─────────┐
         はい                 いいえ
          │                    │
        経腸栄養             経静脈栄養
          │
       経口摂取可能
          │
      ┌───┴───┐
     はい    いいえ
      │       │
   経口摂取  短期（4～6週以内）栄養管理
              │
          ┌───┴───┐
         はい    いいえ
          │       │
       経鼻胃管・腸管  胃瘻・腸瘻
```

谷口正哲, 竹山廣光：経腸栄養はどのような疾患に適応になるか. NSTのための経腸栄養実践テクニック, 佐々木雅也編, 照林社, 東京, 2007：40. より引用改変

表1 経腸栄養法の利点

1. 胃・腸粘膜の萎縮を防止できる。
2. 胃・腸管のバリア機能・免疫機能を維持できる。
3. 比較的コストがかからない。
4. 管理も安全に行いやすい。

表2 経腸栄養法の禁忌

絶対禁忌	完全静脈栄養の適応 完全な腸閉塞（機械的・機能的） 重症の下痢（1日10回以上） 短腸症候群（残存小腸<50cm） 経腸栄養にて排出量の増加する消化管瘻 高度な消化管出血 ショック 投与アクセス不能 患者の拒否
相対禁忌	静脈栄養の併用が必要 消化管の狭窄・麻痺 短腸症候群（残存小腸≧50cm） 瘻孔より遠位に利用可能腸管のある消化管瘻 消化・吸収障害

谷口正哲, 竹山廣光：経腸栄養はどのような疾患に適応になるか. NSTのための経腸栄養実践テクニック, 佐々木雅也編, 照林社, 東京, 2007：39. より引用

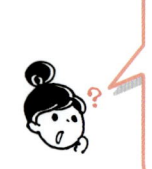

Q2 鼻腔から胃チューブを挿入する場合、顎を下げた姿勢（前屈位）にするのはなぜ？

A そのほうが、胃チューブを挿入しやすいからです。

- 鼻腔から胃チューブを挿入するときには、チューブを気管に入れないことが大切です。
- そのためには、まず顎を下げた姿勢、つまり頭部を前屈位にします（図1）。そして、鼻からチューブを挿入して咽頭喉頭部まで進んだときに、チューブが食道のほうに入りやすくなるように、物を飲み込むように嚥下運動をしてもらいます。頭部を前屈することにより、食道が開きやすくなるので嚥下運動はしやすくなります。そのほうが飲み込むとき、患者さんにとって無理がなく、苦痛も少ないのです。
- 挿入時の体位は、可能であるならば、座位または半座位のほうが入れやすく、患者さんにとっても安楽です。もし、挿入時に嘔吐反射が起きて嘔吐した場合にも、上体を起こしていたほうが吐物を誤嚥する可能性が少なくなります。

図1 胃チューブ挿入時の体位

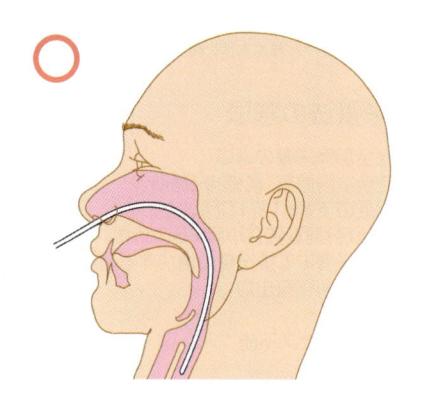

○ 顎を下げる（頭部を前屈する）ことで、喉頭挙上時にはたらく頸部筋が収縮しやすくなる。したがって、より嚥下しやすくなるので、チューブを食道に誘導できる。

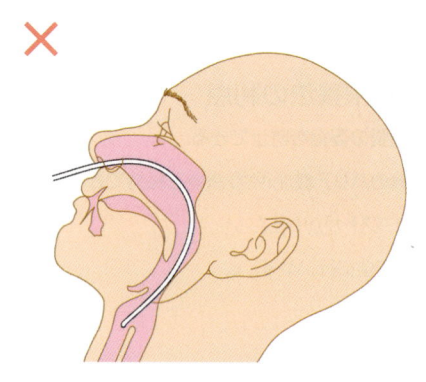

× 顎を挙上した状態では嚥下動作がしづらく、食道ではなく喉頭にチューブが入りやすくなってしまう。

解剖生理の視点

嚥下時の経路

空気の経路と食物の経路(嚥下時の経路)との違いを図1で確認してみましょう。呼吸と嚥下の経路は、途中まで共通です。嚥下動作時のみ、喉頭蓋が気道を塞ぐしくみになっています。

嚥下は開口状態では行えません。閉口状態のときに行われます。顎が上がっていると開口状態(大きく口を開くときや、あくびの際)となり、楽に閉口状態となるには顎を下げる必要があります。そのために後屈した状態から前屈位にするのです。

前屈しすぎると逆に嚥下しにくくなります。あくまで閉口状態を取りやすくするための下顎の位置の確保です。

図1　呼吸路と食物の経路

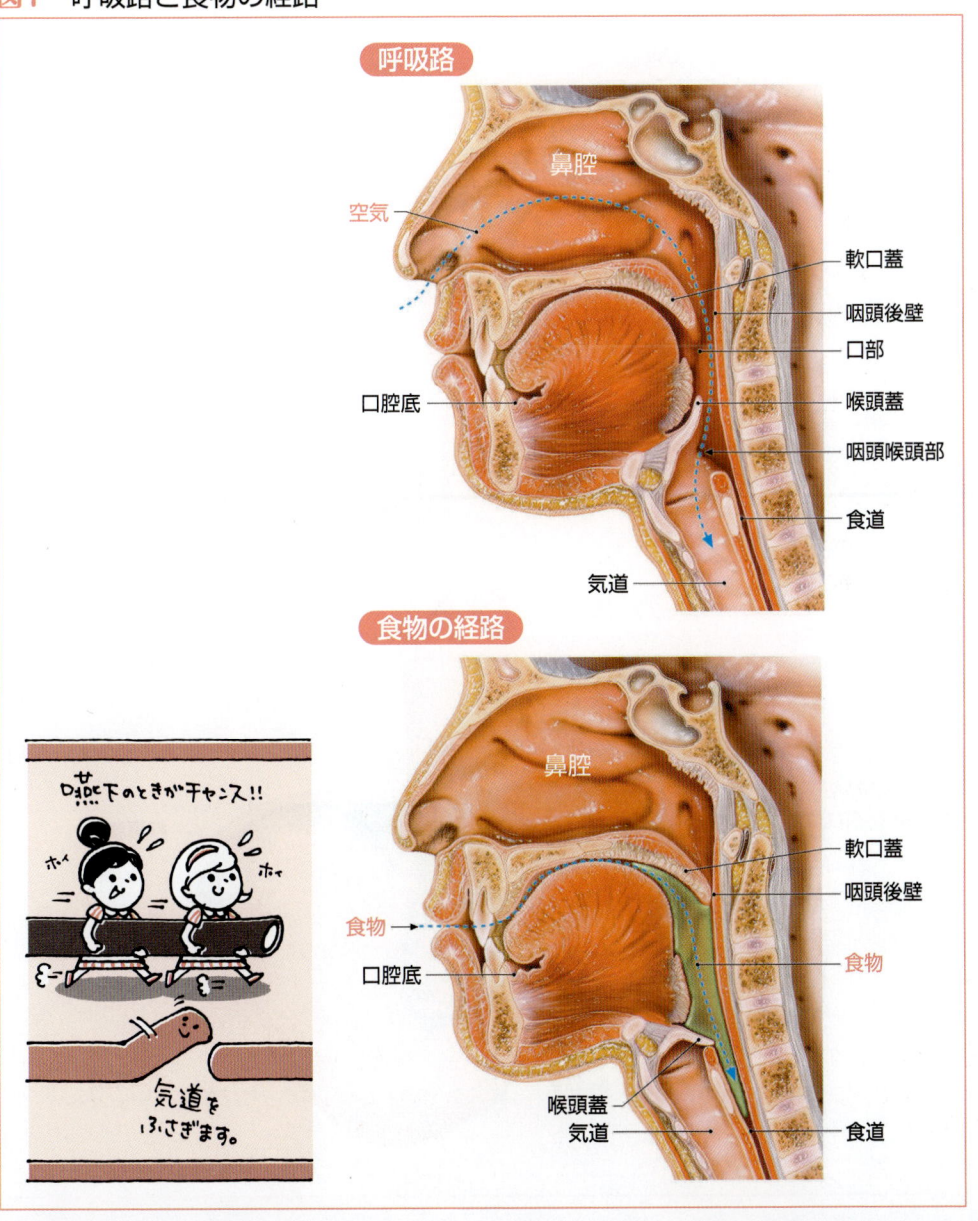

呼吸路

- 鼻腔
- 空気
- 軟口蓋
- 咽頭後壁
- 口部
- 喉頭蓋
- 咽頭喉頭部
- 口腔底
- 食道
- 気道

食物の経路

- 鼻腔
- 軟口蓋
- 咽頭後壁
- 食物
- 口腔底
- 喉頭蓋
- 気道
- 食道

嚥下のときがチャンス!!
気道をふさぎます。

解剖生理の視点

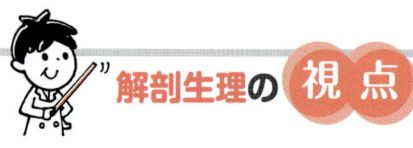

食道の構造と機能

食道は、咽頭から続いて脊柱(せきちゅう)の前面で気管と心臓の後ろを下行し、胃の噴門(ふんもん)に至ります。成人で約25cmの器官といわれています。

食道は、図1に示すように、上食道狭窄部、中食道狭窄部、下食道狭窄部の3か所で狭窄部があります。これらの狭窄部位は誤嚥された食物が停留しやすい一方で、嚥下動作時に反射的に弛緩して、食物を通りやすくしています。

食道壁は粘膜、筋層、外膜から成っています。粘膜は重層扁平上皮(じゅうそうへんぺいじょうひ)です。筋層は内輪走筋(りんそうきん)と外縦走筋(がいじゅうそうきん)の2層で成っています。

図1 食道の位置と構造

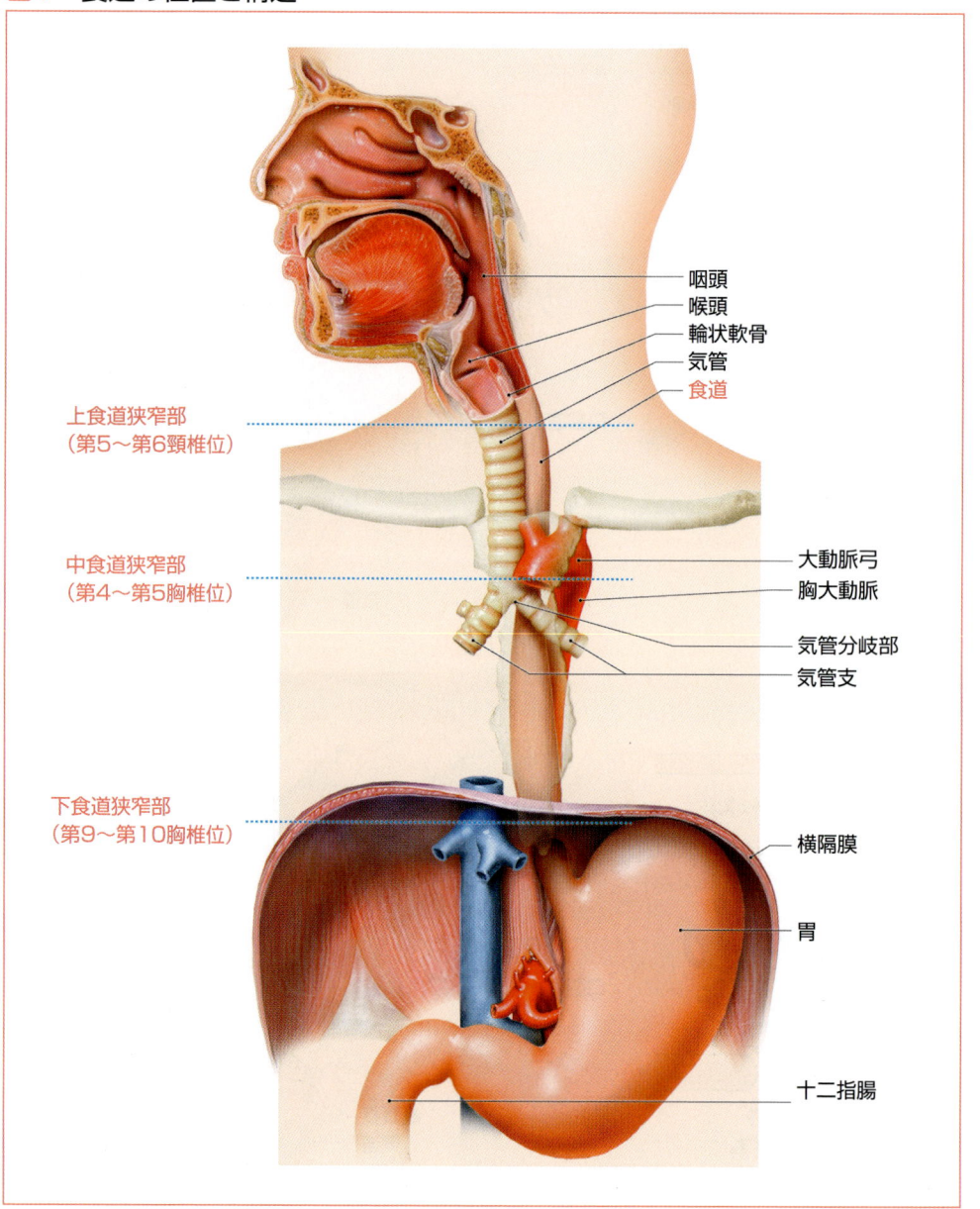

- 咽頭
- 喉頭
- 輪状軟骨
- 気管
- 食道
- 上食道狭窄部（第5〜第6頸椎位）
- 中食道狭窄部（第4〜第5胸椎位）
- 大動脈弓
- 胸大動脈
- 気管分岐部
- 気管支
- 下食道狭窄部（第9〜第10胸椎位）
- 横隔膜
- 胃
- 十二指腸

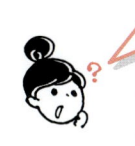

Q3 胃チューブ挿入時（または胃洗浄時）、座位の保持が不可能な場合、左側臥位がよいのはなぜ？

A 胃の構造上、胃への刺激を少なくする体位だからです。

- 左側臥位にすると、胃は大弯部が下になります。
- 大弯部が下になれば、胃チューブ挿入時に、むやみに胃壁を刺激しません。
- 胃洗浄の場合に、右側臥位では、取り出したい薬物などの胃内容物が十二指腸に流れ込んでしまう恐れがありますが、大弯部を下にすれば、その可能性が低くなります。

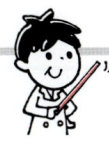

解剖生理の視点

胃とは

胃は、容量約1,200mLの消化管中で最も膨大した袋状の器官です。食道から続く噴門に始まり、左上方に胃底が膨出し、右下方に胃体が続き、幽門で終わります。肝臓の下面に面している右上方の短い縁を小弯、左下方の長い縁を大弯と呼びます（図1）。

胃壁は粘膜、筋層、漿膜の3層構造になっています。

なお、筋層は胃のみ3層から成っています。

図1　胃の構造

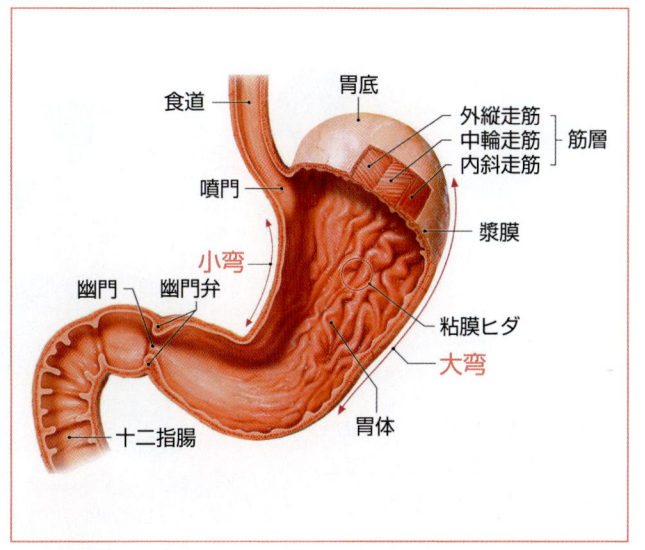

（食道、胃底、外縦走筋、中輪走筋、内斜走筋、筋層、噴門、漿膜、幽門、幽門弁、小弯、粘膜ヒダ、大弯、十二指腸、胃体）

3 栄養法

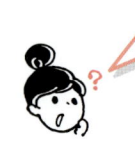

Q4 胃チューブを45～55cm挿入するのはなぜ？

A 鼻の先端～耳朶～剣状突起までの長さが、45～55cmとされているからです。

- 挿入する胃チューブの長さとして、実際に鼻腔から胃までの長さを測ることはできません。
- 目安としては、鼻の先端～耳朶～剣状突起の長さを代用しますが、日本人成人のその長さが45～55cmとされています（図1）。
- 体格によっても個人差があるので、実際には鼻の先端～耳朶～剣状突起の長さを確認してから挿入することが大切です。
- 長すぎると、胃壁を刺激したり穿孔を起こすリスクがあります。短すぎてチューブの先端が胃まで届いていないと、栄養剤が逆流して誤嚥のリスクにもつながります。
- 正確に挿入できたら、挿入の長さの確認の目印を付けておくことが大切です。
- 挿入直後や、経管栄養投与前には、必ず気泡音や胃液が引けるかなどの確認を怠らないことも大切です。

図1 胃チューブの長さの決め方

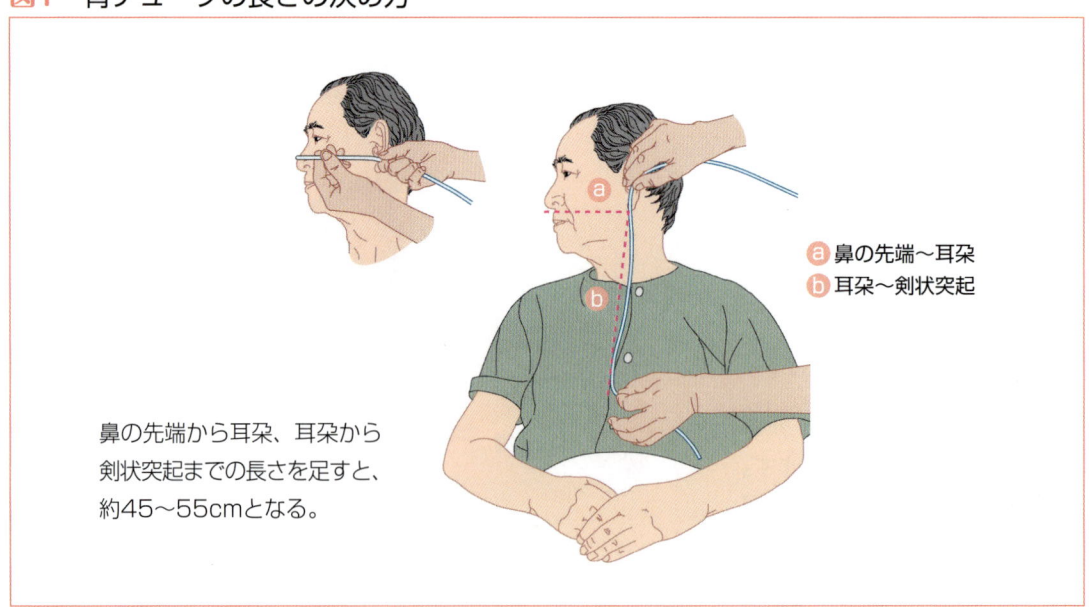

ⓐ 鼻の先端～耳朶
ⓑ 耳朶～剣状突起

鼻の先端から耳朶、耳朶から剣状突起までの長さを足すと、約45～55cmとなる。

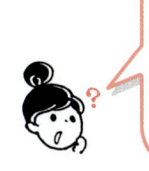

Q5 栄養剤を注入する前に、毎回気泡音を確認するのはなぜ？

A 胃チューブの先端が、確実に胃内に入っていることを確認するためです。

- 胃チューブの先端が、確実に胃内に入っていることを確認してからでないと栄養剤を注入してはいけません。また、誤嚥などのトラブルも予防しなくてはなりません。
- 胃チューブが固定されていたとしても、前回の栄養剤の注入から、今回の経腸栄養剤の注入までの間に自己抜去などによって胃チューブが少し抜けていたりすることもあります。
- このような場合、そのまま栄養剤を注入してしまうと、誤嚥・肺炎を起こしたり、場合によっては死に至ることもあります。
- ほとんどの場合、12Frぐらいの胃チューブを挿入しますが、12Fr以下では10ccぐらい、14Fr以上では20ccぐらいの空気を注入し、心窩部に聴診器を当てて気泡音（ボコボコ音）を確認します。その他、胃内容物を吸引することや開口によって咽頭部でカテーテルが丸まっていないかどうかの確認も同時に行うとよいでしょう（図1）。

図1　チューブの先端が胃の中に入っていることの確認

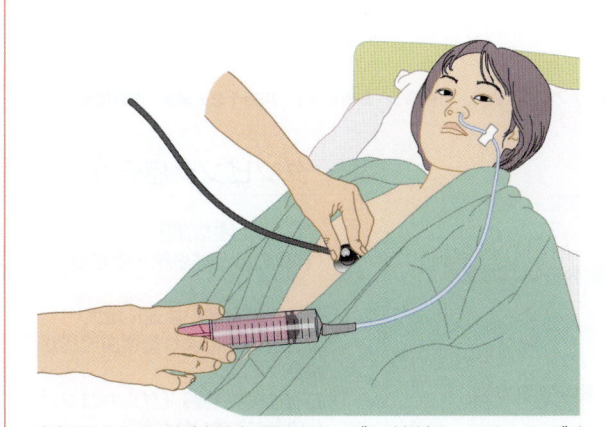

空気の入った注射器を胃チューブに接続し、チューブ内に空気を送り込む。

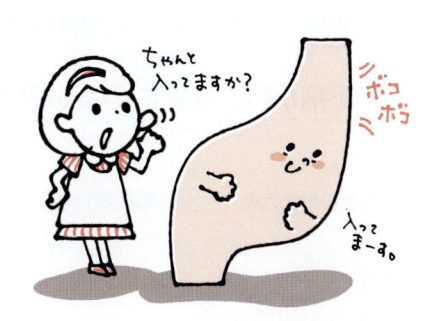

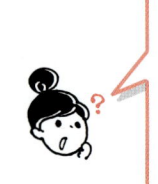

Q6 経管栄養法をはじめて開始するときに、速度をゆっくりにしたり、栄養剤の濃度を薄めたものから始めるのはなぜ?

A 栄養剤の注入速度や濃度が、腸管の運動に影響を及ぼし、合併症を起こしやすいからです。

- 経管栄養法は、チューブを介して直接胃（または腸）まで流動食が注入されます。このため、栄養剤の注入速度や濃度が、腸管の運動に影響を及ぼしやすいのです。
- その合併症の1つが下痢です。患者の消化・吸収障害の程度によっても異なりますが、浸透圧の高い高濃度の栄養剤を急速に注入すると、浸透圧を下げるはたらきにより腸粘膜から水分が十分に吸収されません。そのため、腸蠕動が亢進して下痢の原因となるのです（図1）。
- 経管栄養法導入時は、原則として、はじめのうちは50mL/時、濃度1kcal/mL以下でフードポンプを用いて開始し、徐々に速度や濃度を上げていきます（10mL/時ずつ）。
- 栄養剤には、天然濃厚流動食と人工濃厚流動食とがあります。半消化態栄養剤や消化態栄養剤は、脂肪の含有量が多く、下痢の原因となるため、注意が必要です[1]。
- その他、一般的に胃切除後の食事開始時に起こる合併症として、ダンピング症候群（dumping syndrome）があります（図2）。

〈文献〉
1. 関口恵子：食行動の援助技術．学ぶ・試す・調べる 看護ケアの根拠と技術，村中陽子，玉木ミヨ子，川西千恵美編著，医歯薬出版，東京，2005；37．

図1 下痢が起こりやすくなる理由

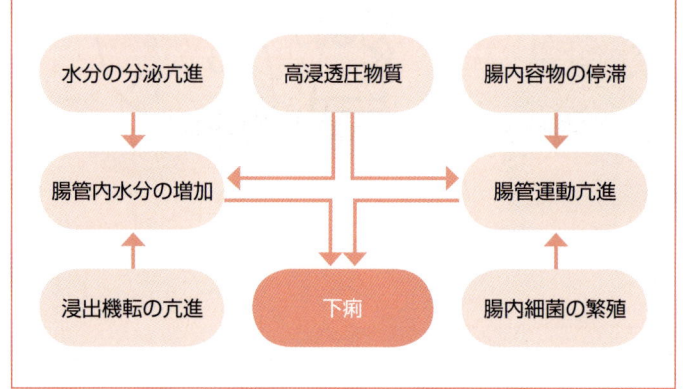

水分の分泌亢進　高浸透圧物質　腸内容物の停滞
↓　　　　　　　　　　　　　　　　　↓
腸管内水分の増加　←→　腸管運動亢進
↑　　　　　　　　　　　　　　　　　↑
浸出機転の亢進　　下痢　　腸内細菌の繁殖

亀井有子："下痢"を知って対処する．Expert Nurse 2007；23(15)：65．より引用

図2 ダンピング症候群

主な原因
食餌の急速な小腸への移動

①空腸での容積が急速に増大
②浸透圧亢進により循環血流量が減少
③血管作動性物質（グルカゴン、セロトニンなど）が放出

症状
・発汗
・めまい
・顔面紅潮
・悪心・嘔吐　など

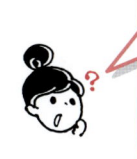

Q7 経管栄養法実施時の滴下速度を200mL/時にするのはなぜ？

A 胃の容量から蠕動運動で送られる最大量が200mL/時ぐらいだからです。

- 経管栄養法は、胃チューブの先端を留置する部位から下の消化・吸収機能が正常である場合に行われ、滴下速度は患者の状態に合わせて決めることが必要です（表1）。
- 通常、200mL/時ぐらいとされているのは、栄養剤を消化・吸収するために胃から蠕動運動で腸に送られる量として、適した速度とされているからです。
- 注入時の合併症の原因として、栄養剤の注入速度と濃度があります。したがって、開始時はゆっくりと注入し、下痢、嘔吐などの消化器症状がなければ、200mL/時にします。
- PEG（percutaneous endoscopic gastrostomy：経皮内視鏡的胃瘻造設術）・胃チューブによる経管栄養法は、胃内に食物が入ると、「胃－大腸（結腸）反射」が誘発されることや、食物の内容・状態・量などによっても、胃からの排出時間が変化します。

表1 栄養剤注入時に消化器症状を呈した場合の対策

①注入速度を緩徐にする。
②栄養剤の濃度を下げる（水で薄める）。
③乳糖不耐症に対してはチラクターゼを投与する。
④抗生物質の投与を中止することや乳酸菌製剤、食物繊維の投与・添加によって正常腸内細菌叢の回復維持を図る。
⑤栄養剤の種類を変更する。

大谷順：経鼻経管栄養法の合併症とその対策. NSTのための経腸栄養実践テクニック, 佐々木雅也編, 照林社, 東京, 2007：92.より引用改変

3 栄養法

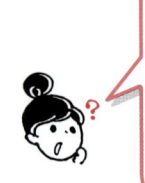

Q8 栄養剤の注入終了後に30〜60分間、上体を挙上しておくのはなぜ？

A 液体である栄養剤の逆流を防ぐためです。

- 通常は、食道の生理的狭窄部が胃・食道の逆流を防止する役割をしています。しかし、経管栄養法の場合においては、鼻腔から胃にかけて、常にチューブが挿入されているため、挿入されているチューブを伝わって逆流する危険性があります。
- 経管栄養法に用いられる栄養剤は液体で、食塊のような固形ではないので、ちょっとした刺激で逆流しやすいのです。そのために、ある程度の時間、上体を起こしておくことで、重力を活用して逆流を防止するわけです。
- 長時間、同一体位をとると特に半座位の場合は、身体のずれや圧迫で褥瘡発生の原因ともなります。このことにも注意して、定期的に、圧迫軽減のための工夫も必要となります。

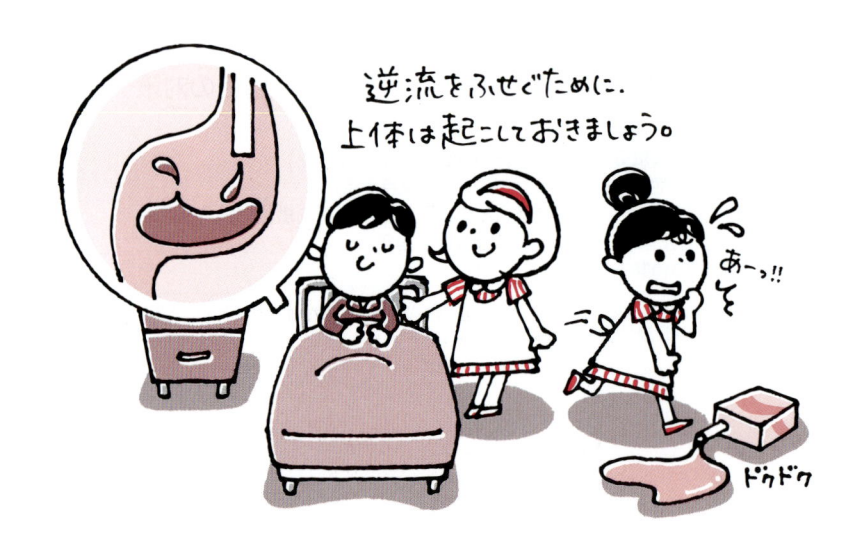

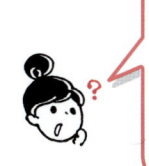

Q9 栄養剤が胃の中に入っているときに、吸引や口腔ケアを避けたほうがよいのはなぜ？

A 吸引や口腔ケアの刺激で、嘔吐反射を誘発し、嘔吐する可能性があるからです。

- 咽頭の奥や舌根部周囲は、嘔吐反射が誘発される部位といわれています（図1、p.45参照）。
- 栄養剤の注入中や栄養剤が胃に入ったばかりのときに、吸引や口腔ケアを実施して嘔吐が起きた場合には、栄養剤が逆流してきてしまいます。そうすると、誤嚥して肺炎を招いてしまうことがあるのです。

解剖生理の視点

嘔吐反射とは

口腔壁や咽頭壁などのやわらかい部分に刺激を感じると、異物として嚥下しないように吐き出す反射が起きます（図1）。それを嘔吐反射といいます。

図1 嘔吐反射が誘発される部位

- 口蓋
- 舌
- 奥舌～舌根部
- 咽頭後壁
- 口蓋垂

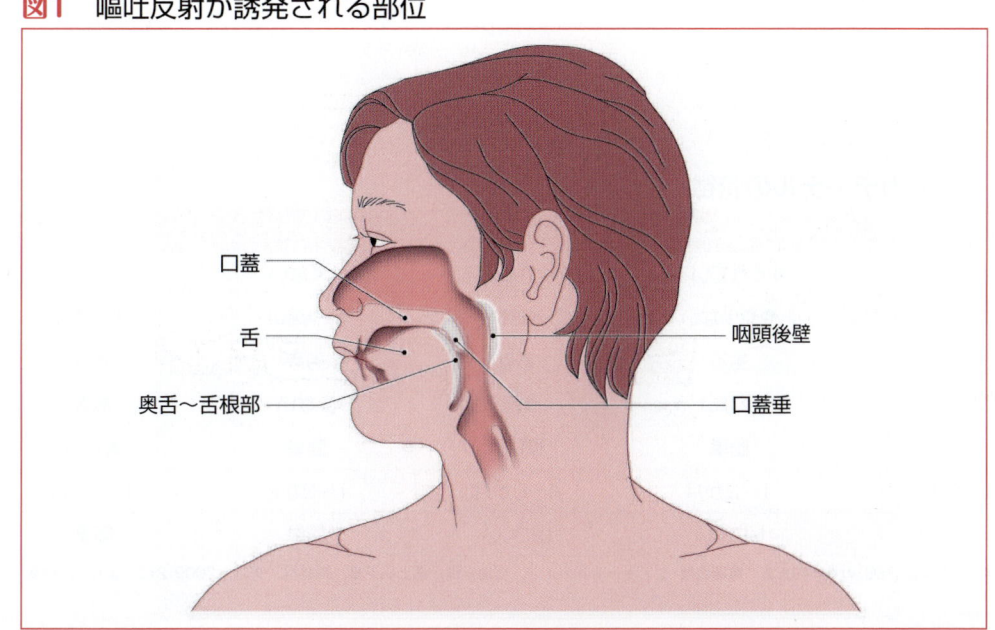

3 栄養法

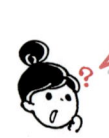

Q10 胃瘻カテーテルが抜けないのはなぜ？

A カテーテルの先端は、バンパー、バルーンなど簡単には抜けない構造になっているからです。

- 現在、胃瘻造設は経内視鏡的に行うPEG（percutaneous endoscopic gastrostomy）が主流になっています。
- PEGカテーテルは、ボタン型バルーン、ボタン型バンパー、チューブ型バルーン、チューブ型バンパーの4タイプに分けられます（図1）。
- 胃の中に入る部分は、バルーン型とバンパー型に分かれますが、いずれも自己抜去しにくい構造になっています。特に、バンパー型は抜けにくいのです。
- PEGカテーテルの種類別の特徴を表1に示しました。

図1　PEGカテーテルの種類・分類

ボタン型バルーン：ボタン、腹壁、胃壁、胃内、バルーン
ボタン型バンパー：ボタン、バンパー
チューブ型バルーン：チューブ、バルーン
チューブ型バンパー：チューブ、バンパー

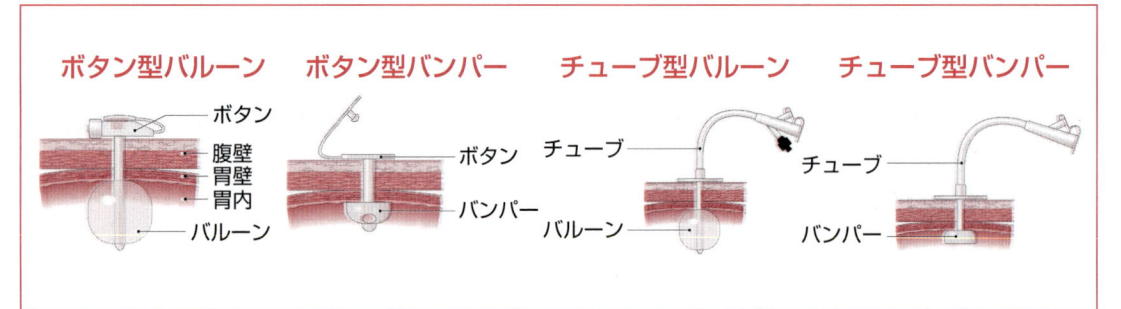

表1　PEGカテーテルの特徴

	ボタン型バルーン	ボタン型バンパー	チューブ型バルーン	チューブ型バンパー
外観	すぐれている	すぐれている	よくない	よくない
抜去（破裂）の危険性	やや少ない	少ない	やや高い	やや少ない
耐久性	劣る	ある	劣る	ある
交換時の苦痛	少ない	ある	少ない	ある
交換手技	簡単	難しい	簡単	難しい
交換の頻度	1〜2か月	4〜6か月	1〜2か月	4〜6か月
接続のしやすさ	しにくい	しにくい	簡単	簡単

岡田晋吾：経腸栄養（PEG）の具体的方法．褥瘡治療・ケアトータルガイド，宮地良樹，溝上祐子編，照林社，東京，2009：219．より引用改変

②経静脈栄養法

Q11 高カロリー輸液を中心静脈には入れられるのに、末梢静脈に入れられないのはなぜ？

A 末梢静脈は、薬剤の浸透圧、pH、組織への刺激性によって静脈炎を起こしやすいからです。

- 末梢静脈は一般的に、中心静脈よりも血管が細く、もろいことが多いのです。
- 末梢静脈は環流が悪いこともあり、薬剤の浸透圧、pH（水素イオン濃度）、組織への刺激性によって影響を受けやすく、静脈炎を起こしやすいのです。
- 末梢での浸透圧のめやすは、血漿の3倍(10%ブドウ糖液)までです。したがって、浸透圧がそれ以上のものや、組織への刺激性の高い薬剤、濃度の高い薬剤は、中心静脈での投与が適しているのです。

ここもチェック！

高カロリー輸液とは

- 糖質、タンパク質（アミノ酸）、脂質の三大栄養素を含み、各種電解質、ビタミン、微量元素などを混合して、必要な総水分量中に溶解して投与する方法である。
- 浸透圧が高張であることから、中心静脈を介して投与される。
- 以前は、内容物の配合変化、溶液のpH、安定性などの問題のために単一混合製剤としての保存が困難であったが、現在では多くのダブルバッグ製剤が出されている。

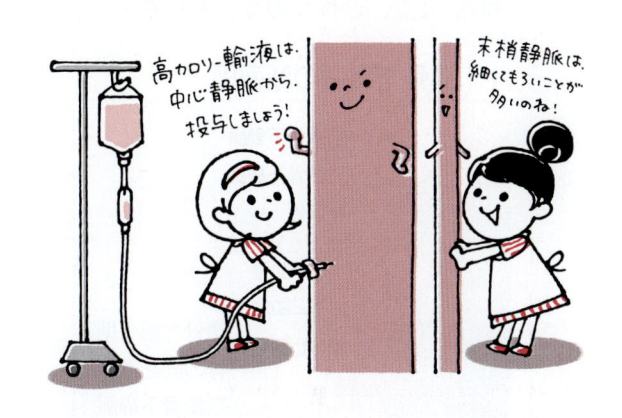

Q12 中心静脈カテーテルの挿入部位として、鎖骨下静脈が一番に選ばれるのはなぜ？

A 感染面と合併症の面からの、2つの理由からです。

- 中心静脈カテーテルの挿入部位としては、鎖骨下静脈、内頸静脈、大腿静脈があります（図1）。
- 感染面からの理由は、以下のようなことです。
  - ▶内頸静脈穿刺は鎖骨下静脈穿刺に比較してカテーテルの細菌のコロニー形成率および感染率が有意に高かったという報告がある[1]。
  - ▶大腿静脈では、陰部が近いことから、細菌の定着率が高く、感染リスクが他の静脈よりも高い。
- 合併症の面からの理由は、以下のようなことです。
  - ▶大腿静脈は下肢の動きにより屈曲・閉塞などのトラブルが起こりやすく、鎖骨下静脈のほうが安定性・固定性においてすぐれている。
  - ▶挿入時に肺を誤穿刺して起きる気胸などの合併症は、鎖骨下静脈で起こりやすい。
  - ▶深部静脈血栓症のリスクは、内頸静脈や鎖骨下静脈よりも大腿静脈のほうが高い。
- 以上のようなことを総合的に判断して、鎖骨下静脈を選択することが多くなっています。
- 中心静脈カテーテル挿入部である内頸静脈、鎖骨下静脈、大腿静脈の穿刺部位別の利点・欠点、合併症の発生頻度を表1に示します。

図1 鎖骨下穿刺の断面図

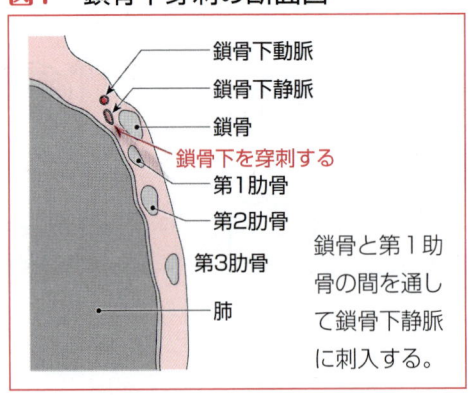

鎖骨下動脈
鎖骨下静脈
鎖骨
鎖骨下を穿刺する
第1肋骨
第2肋骨
第3肋骨
肺

鎖骨と第1肋骨の間を通して鎖骨下静脈に刺入する。

〈文献〉
1. Mermel LA, McCormic RD, Springman SR, Maki DG. The pathogenesis and epidemiology of catheter-related infection with pulmonary artery Swan-Ganz catheters: a prospective study utilizing molecular subtyping. *Am J Med* 1991; 91:197S-205S.

表1　各穿刺部位の利点・欠点

部位	利点	欠点	合併症発生頻度(%)
内頸静脈	・鎖骨下静脈穿刺より気胸などの合併症が少ない。 ・出血の発見と対処が行いやすい。 ・右内頸静脈の穿刺では上大静脈とほぼ直線でつながっているため、カテーテルの迷入が少ない。	・鎖骨下静脈穿刺に比べ、わずかに成功率が下がる。 ・カテーテルの固定がやや難しい。	動脈穿刺：6.3〜9.4 血腫：<0.1〜0.2 血胸：報告なし 気胸：<0.1〜0.2 全体：6.3〜11.8
鎖骨下静脈	・感染予防の観点からは最も勧められる刺入部位。 ・固定性がよく邪魔になりにくい。	・気胸などの合併症頻度が高い（特に循環血液量減少性ショックの際）。	動脈穿刺：3.1〜4.9 血腫：1.2〜2.1 血胸：0.4〜0.6 気胸：<1.5〜3.1 全体：6.2〜10.7
大腿静脈	・出血傾向のある患者において、最も安全に穿刺できる。 ・止血が容易である。 ・気胸などの合併症がない。	・刺入部を清潔に保つことが難しい。 ・血栓形成の危険が高い。	動脈穿刺：9.0〜15.0 血腫：3.8〜4.4 血胸：報告なし 気胸：報告なし 全体：12.8〜19.4

以下の2文献より引用改変
寺田泰蔵：中心静脈確保. ビジュアル基本手技4 カラー写真でよくわかる！注射・採血法, 繁田正毅編, 羊土社, 2006, 東京：77.
McGee DC, Gould MK：Preventing complications of central venous catheterization. *N Engl J Med* 2003：348：1123-1133.

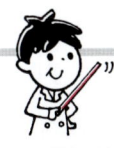

解剖生理の視点

鎖骨下静脈と内頸静脈

尺側皮静脈は上腕二頭筋の内側縁を上行して上腕の中部で上腕静脈に注ぎ、上腕静脈は腋窩静脈となります。この腋窩静脈に橈側皮静脈が注いで鎖骨下静脈となって鎖骨に沿って胸腔に入ります。

鎖骨下静脈は、内頸静脈と合流して腕頭静脈となります。腕頭静脈は以前は無名静脈といわれていたものです（図1）。

中心静脈カテーテル穿刺の場合に鎖骨下静脈を選択するのは、この鎖骨下静脈と内頸静脈それぞれの位置に関係します。それは、内頸静脈が総頸動脈と非常に近い位置にあることから、誤穿刺の危険性があるためです。

また、鎖骨下静脈はまわりの結合組織で固定されているため、循環血液量が減少しても虚脱しにくいとされています。

図1　頸部の静脈の位置

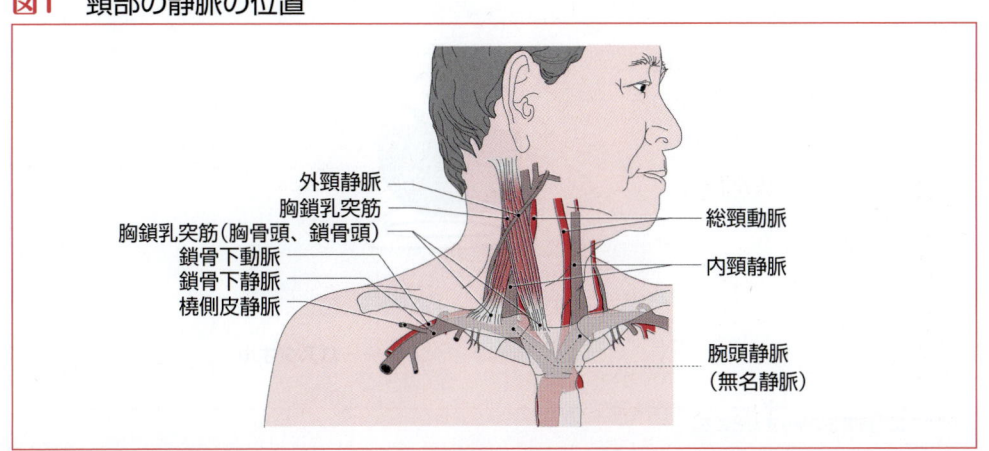

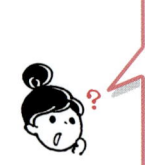

Q13 中心静脈にカテーテルを挿入するとき、鎖骨部を前面に出し顔を反対側に向け、胸部を反らせるのはなぜ？

A 穿刺しやすい体位となるからです。

- カテーテル挿入時の体位は、一般的に仰臥位とします（医師の指示によっては、肩の下に小枕やバスタオルをたたんだようなものを入れることがあります。図1）。
- トレンデレンブルグ体位（ショック体位、あるいは頭低位）にすることもあります。この体位で穿刺すれば、もし穿刺時に空気が入った場合、頭部での空気塞栓を予防できるのです。
- 穿刺時には、顔を穿刺側とは反対側に向け、胸部を反らせます。そうすると、穿刺しやすくなるのです。

〈文　献〉
1. 南保幸代：中心静脈栄養法（中心静脈カテーテルの挿入介助と管理）．ビジュアル臨床看護技術ガイド，照林社，2007：128．

図1　挿入時の体位（肩の下に小枕を入れる場合）

穿刺しやすいように、顔を穿刺側とは逆の方向に向けてもらう。

胸を反らせる

バスタオル

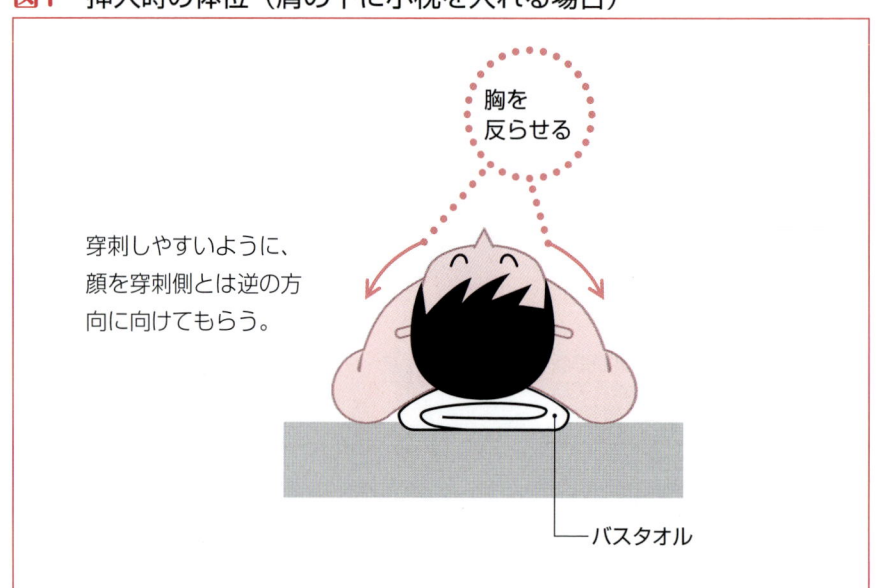

＊図は頭頂部側から見たところ。

Q14 挿入後、カテーテルの位置を確認するのはなぜ？

A カテーテルの先端が誤って他のところに挿入されていると重大な医療事故につながるからです。

- 鎖骨下穿刺では、鎖骨下静脈から腕頭静脈を経由して上大静脈にカテーテルを留置します。しかし、カテーテルの先端が、誤って頸部側の静脈に挿入されてしまうことがあります。
- X線撮影をするとカテーテル先端の位置を確認できるとともに、気胸や血胸発生の有無も確認できます。

ここもチェック！

鎖骨下穿刺の留意点

- 鎖骨下穿刺は、カテーテル留置後は安定した管理がしやすいことが最大の長所である。その一方で、穿刺時に気胸や先端位置異常を起こしやすい。
- 鎖骨下静脈と上大静脈の走行、およびカテーテル先端の留置に適正な位置を図1に示した。

図1 鎖骨下静脈の走行とカテーテル先端の適正位置（上大静脈内）

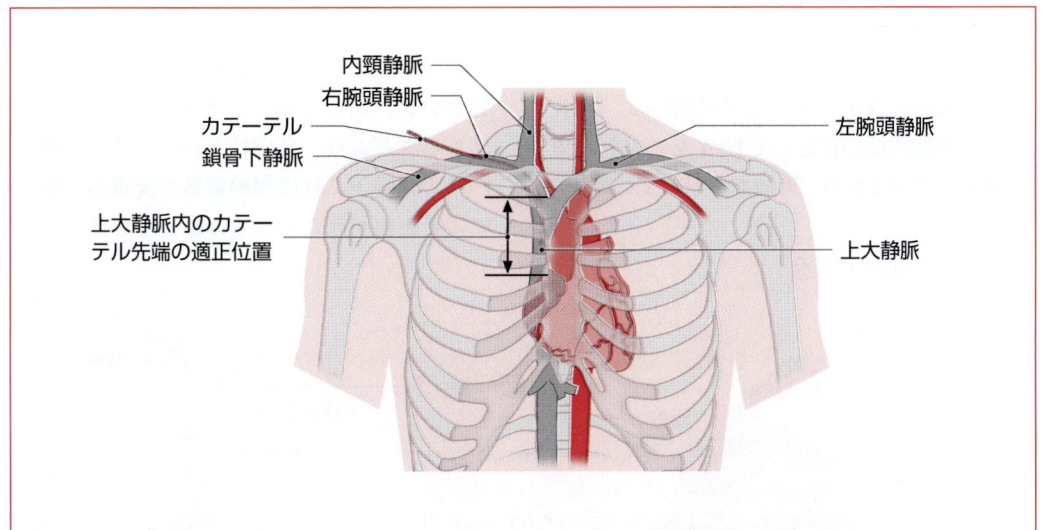

（ラベル：内頸静脈、右腕頭静脈、カテーテル、鎖骨下静脈、上大静脈内のカテーテル先端の適正位置、左腕頭静脈、上大静脈）

岩瀬和裕：鎖骨下静脈．ビジュアル基本手技5 必ず上手くなる！ 中心静脈穿刺，森脇龍太郎，中田一之編，羊土社，東京，2007：45．より引用改変

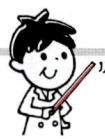

解剖生理の視点

粘 膜

1. 食道の粘膜

食道は、咽頭から胸腔を下行して横隔膜を通り抜け、腹腔上部の胃に続くまでの約25cmの筋性の管で、飲食物の単なる通り道です。そのため、食道の粘膜は縦方向に大きなヒダをつくっていて、横断面では凹凸が激しく、管としての空間はあまり見られません。この縦方向のヒダがあるため、大きな食塊が通るときに拡張することができ、胃への運搬を容易にしています。

2. 胃の粘膜

胃の粘膜は、食道と同じように縦走したヒダとなっています。ただし、胃粘膜ヒダは直線的な縦ヒダではなく、それぞれのヒダは蛇行しながら縦走しています。

胃は胃袋といわれるように、飲食物を取り入れるために、消化を行うはたらきを持っています。そのため、入れ物として容積を拡大する必要があり、長い縦ヒダと蛇行する短い横ヒダで拡張することができるようになっています。拡張すると胃粘膜ヒダは目立たなくなり、さらに膨満するとそのヒダは伸びて消失します。

胃粘膜ヒダのヒダとヒダの間には、胃小窩が胃腺の開口部として1cm^{2}あたり100個余りも開いており、胃液を分泌しています。

3. 小腸の粘膜

胃に続く小腸の初部である十二指腸には、膵臓で分泌された膵液を通す主膵管と肝臓で分泌され胆嚢で濃縮された胆汁を通す総胆管が一緒になって開口しています。開口部はファーター乳頭（大十二指腸乳頭）と呼ばれ、十二指腸下行部を縦走する1本の粘膜ヒダである十二指腸縦ヒダの下端に隆起していて、そこに開口しています。

小腸では粘膜のヒダが輪状となっており、輪状ヒダと呼ばれます（図1）。十二指腸下行部から空腸では、ヒダの丈が高く密となっていて、粘膜の面積を拡大しています。小腸管腔内壁の表面積は約3,300cm^{2}ですが、輪状ヒダとなって粘膜の表面積は増し10,000cm^{2}とおよそ3倍の面積となっています。小腸粘膜に突出する突起、腸絨毛にて消化した食物から栄養分を吸収するのですが、その吸収面積を拡大するために小腸粘膜は輪状ヒダとなっているのです。

4. 大腸の粘膜

大腸の下部である直腸の粘膜には不完全に横走する3本の直腸横ヒダがあります。直腸の下部にあり肛門に開くすぐ上を肛門管といい、ここの粘膜には8～10本の縦走するヒダがあり、肛門柱といいます。この一帯の粘膜下には直腸静脈叢が発達し、痔による出血が起こりやすくなっています。

図1　小腸の構造

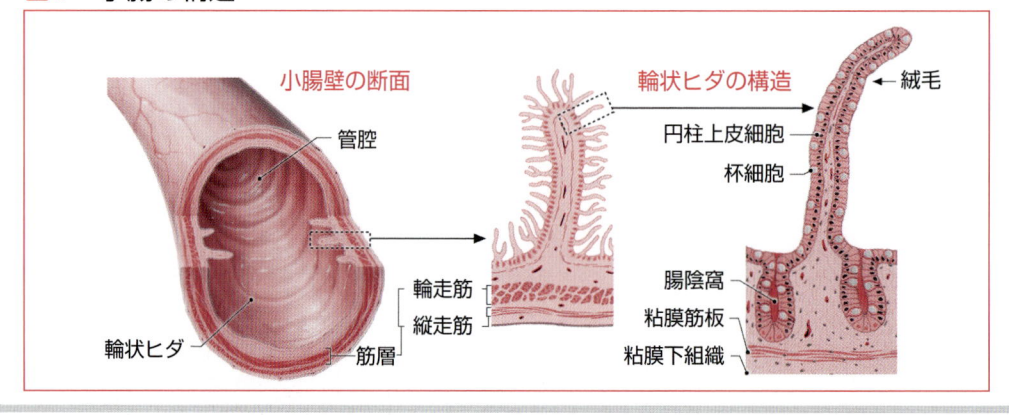

小腸壁の断面：管腔、輪状ヒダ、輪走筋、縦走筋、筋層

輪状ヒダの構造：絨毛、円柱上皮細胞、杯細胞、腸陰窩、粘膜筋板、粘膜下組織

4

排泄ケア

① 排尿・排便 —— 72
② 浣　　腸 —— 82
③ 導　　尿 —— 91

①排尿・排便

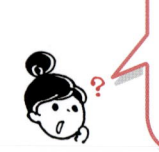

Q1 排便時、尿も一緒に出るのはなぜ？

A 排便機能をつかさどる筋と排尿機能をつかさどる筋が同じ神経支配を受けているため、排便すると尿も一緒に出るのです。

- 排便の調節機能の外肛門括約筋と排尿の調節機能の尿道括約筋は、いずれも同じ、仙髄から出る陰部神経の支配を受けている随意筋です。
- 排便時に、外肛門括約筋が随意的に弛緩されると同時に、尿道括約筋も弛緩が起こり、排尿作用も起こります。

解剖生理の視点

排便反射と排尿反射

便は下行結腸からS状結腸にたまり、これが直腸に降りてくると、直腸壁が伸展し、直腸内圧が高まります。直腸壁の伸展や直腸内圧の上昇が、

① 求心路である骨盤内臓神経を介して大脳に伝わり、便意が起こる
② 求心路である骨盤内臓神経を介して脊髄にある下位排便中枢に伝わり、遠心路である骨盤内臓神経や陰部神経を介して肛門括約筋が弛緩する

となり、これを排便反射といいます（図1）。

一方、排尿は、膀胱の中に尿が400mL程度たまると、膀胱内圧が上がり、膀胱壁の平滑筋が引き伸ばされ、壁に分布している感覚神経の刺激が強くなり、反射的に膀胱壁の収縮が起こるようになります。これを排尿反射といい、中枢は排便と同じく仙髄（S_2〜S_4）で、陰部神経が関係しています（図2）。

図1と図2からもわかるとおり、排便をつかさどる外肛門括約筋と、排尿をつかさどる尿道括約筋は、いずれも同じ、仙髄から出る陰部神経の支配を受けている随意筋であり、影響を受けやすいのです。

図1 排便のしくみ

これらの神経のはたらきがうまくコントロールできないと、便秘や下痢が起こる。

①圧センサーが直腸壁の伸展をキャッチ

②便意を感じる

大脳
視床下部
延髄

上位排便中枢（視床下部、延髄）

下位排便中枢（仙髄S_2〜S_4）

骨盤内臓神経
陰部神経

直腸
便
内肛門括約筋
外肛門括約筋
肛門

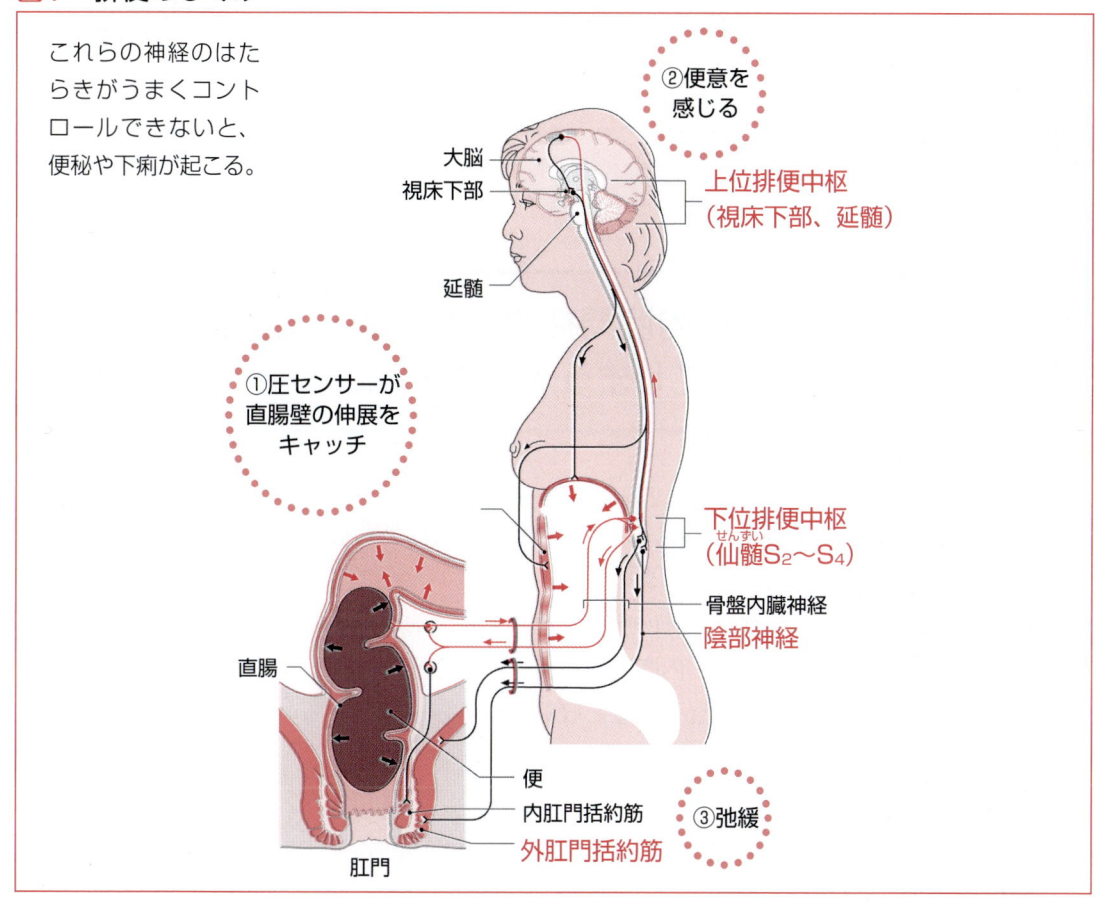

③弛緩

図2 排尿のしくみ

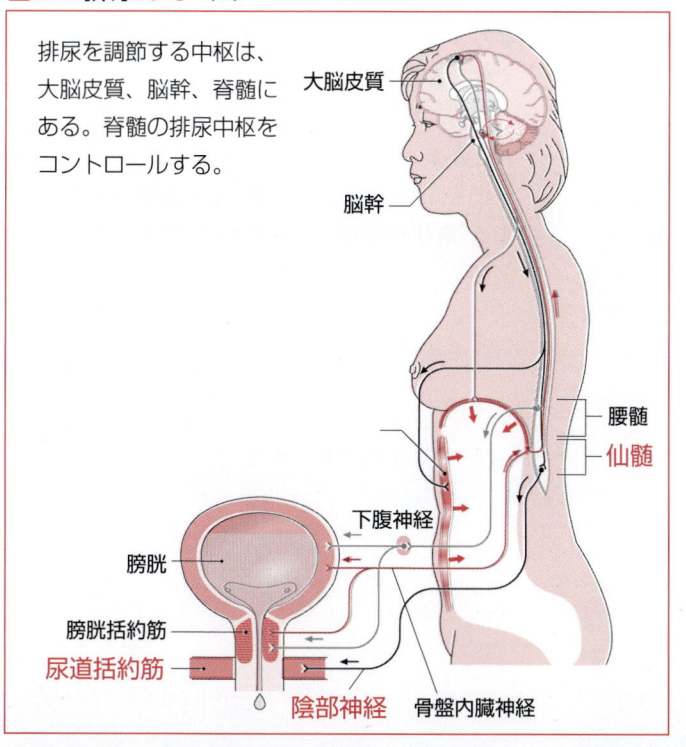

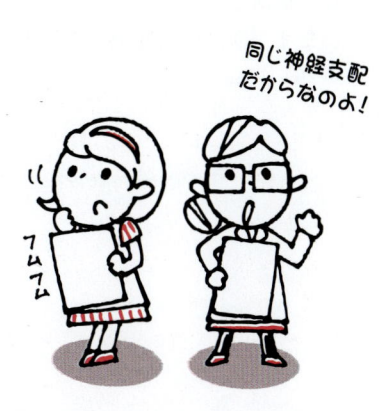

排尿を調節する中枢は、大脳皮質、脳幹、脊髄にある。脊髄の排尿中枢をコントロールする。

大脳皮質
脳幹
腰髄
仙髄

膀胱
下腹神経
膀胱括約筋
尿道括約筋
陰部神経
骨盤内臓神経

同じ神経支配だからなのよ！

4 排泄ケア

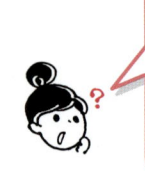

Q2 便意があってもがまんすると、便意を感じなくなってしまうのはなぜ？

A 外肛門括約筋や内肛門括約筋が緊張して、排便反射が抑制されてしまうからです。

- 便意が起きたときにがまんすると、その刺激が外肛門括約筋や内肛門括約筋を緊張させ、排便反射が抑制されてしまいます。
- 外肛門括約筋は、陰部神経（体性神経）を通じて意識的に肛門を収縮させることが可能な随意筋（横紋筋）であり、内肛門括約筋は不随意筋（平滑筋）ですが、交感神経が分布しているので精神的に緊張すると収縮して排便を抑制するのです。

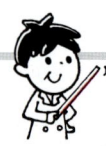

解剖生理の視点

大腸と便秘

消化における大腸の役割は、小腸で栄養を吸収し終わった"液状の内容物"から、水・電解質を吸収し、便を形成し、排泄することです（図1）。

そのため、大腸の運動機能が低下し、水分などを吸収しすぎてしまうと、便が硬くなり排泄しづらくなり、便秘になってしまいます（逆に腸の運動が亢進し、あまり水分を吸収しないうちに排泄されると下痢になります）。このように大腸の機能の問題で起こる便秘を"大腸性便秘"といいます。

また、前述のように、便意があってもそれをがまんしていると便秘になりやすくなります。特に便意の抑制により直腸が充満する"直腸性便秘"の要因となります（表1、図2）。

図1　大腸各部の名称と食物到達時間

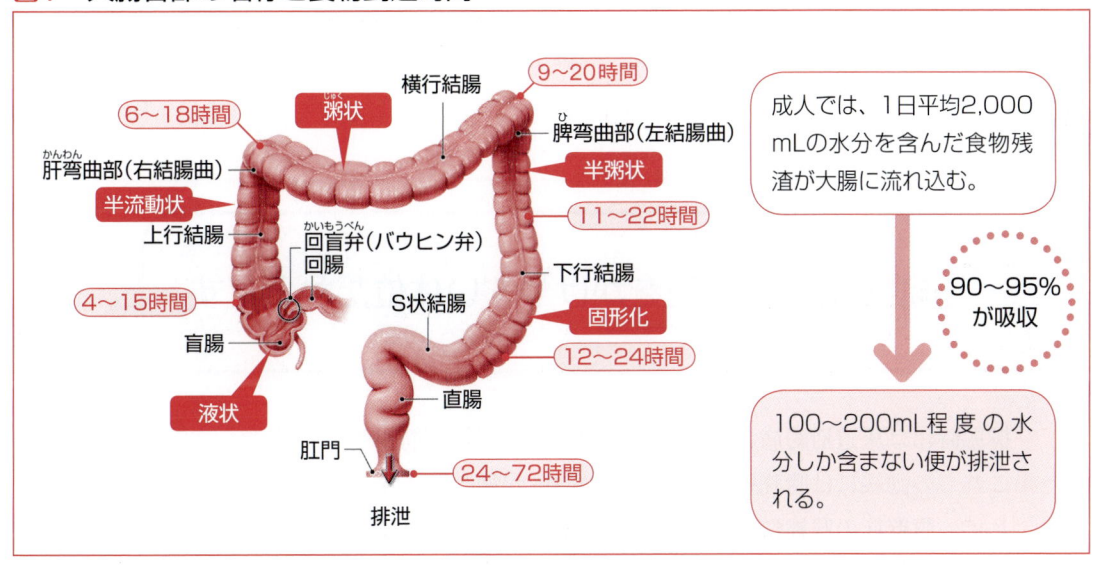

- 横行結腸　9～20時間　粥状
- 6～18時間
- 脾弯曲部（左結腸曲）
- 肝弯曲部（右結腸曲）
- 半流動状
- 上行結腸
- 半粥状
- 11～22時間
- 回盲弁（バウヒン弁）
- 回腸
- 下行結腸
- 4～15時間
- S状結腸
- 固形化
- 盲腸
- 12～24時間
- 液状
- 直腸
- 肛門
- 24～72時間
- 排泄

成人では、1日平均2,000mLの水分を含んだ食物残渣が大腸に流れ込む。

90～95%が吸収

100～200mL程度の水分しか含まない便が排泄される。

表1　便秘の分類

大別	種類	原因	誘発因子
大腸性便秘	弛緩性便秘	大腸壁の緊張低下（蠕動不良）	●中枢神経機能障害 ●腸壁の神経機能障害（交感神経過緊張） ●栄養不良、貧血、老衰による衰弱 ●ビタミンB_1、Ca、K欠乏
	痙攣性便秘	腸壁痙攣による通過遅延	●腸壁の神経機能障害（粘膜過敏・副交感神経異常興奮）
	機械的通過障害	大腸の狭窄	●大腸の腫瘍、瘢痕（憩室炎や結核）
直腸性便秘	排便困難症（常習性便秘）	便意抑制による直腸充満	●環境変化などによる生活リズムの乱れ ●痔や分娩後の肛門部痛による排便恐怖
その他		排便反射不良	●脊髄疾患など

深井喜代子：Q&Aでよくわかる！看護技術の根拠本 エビデンスブック．メヂカルフレンド社，東京，2004：114．より引用

図2　便秘の種類と大腸の形状

①弛緩性便秘
- 硬い便
- 大腸の運動と緊張の低下による便輸送の遅延。大腸内の水分過吸収が原因

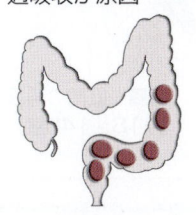

②痙攣性便秘
- 兎糞状の硬い便
- 副交感神経の過緊張による直腸の痙攣性収縮（狭窄）が原因

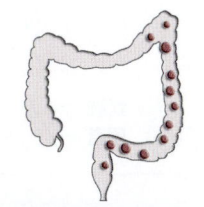

③機械的通過障害
- 鉛筆状の細い便
- 大腸がんや大腸の癒着などによる大腸の狭窄、閉塞が原因

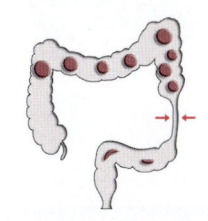

④直腸性便秘（常習性便秘）
- 太くて硬い便
- 便意があってもそれをがまんすることの繰り返しが原因

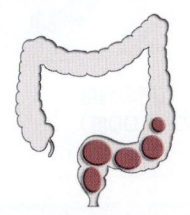

Q3 立位・座位で排泄しやすいのはなぜ？

A 排泄するのに腹圧をかけやすい体位だからです。

- 排尿時には尿道括約筋、排便時には内外の肛門括約筋が弛緩します。
- これらの弛緩には膀胱壁や直腸壁への内圧が関与します。この内圧を高める助けとして、腹壁筋の収縮による腹腔内圧の上昇が挙げられます。
- 座位や立位だと最小のエネルギーで腹腔内圧を上昇させることができるのです。
- 余計なエネルギーを使うことなく、不快感を残さずに排便・排尿することができるのです。

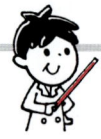

解剖生理の視点

排便時の体位

排便の場合にも、直腸と肛門の角度の関係から、臥位よりも立位、さらに座位のほうが解剖生理学的に排泄しやすいといえます（図1）。

図1　体位が排泄に与える影響

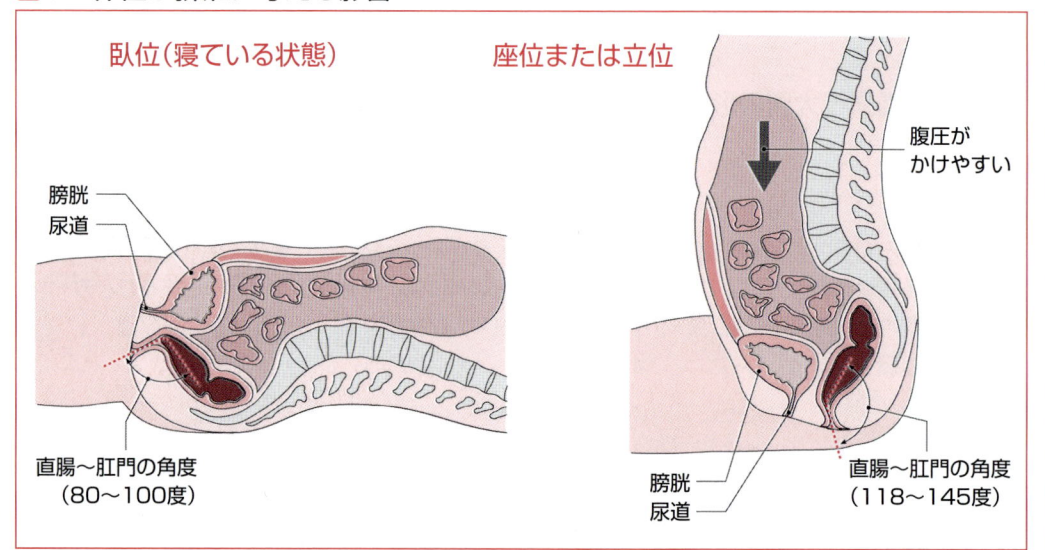

臥位（寝ている状態）
- 膀胱
- 尿道
- 直腸〜肛門の角度（80〜100度）

座位または立位
- 腹圧がかけやすい
- 膀胱
- 尿道
- 直腸〜肛門の角度（118〜145度）

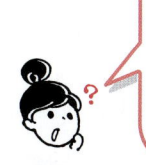

Q4 便器を温めたりカバーをするのはなぜ?

A 便器が冷たいと、その刺激により緊張し、排便や排尿を抑制してしまうからです。

- 便器が冷たいと、殿部を乗せたときに寒気をもよおしたり、不快感をも感じたりします。
- この刺激により筋肉が緊張し、精神的な緊張感ももたらし、便意や尿意を消失させてしまうことがあるのです。
- 患者さんの状態や体型、好みに合わせて、適切な便器を選択しましょう（図1）。

図1　便器の種類

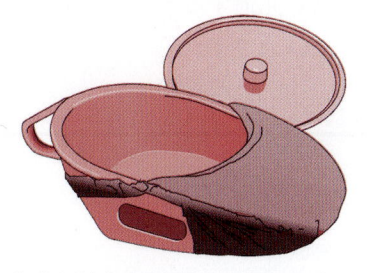

安楽便器（和洋折衷型）
和式と洋式の長所をとり入れた改良型の便器。和式より安定感がある。

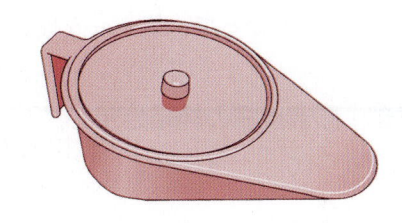

差込便器（和式）
差し込みやすいが洋式便器（ベッドパン）に比べ、容量が少ない。支え部分が狭く、大きな体格の患者では不安定になる。

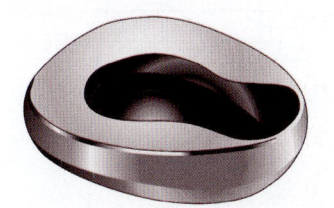

差込便器（洋式：ベッドパン）
殿部に当たる部分に厚みがあり、支え部分が広く安定感がある。やや差し込みにくいが容量は大きい。

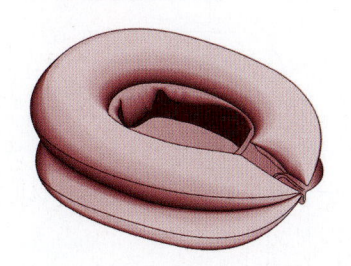

ゴム製便器
圧迫感や痛みが少なく、排泄に時間を要する患者に適する。安定感はあるが、空気の量によっては不安定になる。

岩脇陽子：日常生活行動に関する援助技術．パーフェクト看護技術マニュアル，種池礼子，岡山寧子，中川雅子編，照林社，東京，2004：162．より引用改変

4　排泄ケア

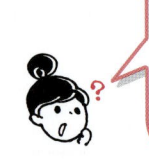

Q5 排便促進のために第4～5腰椎を中心に温めるのはなぜ？

A 第4～5腰椎あたりの腰背部への温罨法が、その部位の神経支配領域を刺激し、排便を促すのに効果的だからです。

- 便は大腸の蠕動運動によって直腸まで移送されると、その刺激が大脳皮質（上位排便中枢）に伝わり便意を生じます。また、直腸や肛門括約筋に分布している仙髄2～4から（出て第2～4仙骨神経中を走る）骨盤内臓神経（副交感神経）は、下位排便中枢となっています（p.72～73参照）。
- 仙骨神経2～4は、解剖学的に第4～5腰椎の部位に相当します（図1）。
- 第4～5腰椎（仙骨神経2～4）のあたりに温罨法をすると、その温熱刺激により腹腔内の血流量が増加し、蠕動運動を亢進します。蠕動運動が亢進すると排便も促されます。したがって、第4～5腰椎のあたりを温めるとよいのです。

図1　腰部・殿部皮膚の神経分布

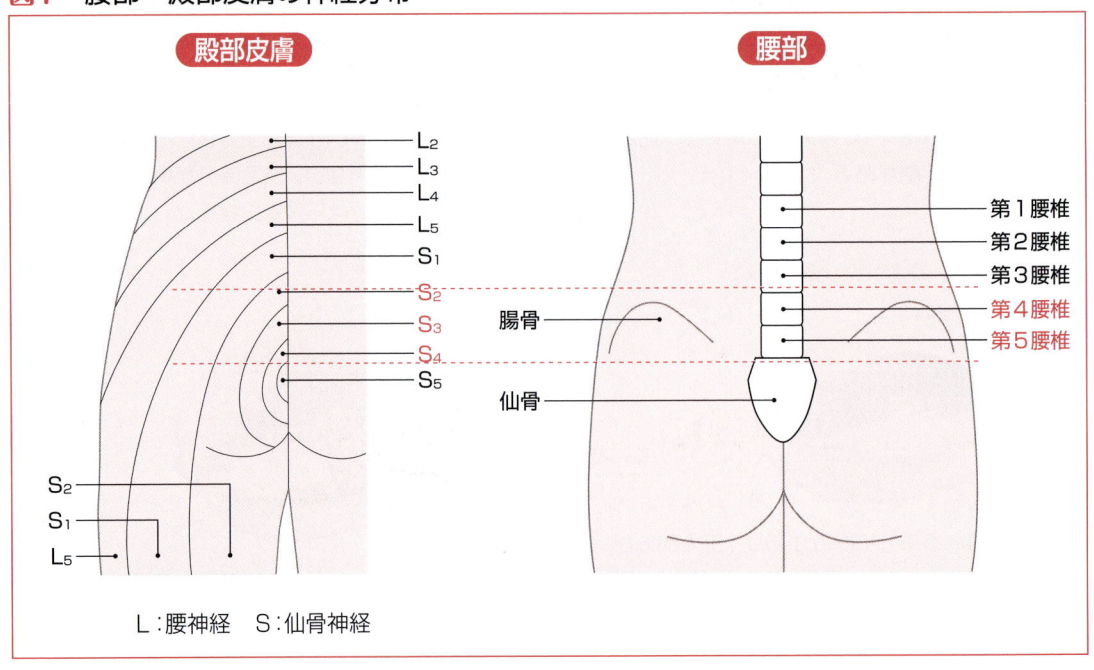

殿部皮膚: L_2, L_3, L_4, L_5, S_1, S_2, S_3, S_4, S_5／S_2, S_1, L_5

腰部: 第1腰椎、第2腰椎、第3腰椎、第4腰椎、第5腰椎、腸骨、仙骨

L：腰神経　S：仙骨神経

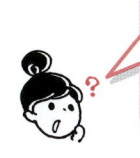

Q6 絶食しているのに便が出るのはなぜ？

A 剥がれ落ちた腸粘膜や、腸内細菌などが便となるからです。

- 食事をしていなくても、腸液や剥がれ落ちた腸粘膜、腸内細菌などは便として排泄されます。
- 食事をとっていなくても、1日約10〜20gの便がたまるといわれています。

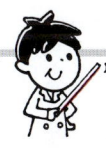

解剖生理の視点

大腸液の役割

大腸の粘膜からはアルカリ性の大腸液が分泌されています。前述のとおり、大腸では消化・吸収は行われませんから、大腸液には消化酵素は含まれておらず、ほとんどが粘液（ねんえき）で構成されています。この粘液が大腸の粘膜を保護するとともに、表面を滑らかにし、内容物の通過を円滑にしています。

食事をとっていなくても、こうした腸液や腸内細菌は存在していますから、それらが便として排泄されるわけです。また、食べたものが便として排泄されるまでには24〜72時間かかります（**p.75図1参照**）。状況によりますが、絶食前に食べたものが排泄される可能性も十分あります。

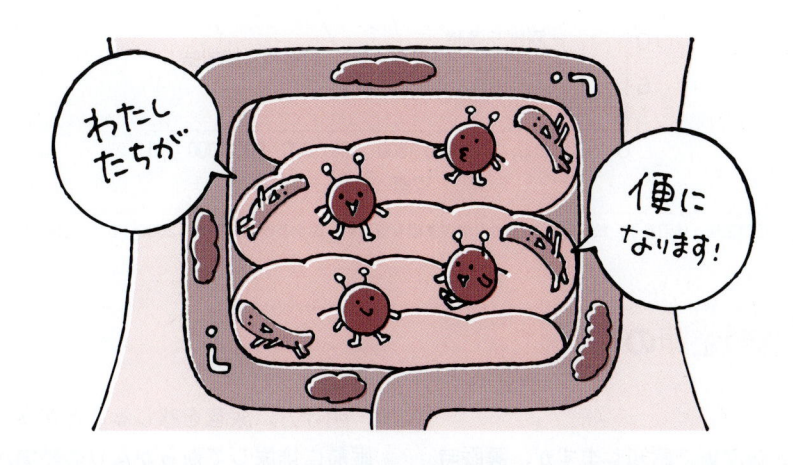

わたしたちが　便になります！

4 排泄ケア

Q7 明け方に尿意を感じて起きてしまうのはなぜ？

A 明け方には睡眠が浅くなっていることに加え、膀胱内にかなりの量の尿がたまるからです。

- 尿意は、尿が膀胱内にたまって膀胱内圧が上昇することにより起こります（図1）。
- 睡眠中は、膀胱壁を構成する平滑筋が弛緩した状態となり、覚醒時よりも膀胱内圧が上がりにくくなっています。そのため、大量の尿が貯留しても膀胱内圧の上昇がゆるやかであり、ある程度まで尿意を起こさずにすみます。
- 明け方に尿意をもよおすことが多いのは、明け方までにはかなりの量が膀胱内にたまるので、また、睡眠が浅くなってきてもいるので、尿意に気がつくためと考えられます。

図1　膀胱内圧の上昇と尿意の発生

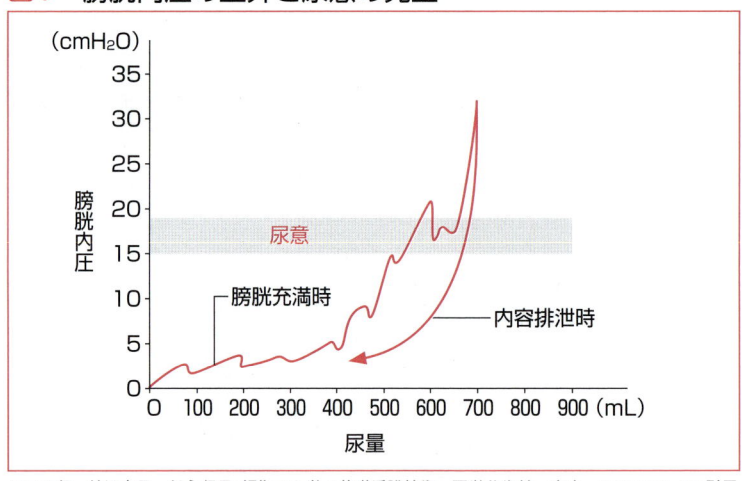

江口正信，柿沼良子，松永保子：根拠から学ぶ基礎看護技術．医学芸術社，東京，2000：80．より引用

解剖生理の視点

尿意を感じる時間

尿意は大脳皮質で感知しますが、睡眠時には大脳の活動も低下しているため、覚醒時に比べ尿意を感じる感覚も低下します。

明け方に尿意を感じることが多いのは入眠前に排尿してからかなりの時間が経っていることと、明け方に睡眠が浅くなることも影響していると考えられます。

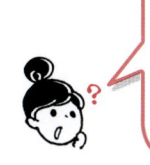

Q8 高齢者が頻尿になりやすいのはなぜ？

A 膀胱容量の減少と抗利尿ホルモンの分泌が低下するからです。

- 一般的に高齢になると膀胱の容量が減り、敏感にもなって、若いときよりも少ない量で尿意を感じるようになります。
- 尿量を制限する抗利尿ホルモンの分泌が、高齢になると若いときよりも低下します。特に、若いときは夜間に多く分泌され夜間の尿量を少なくしていたのに対して、高齢になるとそうではなくなります。したがって、高齢になると、夜も昼も頻尿傾向になってしまうのです。

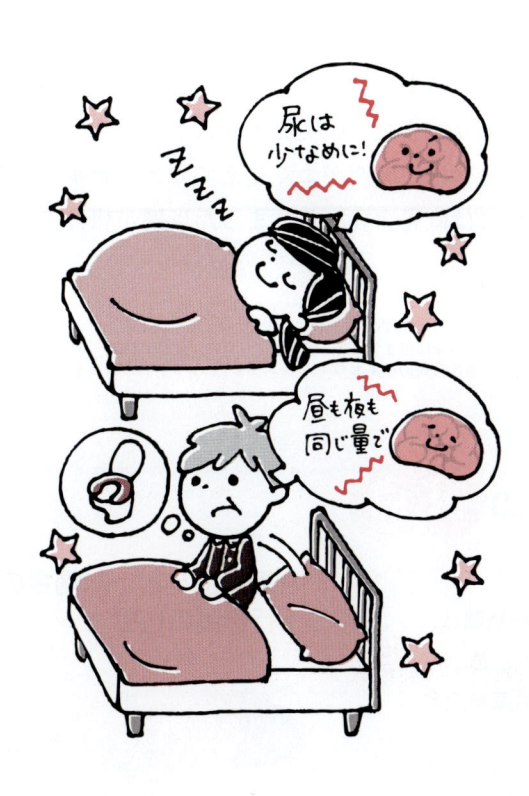

②浣　腸

Q9 浣腸時に左側臥位をとるのはなぜ？

A 腸の走行に沿って浣腸液が入りやすくなるからです。

- 解剖学的に、下行結腸からS状結腸、さらに直腸への走行を考えると、左側臥位をとることで下行結腸が下側になり、注入した浣腸液が重力によってスムーズに流入することになります。
- 側臥位は、肛門が確認できるのでカテーテル挿入時の腸管の損傷を予防でき、患者さんにとって安全であり、また、確実な実施につながります。
- 左側臥位がとれない場合は、肛門がよく見えてカテーテルを挿入しやすい体位とします。しかし、立位では直腸穿孔してしまった事例が報告されているので、実施しないようにしてください。

〈文　献〉
1. 阿曽洋子, 氏家幸子, 井上智子：基礎看護技術Ⅱ 第6版. 医学書院, 東京, 2005：167.
2. 深井喜代子：Q&Aでよくわかる！　看護技術の根拠本 エビデンスブック. メヂカルフレンド社, 東京, 2004：165-166.

解剖生理の視点

直腸と結腸

直腸・S状結腸・下行結腸は、身体の左側に位置するため、左側臥位になると、浣腸液が流れ込みやすくなります(図1)。

カテーテルの挿入に伴う腸管損傷を防ぐためにも側臥位が安全であると考えられます。

図1 左側臥位をとった場合の直腸・S状結腸・下行結腸の位置

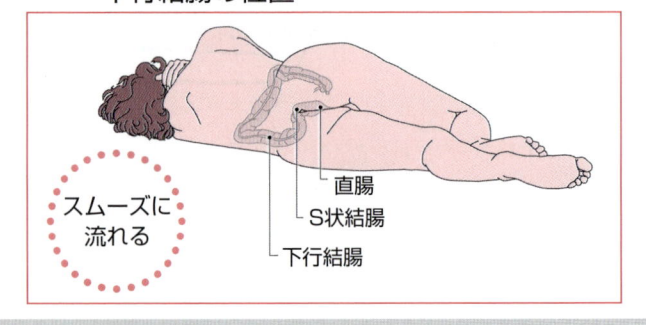

Q10 浣腸や坐薬の挿入時に、口呼吸してもらうのはなぜ？

A 口呼吸を行うと、肛門括約筋の収縮や腹筋の緊張がゆるみ、挿入しやすくなるからです。

- 口呼吸を行うと、腹圧が低下し、肛門括約筋の収縮や腹筋の緊張がゆるみ、カテーテルの挿入がスムーズになります。
- 肛門括約筋の収縮や腹筋が緊張するような状態（いわゆる「いきむ」といわれる排便時の状態）にあるときは、ほとんどの場合、息を吸って声門を閉じるような動作をしています。
- 反対に、口呼吸をすることで、肛門や腹筋に力が入りにくくなります。

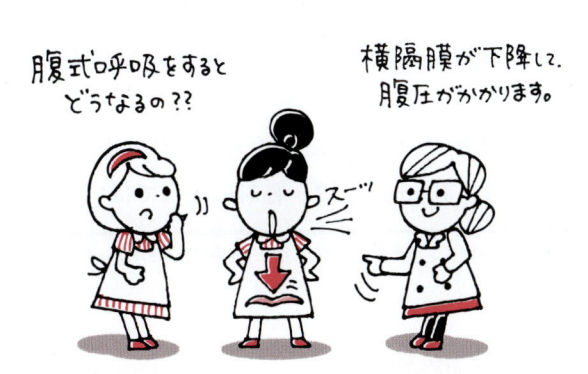

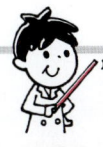

解剖生理の視点

口呼吸

腹式呼吸は、主に横隔膜のはたらきによるため、吸息時に横隔膜が下降し、腹圧がかかります（図1）。実際には、肋間筋のはたらきによる胸式呼吸とを併用した胸腹式呼吸が一般的です。

口を開けて呼吸を行うことで、呼吸運動の際にかかる腹圧を減少させ、腹部の力を抜くことができます。そのため、肛門括約筋が弛緩し、浣腸や坐薬を挿入しやすくなります。

図1 呼吸運動

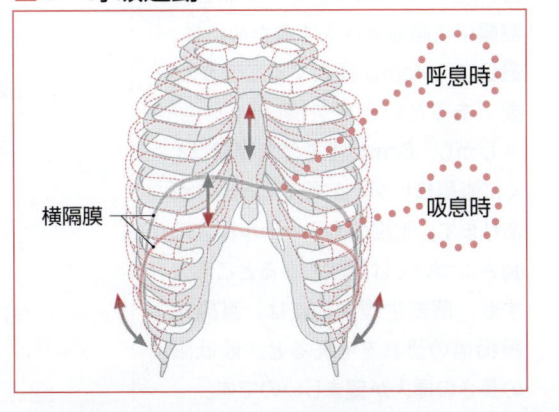

横隔膜／呼息時／吸息時

4 排泄ケア

Q11 カテーテルの挿入部分が、4〜6cmなのはなぜ？

A この長さであれば、安全、かつ、確実に実施することができるからです。

- 成人の肛門管の長さは、4〜5cmです。これより長く挿入しなければ、カテーテルの先端が直腸に達しません。
- 挿入の長さが短すぎると、浣腸液の注入時に肛門括約筋を刺激してしまうため、便意を誘発し、浣腸液が注入しにくくなったり排出されてしまったり、また、便意を促したりします。
- 直腸の長さは約20cmであるため、挿入の長さが長すぎると、S状結腸へ移行する部位の腸壁や直腸膨大部にある直腸横ヒダを傷つけてしまう危険性があります。さらに、カテーテルがS状結腸への移行部で折れ曲がってしまい、浣腸液を注入しにくくなってしまうこともあります。
- これらの理由から、一般的に4〜6cmの挿入であれば安全で、かつ、確実に実施することができるのです。10cm以上は、絶対に入れてはいけません。

〈文　献〉
1. 登喜和江：排泄援助技術. 学ぶ・試す・調べる 看護ケアの根拠と技術, 村中陽子, 玉木ミヨ子, 川西千恵美編, 医歯薬出版, 東京, 2005：53-54.

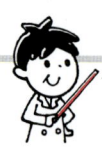

解剖生理の視点

肛門管の長さ

体格により個人差はありますが、肛門管が4〜5cm程度とすると、直腸に浣腸液を注入するためには、最低でも4cmは挿入することが必要であるといえます（図1）。

しかし、6cm以上では直腸壁（とくに直腸横ヒダ）を損傷する恐れがあります。浣腸のカテーテル挿入の長さについては議論のあるところですが、解剖生理学的には、直腸粘膜損傷の恐れを考えると、最低限の長さの挿入が望ましいのです。

図1　肛門の構造

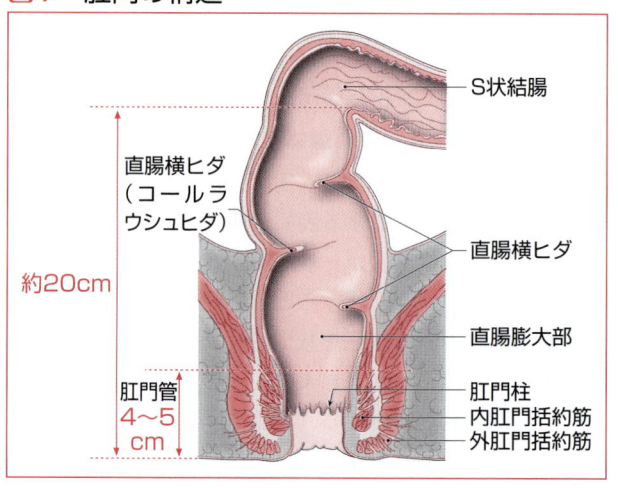

（S状結腸、直腸横ヒダ（コールラウシュヒダ）、直腸横ヒダ、直腸膨大部、肛門柱、内肛門括約筋、外肛門括約筋、約20cm、肛門管4〜5cm）

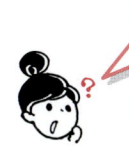

Q12 浣腸液を温めるのはなぜ？

A 直腸温よりもやや高めの温度刺激が、腸粘膜を最も適度に刺激し、蠕動運動を促進させるからです。

- 腸管への温度刺激は、腸の蠕動運動を促します。
- 直腸温は37.5～38.0℃くらいなので、直腸温よりもやや高めの40℃前後の温度刺激が、腸粘膜を最も適度に刺激し、蠕動運動を促進させることができます（図1）。
- 患者さんにとっても、気持ちいいと感じる温度が40℃前後といわれています。
- 浣腸液の温度が高すぎると熱傷などで腸管の粘膜を損傷させてしまいます。低すぎると毛細血管が収縮し血圧を上昇させてしまい、悪寒や腹痛なども起こします。

〈文　献〉
1. 登喜和江：排泄援助技術．学ぶ・試す・調べる 看護ケアの根拠と技術，村中陽子，玉木ミヨ子，川西千恵美編，医歯薬出版，東京，2005：53-54．

図1　浣腸液の温め方

グリセリン浣腸液の一例

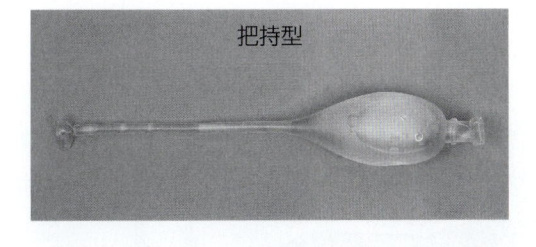

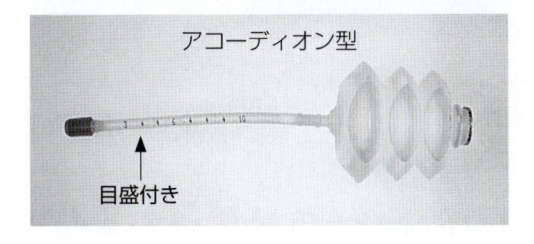

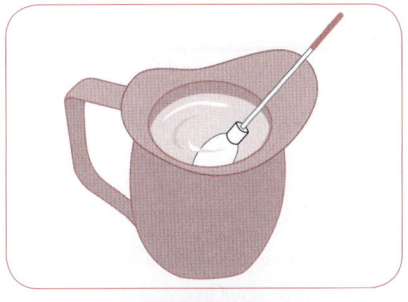

把持型

アコーディオン型
目盛付き

グリセリン浣腸液を直腸温よりやや高めの40℃前後に温める。

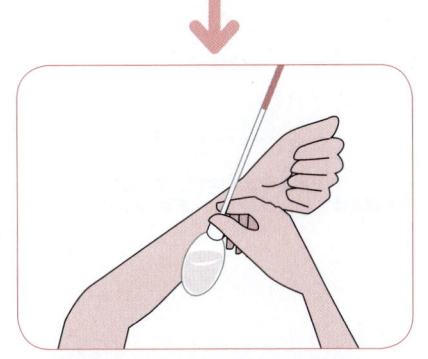

↓

前腕の内側で温度を確認する。

4 排泄ケア

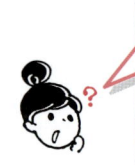

Q13 高圧浣腸では肛門から液面までの高さを40～50cmとするのはなぜ？

A 腸粘膜に対する浣腸液の圧力が、機械的刺激として最適になるからです。

- 高圧浣腸は、重力を利用して浣腸液を直腸へ流入させるものです。
- イリゲーター(液面)の高さを高くすればするほど、直腸への圧力が高くなり、流入速度も速くなります。すると、急激な直腸の内圧の上昇と拡張により、排便反射がすぐに誘発されます。浣腸液が入りきる前に強い便意をもよおしたり、洗腸液のみ排出されたり、腹痛を起こしたり、さらに、腸管内のガスや細菌を奥(腸管の上部)へと送り込んでしまうことにもなります。
- イリゲーターの高さが50cmぐらいであると、腸粘膜に対する浣腸液の圧力が機械的刺激として最適になるのです(図1)。

ここもチェック！

高圧浣腸の手順

- 高圧浣腸は、浣腸液をS状結腸よりも上部まで到達させて、内容物を排泄させる方法である。
- 1回量は300～500mLとする。
- 成人では、500mLの注入で下行結腸から横行結腸中央部まで、1,000～1,500mLの注入で横行結腸中央部から盲腸起始部まで達するとされる[1]。

〈文　献〉
1. 柴田しおり：系統看護学講座 専門3 基礎看護技術Ⅱ 基礎看護学［3］. 医学書院, 東京, 2006：174.

図1　高圧浣腸の高さ

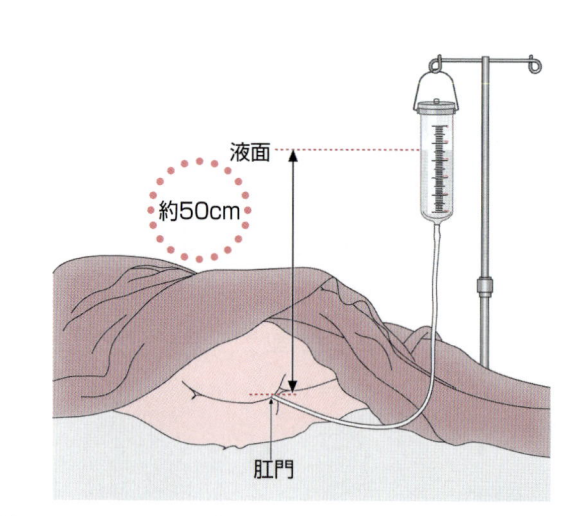

液面から肛門までの高さが約50cmになるよう、高さを調節する。

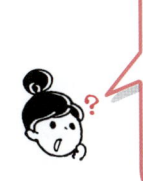

Q14 浣腸液の注入速度を、1分間に100〜200mLほどにするのはなぜ？

A 速度が速すぎると急激に便意をもよおしたり、浣腸液のみ排出することがあるからです。

- 浣腸液の注入速度が速すぎると、急激な直腸内圧の上昇と腸管の拡張が起きてしまいます。
- このことにより、注入してすぐに強い便意を生じ、浣腸液のみが排出されてしまい、浣腸の効果が得られません。したがって、1分間に100〜200mL、あるいは15秒に50mLが適切な速さとされています。
- 前問のQ13と同様に腹痛や気分不快、悪心などの苦痛も生じてしまいます。そして、直腸内のガスや細菌、不消化物などを腸の奥（上部）へと送り込んでしまう危険性も出てきます。

〈文　献〉
1. 柴田しおり：系統看護学講座 専門3 基礎看護技術Ⅱ 基礎看護学[3]．医学書院，東京，2006：172-177．

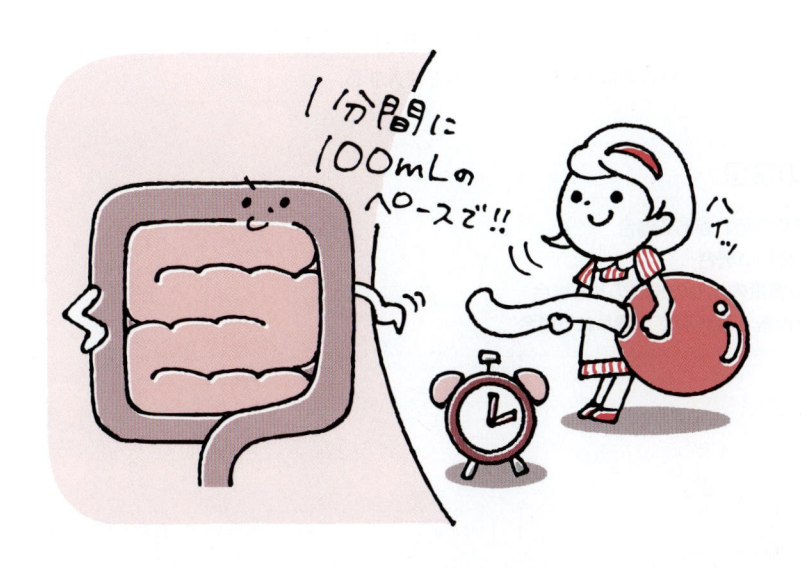

4 排泄ケア

Q15 浣腸後にショックを起こすことがあるのはなぜ？

A 浣腸後に、血圧が低下することがあるからです。

- 浣腸の主な種類と目的は表1のとおりです。
- 浣腸後には、腸内容物が一気に出ることにより血圧が低下することがあります。このことは、例えば全身衰弱の強い患者さんの場合において、血圧が急に低下してショックを起こす危険性を示唆します。
- 浣腸が禁忌であるのは、表2の場合です。

表1 浣腸の主な種類と目的

種類	目的
催下浣腸（排便浣腸）	● 便秘の解消を目的とする。浣腸といった場合、普通は催下浣腸のことを指す。 ● 自然排便ができない場合に、肛門から薬液を注入して腸壁を刺激し、腸蠕動を起こさせ、排便を促す。 ● 消化管の手術・検査の際の腸管清浄にも実施される。 ● グリセリン浣腸が代表的
駆風浣腸	● 肛門から直腸管やカテーテルを挿入し、排ガスを促す。 ● 腹部膨満の緩和
緩和浣腸	● 治療目的 ● 腸粘膜の炎症などに対して、消炎鎮痛薬などを注入する。
バリウム浣腸	● 腸管の造影目的でバリウムを注入する。

表2 浣腸の禁忌

①脳動脈瘤破裂の恐れがある場合
②全身衰弱が激しい場合
③腸管の穿孔・腸管内出血の恐れのある場合
④下部消化管術後、急性腹症が疑われる場合

Q16 動ける患者さんでも、トイレで浣腸を実施してはいけないのはなぜ？

A 患者さんがいろいろな体位をとることから、安全かつ確実にカテーテルを挿入できず、腸管を損傷してしまうことがあるからです。

- トイレなどで実施すると、患者さんがいろいろな体位をとることが多く、また、不安定にもなりがちで、確実にカテーテルを挿入できないことがあります。その結果、腸管の損傷・穿孔を起こす可能性があり、大変に危険です（図1）。
- 実際に、立位でトイレなどで浣腸を施行して直腸穿孔を起こしてしまった、あるいは、浣腸液の腸管外漏出により腹膜炎などを起こしてしまったというような重大な医療事故につながった事例もあります。

図1　カテーテル挿入の方向

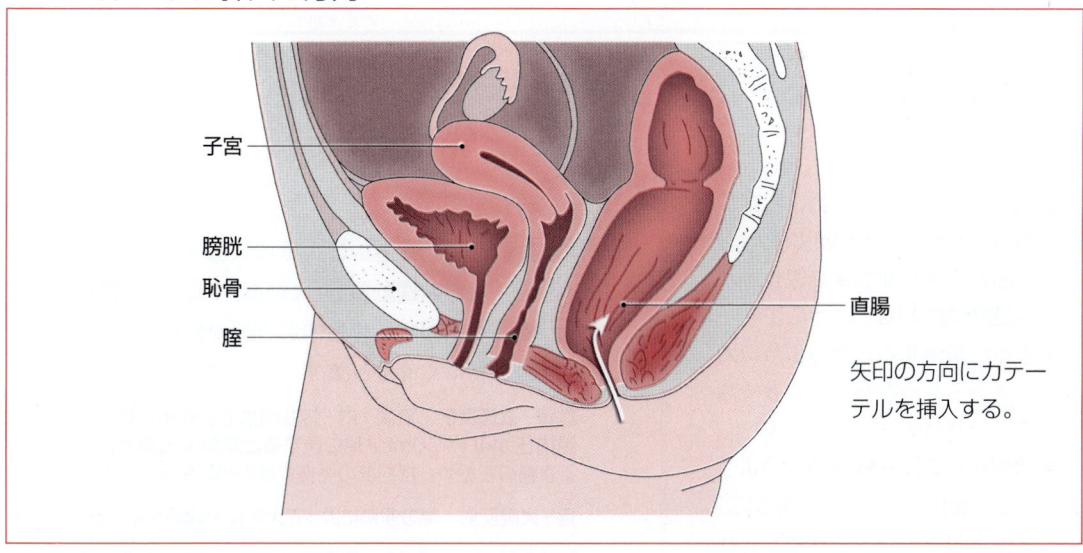

子宮
膀胱
恥骨
腟
直腸

矢印の方向にカテーテルを挿入する。

4 排泄ケア

Q17 浣腸や坐薬の処方があるのに、摘便が必要な場合が生じるのはなぜ？

A 硬い便塊が直腸にたまっている場合や、腹圧がかけられない場合などは、浣腸や坐薬でも排便されないことがあるからです。

- 硬い便塊が直腸にたまっていたり、肛門近くまで便が降りてきているのに、高齢であったり衰弱していたりで腹圧がかけられない場合などには、坐薬や浣腸などで排便を促しても効果がないことがあります。
- 肛門付近の便塊を摘便により出すことで、その後の排便がスムーズになることがあります。しかし、出血傾向の患者さんや痔疾患のある患者さんは、医師の指示を確認し、腸壁を傷つけないように行うことが大切です。

〈文 献〉
1. 阿曽洋子，氏家幸子，井上智子：基礎看護技術Ⅱ 第6版．医学書院，東京，2005：167．
2. 深井喜代子：Q&Aでよくわかる！ 看護技術の根拠本 エビデンスブック．メヂカルフレンド社，東京，2004：165-166．

ここもチェック！

摘便の手順

- 摘便はゴム手袋をはめ、示指(じし)に潤滑油を塗って、肛門部に挿入し、手前から少しずつ便を取り出す（粘膜を傷つけないように注意）。
- 患者に排便するときのように力んでもらうと取り出しやすくなる。
- 摘便をしなければならないような便の硬化を起こさないように、排便をコントロールすることが重要である。

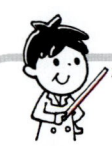

解剖生理の視点

骨盤内臓神経と排便反射

便が長い期間、あるいは大量に大腸内に停滞している場合、通常の蠕動運動（大蠕動）では便は移動できず、便意を感知する骨盤内臓神経が鈍化して排便反射が起こりにくくなります。

・直腸−直腸反射、直腸−内・外肛門括約筋抑制反射：直腸内圧が40〜50mmHgに達すると直腸伸展刺激による直腸の収縮や、括約筋の弛緩が反射的に誘発される。
・胃−大腸反射：胃の運動によって大腸に大蠕動が起こる。
・肛門管粘膜−直腸反射：肛門管粘膜を機械的に刺激すると骨盤内臓神経の活動が増加して下行結腸と直腸が収縮する。

③導　尿

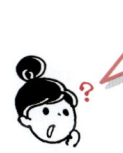

Q18 導尿時、無菌操作をするのはなぜ？

A 無菌操作で導尿しないと、尿路感染症を起こすからです。

- 尿路は、膀胱内の尿中の細菌の増殖や、逆行的に侵入してくる細菌で容易に尿路感染症を起こしてしまうところです。特に女性では、解剖学的に感染しやすい構造となっています。
- 陰部周囲には尿路感染の起因菌であるグラム陰性桿菌が常在菌として存在しています。一時的導尿や持続的導尿時に、滅菌されたカテーテルや物品を使用しての無菌操作を行わず、不潔な物品で行うと、それらに付着していた細菌や、尿道口やその周囲の細菌などを尿路へ押し込むことになります。すなわち、尿路感染症を引き起こす原因をつくることになるのです。
- 尿道口周囲の消毒をしっかりと行い（図1）、必ず無菌操作で実施します。

図1　カテーテル挿入時の外尿道口の消毒

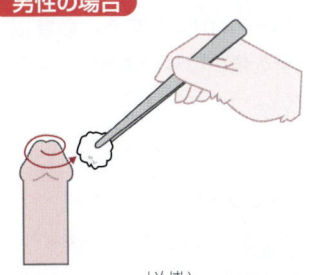

男性の場合
- 男性の場合、陰茎が腹壁に対して垂直になるように持ち、亀頭部を露出させる。中心から円を描くように消毒する。

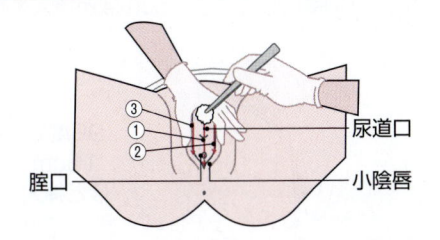

女性の場合
- 女性の場合、利き手ではないほうの母指と示指で尿道口がよくわかるように小陰唇を開く。上から下へと①②③の順に3回消毒する。また、消毒綿球は、1回ごとに取り替える。

4　排泄ケア

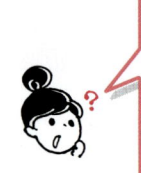

Q19 カテーテルを挿入するとき、男性の場合は腹壁に対して陰茎を90度の角度にし、その後、60度に戻して挿入するのはなぜ？

A 男性は、尿道がS状に屈曲しているからです。

- はじめに腹壁に対して90度の角度で陰茎を持ち上げてカテーテルを挿入し、その後、60度に角度を戻して、さらにカテーテルを挿入します。こうすることで、解剖学的にS状に屈曲している尿道が直線に近くなり、カテーテルをスムーズに挿入することができるのです。
- 抵抗がある場合には無理に挿入してはいけません。

ここもチェック！

カテーテルの挿入方法

- カテーテルの先端に潤滑油を塗り、外尿道口から挿入する。
- 挿入の長さは、女性4〜6cm、男性17〜20cmである（図1）。

図1 カテーテルの挿入

男性の場合
尿道口を上にして（90度）15cmほど挿入してから、60度にしてさらに5cmほど挿入する。

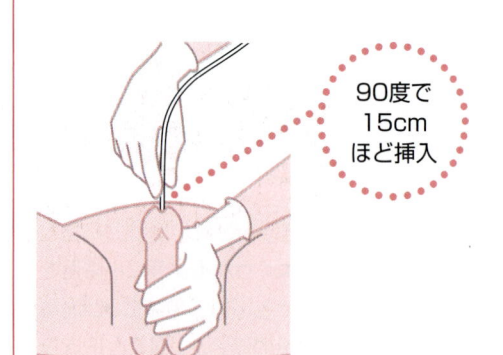

90度で15cmほど挿入

女性の場合
成人女性の尿道は約4cmなので、外尿道口からやや下向きに4〜6cm挿入する。必要以上に挿入して膀胱壁を傷つけないように、また、腟口と間違えないように注意する。

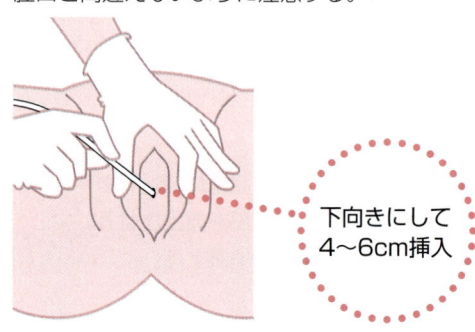

下向きにして4〜6cm挿入

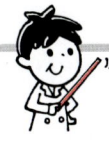

解剖生理の視点

尿道の男女差

尿道は、膀胱内の尿を内尿道口から体外に排泄する管のことです。外尿道口までの走行と長さには、男女で著しい違いがあります（図1）。

まず走行ですが、男性の尿道は、前立腺を貫き、陰茎内を走り、亀頭先端に外尿道口が開口しています。女性の尿道は、腟の前方を下走し、腟前庭に外尿道口が開口しています。長さは、男性が16〜18cm、女性が3〜4cmです。

このような違いにより、女性は尿道が短いため、外尿道口から尿路感染をきたしやすく、膀胱疾患が引き起こされやすくなります。一方、男性は内尿道口から外尿道口まで全体がS状に走るため、導尿の際に注意を要します。

図1 膀胱と尿道

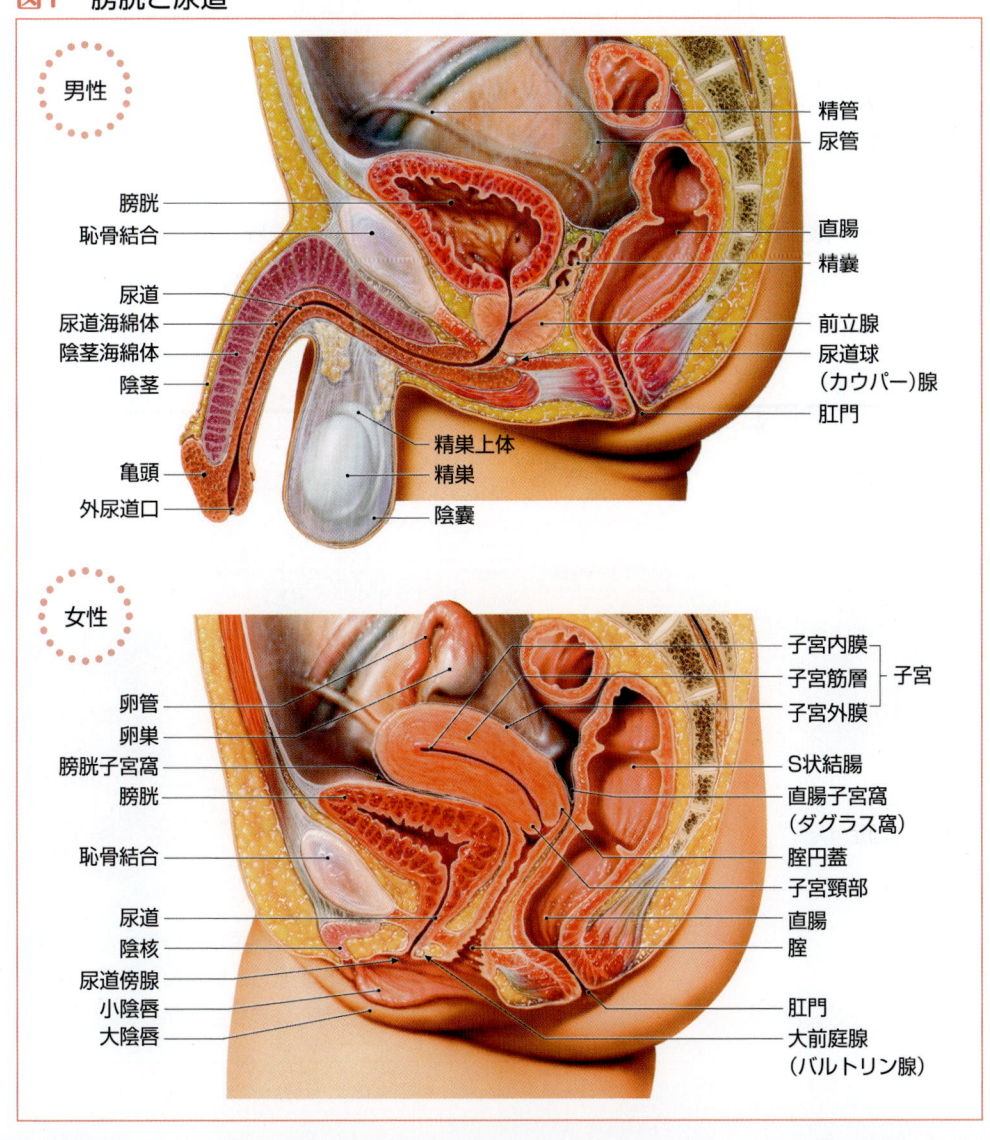

男性

- 膀胱
- 恥骨結合
- 尿道
- 尿道海綿体
- 陰茎海綿体
- 陰茎
- 亀頭
- 外尿道口
- 精管
- 尿管
- 直腸
- 精嚢
- 前立腺
- 尿道球（カウパー）腺
- 肛門
- 精巣上体
- 精巣
- 陰嚢

女性

- 卵管
- 卵巣
- 膀胱子宮窩
- 膀胱
- 恥骨結合
- 尿道
- 陰核
- 尿道傍腺
- 小陰唇
- 大陰唇
- 子宮内膜
- 子宮筋層
- 子宮外膜
- 子宮
- S状結腸
- 直腸子宮窩（ダグラス窩）
- 腟円蓋
- 子宮頸部
- 直腸
- 腟
- 肛門
- 大前庭腺（バルトリン腺）

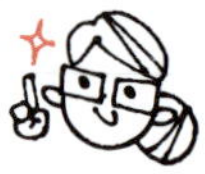

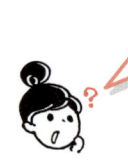

Q20 カテーテルの固定は、女性は大腿内側に、男性は下腹部に行うのはなぜ？

A そのように固定することによって、カテーテルの汚染や尿道皮膚瘻の形成などを防ぐためです。

- 女性の場合には、外尿道口の下に腟口があるため、大腿部に固定することで腟からの分泌物によるカテーテルの汚染を防止できます。
- 男性の場合には、陰茎を上に向け、下腹部に固定します。大腿部などに陰茎を下向きに固定してしまうと、解剖学的な理由から、陰茎・陰嚢角部に圧迫がかかり、びらんや潰瘍、尿道皮膚瘻を形成させる危険性があるのです。
- カテーテルは、体動などの際に引っ張られることで尿道や膀胱に直接負荷や衝撃を与え損傷させてしまうことがあります。それを防ぐために多少ゆとりをもたせて固定します(図1)。

図1 カテーテルの固定法

女性の場合

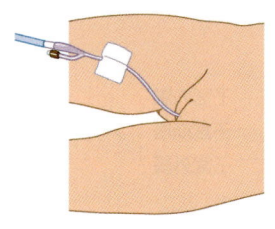

少しゆとりをもたせて大腿部に固定する。

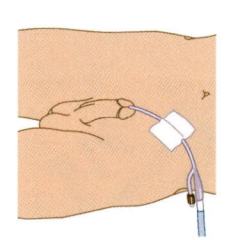

血行障害を起こさないように、陰茎を上げた状態で少しゆとりをもたせて下腹部に固定する。

男性の場合

〈悪い例〉

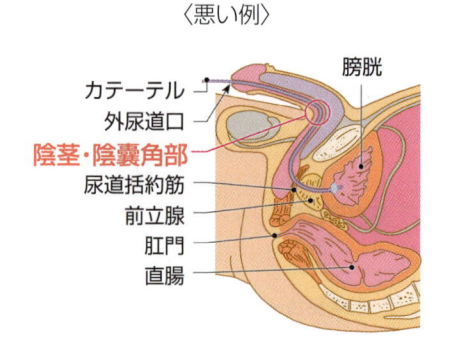

カテーテル／外尿道口／陰茎・陰嚢角部／尿道括約筋／前立腺／肛門／直腸／膀胱

陰茎を下向きに固定してしまうと、陰茎・陰嚢角部を圧迫し、びらんや潰瘍、尿道皮膚瘻ができてしまうことがある。

Q21 カテーテル留置中に、尿路感染が起きやすいのはなぜ？

A 外尿道口からの感染や、カテーテルとチューブの接続部、蓄尿バッグの排泄口からの細菌の侵入があるからです。

- 尿道カテーテル留置に伴う尿路感染の感染経路としては、以下のようなものが挙げられます（図1、表1）。
  ① 外尿道口からの管外性（カテーテルと尿道粘膜の隙間）の感染
  ② カテーテルとランニングチューブの接続部からの細菌の侵入
  ③ 蓄尿バッグの排泄口からの細菌の侵入
  ④ バイオフィルム*形成による感染
- これらのことを防ぐための具体的なケアとして、以下のようなことが挙げられます。
  ① カテーテル挿入の際に、無菌操作を徹底する（外尿道口やその周囲、亀頭をしっかりと消毒して、滅菌物を用いて実施する）。留置中も、外尿道口の消毒や陰部の清潔保持に努める。
  ② カテーテルとランニングチューブあるいは蓄尿バッグとの接続部を外さない（カテーテルの閉鎖を破らない）。シャワー浴などでも接続部を外してクランプをしない。
  ③ 蓄尿バッグを床に接触させないようにし、排泄口を清潔に保つ。
  ④ カテーテルと蓄尿バッグを定期的に交換する（2週間ごと）。
- 尿道留置カテーテルによる持続的導尿では、膀胱内の尿が重力によって自然に蓄尿バッグ内に流出するようになっています。
- 蓄尿バッグを膀胱より高く上げると、カテーテル内の尿が膀胱内に逆流してしまいます。蓄尿バッグ内やルート内にもし細菌がいた場合には、細菌も逆流し、感染を引き起こしてしまうため（逆行性感染、上行感染）、蓄尿バッグを膀胱の高さより高く上げないことや、患者さんには十分に水分をとってもらい、排尿をスムーズにすることも大切です。

*バイオフィルム：カビや細菌などの微生物が物体の表面に付着して増殖し、分泌物や沈着物とともに表面を覆ってしまう膜のこと。生体内に装着する医療用機器の表面などに形成されると細菌は抗菌薬に対して抵抗性を増し、治療に抵抗してしばしば慢性、再発性の感染症の原因となる（南山堂『医学大辞典』より）。

図1 細菌の侵入経路

図中ラベル：外尿道口／カテーテルとランニングチューブの接続部／排液口／蓄尿バッグ

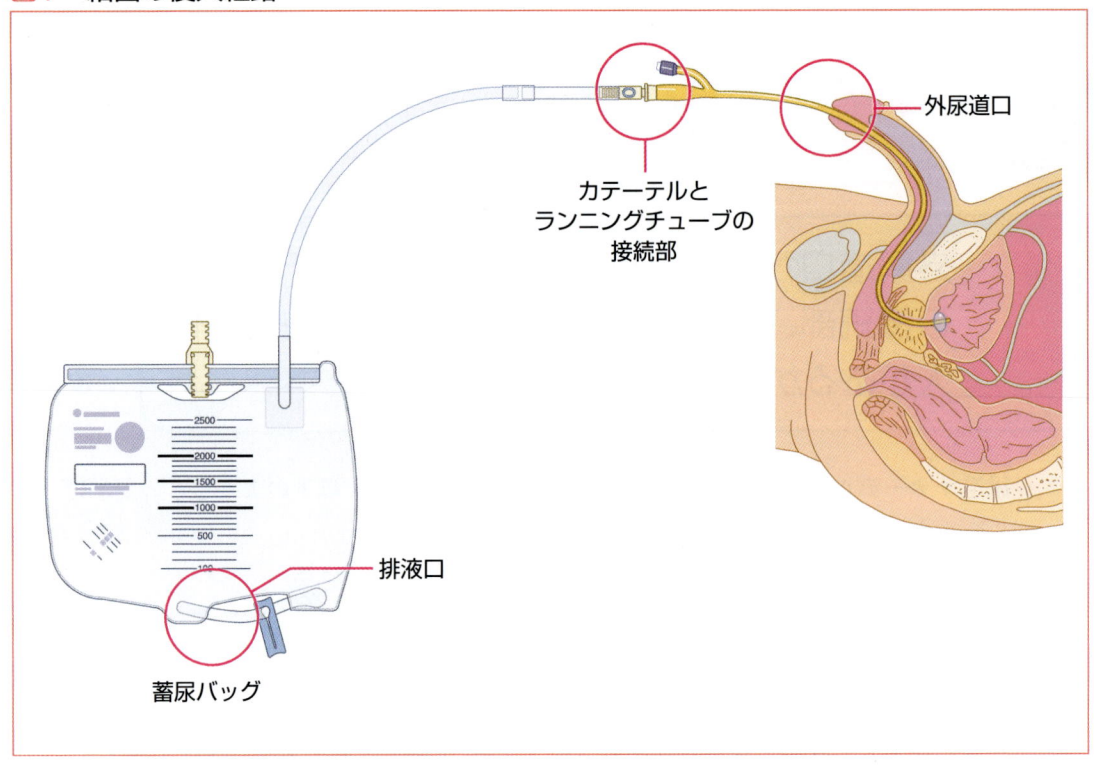

表1 カテーテル留置による感染の原因とリスクファクター

原因または リスクファクター	具体例
管理不備	●不十分なカテーテル固定 ●チューブとの接続部位の不潔操作 ●不必要なカテーテル交換
留置期間	●10日で50％が感染（Garibaldi、1974） ●30日で100％が感染（Nicolle、2001）
素材の摩擦抵抗	●疎水性のカテーテル素材は摩擦抵抗が大きく、組織の損傷、炎症を招来（公文、1992）
膀胱洗浄	●感染、膀胱尿管逆流症の招来（篠田他, 2000）

深井喜代子：Q&Aでよくわかる！ 看護技術の根拠本 エビデンスブック．メヂカルフレンド社，東京，2004：157.より引用

ここもチェック！

カテーテルと細菌

● Rubinらによると、入れ換えたカテーテルから採取した尿は、入れ換える前のカテーテルから採取した尿に比べて細菌の集落数が少なかったとしている。また、ラテックスおよびシリコンカテーテルの内側には挿入後8日以内に顕微鏡的に凝結物（ぎょうけつぶつ）が認められ、カテーテル自体が細菌の生態系の1つになっていたことがわかったという研究もある[1]。

〈文献〉
1. 井上都之：長期留置カテーテル管理における感染対策のエビデンス．ケア技術のエビデンス，深井喜代子監修，へるす出版，東京，2006：214.

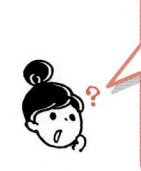

Q22 留置カテーテルのバルーンに入れるのは、生理食塩水ではなく滅菌蒸留水なのはなぜ？

A 塩分でカテーテルが閉塞する可能性があることと、もしバルーンがカテーテル留置中に破裂してしまった場合、滅菌蒸留水でないと感染を起こす可能性があるからです。

- 生理食塩水には塩分が入っています。これにより、バルーンカテーテルを閉塞させる危険性があります。
- もしバルーンが留置中に破裂して膀胱内にもれてしまった場合には、滅菌蒸留水でないと、感染を起こす可能性が出てきます。

Q23 カテーテル留置中に、患者さんが尿意を訴える場合があるのはなぜ？

A 膀胱炎などの炎症刺激や膀胱結石、留置カテーテルなどの物理的刺激でも尿意を感じることがあるからです。

- 尿意は、膀胱内に尿がたまり膀胱内圧が上昇することで起こります。
- 膀胱炎などによる炎症刺激や膀胱結石、留置カテーテルなどによる物理的刺激でも尿意を感じることがあるのです。
- このような訴えがあった場合には、原因を見きわめて、しっかりと対応することが大切です。また、患者さんにも原因を説明し、理解を得ることが必要です。

Q24 同じ寝たきりの患者さんでも、カテーテルを留置する場合としない場合があるのはなぜ？

A カテーテルを挿入すると、感染症を起こしやすいために、患者さんの状態によっては留置しないのです。

- 本来、カテーテル挿入により尿路感染を起こすリスクは高くなります。また、尿道損傷のリスクもあります。
- 尿意があり排尿可能な患者さんには尿器で、失禁する患者さんでカテーテルを留置（挿入）しないほうがよい患者さんには、おむつなどで対応するほうがよいのです。
- 尿量を測定するときには、おむつのグラムカウントでよければそれで対応します。また、厳密な測定が必要であれば、カテーテルを挿入することがありますが、測定が不要となったらすぐに抜去することが大切です。
- 一般的にカテーテルの留置は、循環動態が不安定な場合や陰部、肛門部、殿部の汚染を防止する必要性がある場合などに適応します。

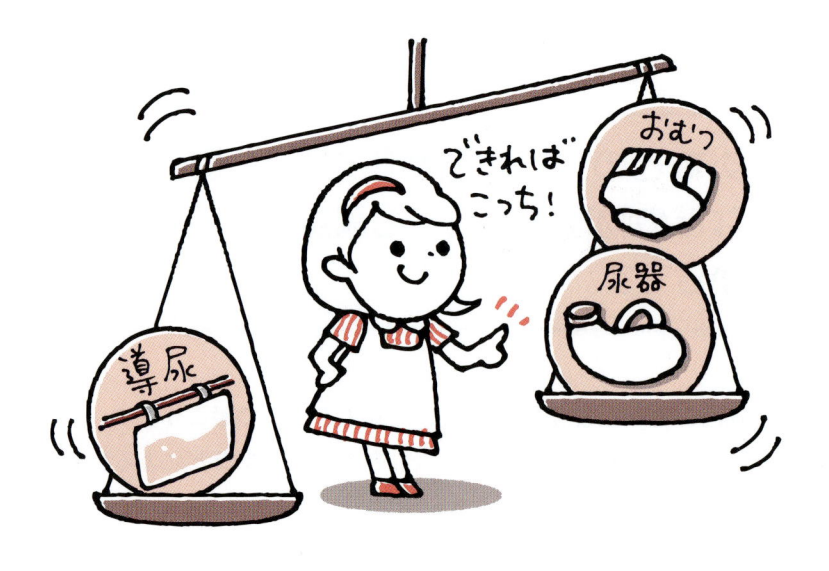

5

体位変換

> **Q1 麻痺のある患者さんの身体が、麻痺側に傾くのはなぜ？**

> **A** 体幹を支持する機能や麻痺側の筋緊張が低下していることが多いためです。

- 片麻痺がある患者さんは、殿筋を含めたいろいろな筋で、体幹を支持する機能や体幹の麻痺側の筋緊張が低下していることが多いために、麻痺側に身体が傾きやすいのです。
- 座位を保持する場合は、麻痺側に枕を入れてサポートすることにより、身体の中心が傾かない姿勢を維持できます。

解剖生理の視点

体幹を支える下肢帯筋群

下肢帯筋群は、内寛骨筋群と外寛骨筋群とに分けられます。内寛骨筋群は腰椎椎体から起こる大腰筋と腸骨窩から起こる腸骨筋から成り、大腿骨の小転子に停止しています。この2つの筋を合わせて腸腰筋といいます（図1）。大腿を前方に挙上し、股関節を屈曲、下肢を固定すると、腰椎骨盤を前下方に引きます。

外寛骨筋群は殿筋群ともいわれ、大殿筋、中殿筋、小殿筋、大腿筋膜張筋、梨状筋、内閉鎖筋、上双子筋、下双子筋、大腿方形筋などがあります。

大殿筋は、仙骨、尾骨、腸骨外面から起こって、大腿骨後上部の殿筋粗面と腸脛靱帯に停止し大腿を伸展します。中殿筋は、腸骨外面から起こり、大腿骨大転子に停止し大腿を外転します（図2）。

図1 大腿部の筋

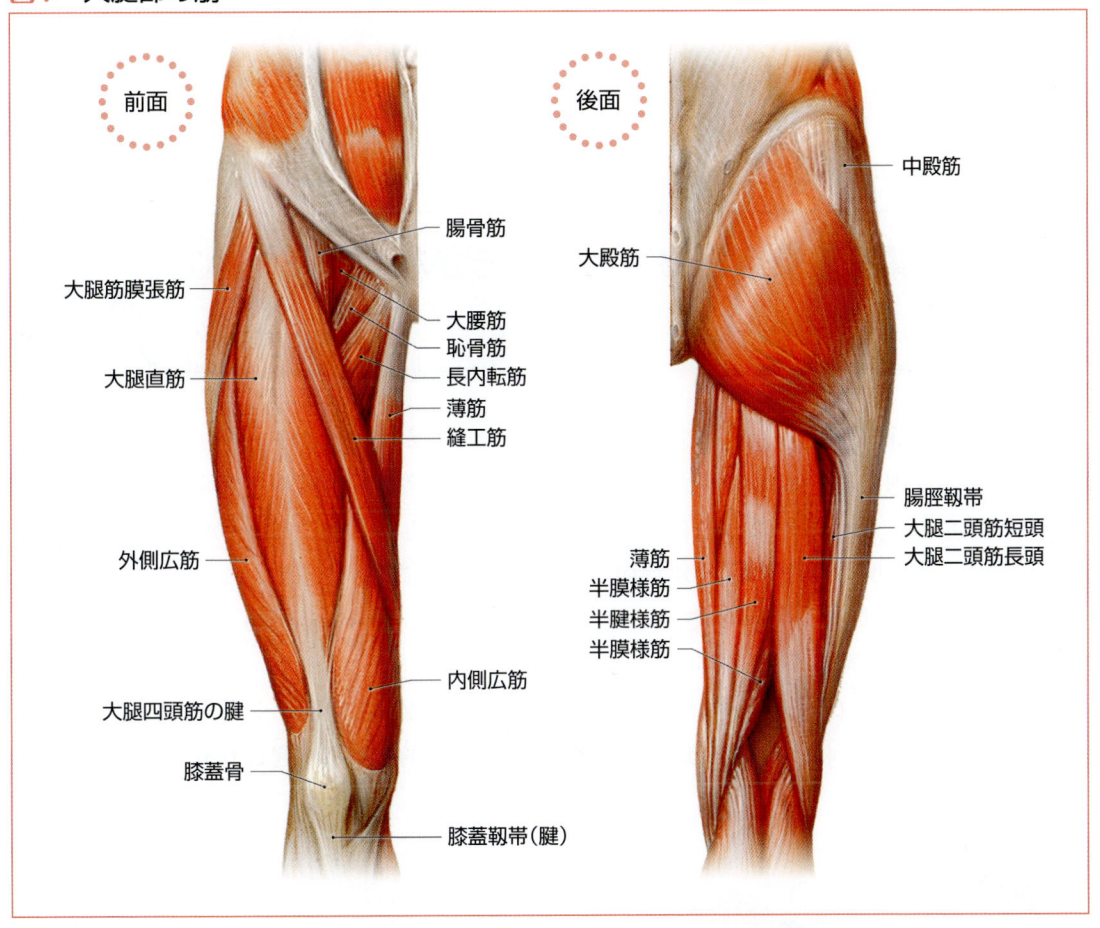

前面
- 腸骨筋
- 大腿筋膜張筋
- 大腰筋
- 恥骨筋
- 長内転筋
- 薄筋
- 縫工筋
- 大腿直筋
- 外側広筋
- 内側広筋
- 大腿四頭筋の腱
- 膝蓋骨
- 膝蓋靱帯（腱）

後面
- 中殿筋
- 大殿筋
- 腸脛靱帯
- 大腿二頭筋短頭
- 大腿二頭筋長頭
- 薄筋
- 半膜様筋
- 半腱様筋
- 半膜様筋

図2 殿部の筋と外旋筋群

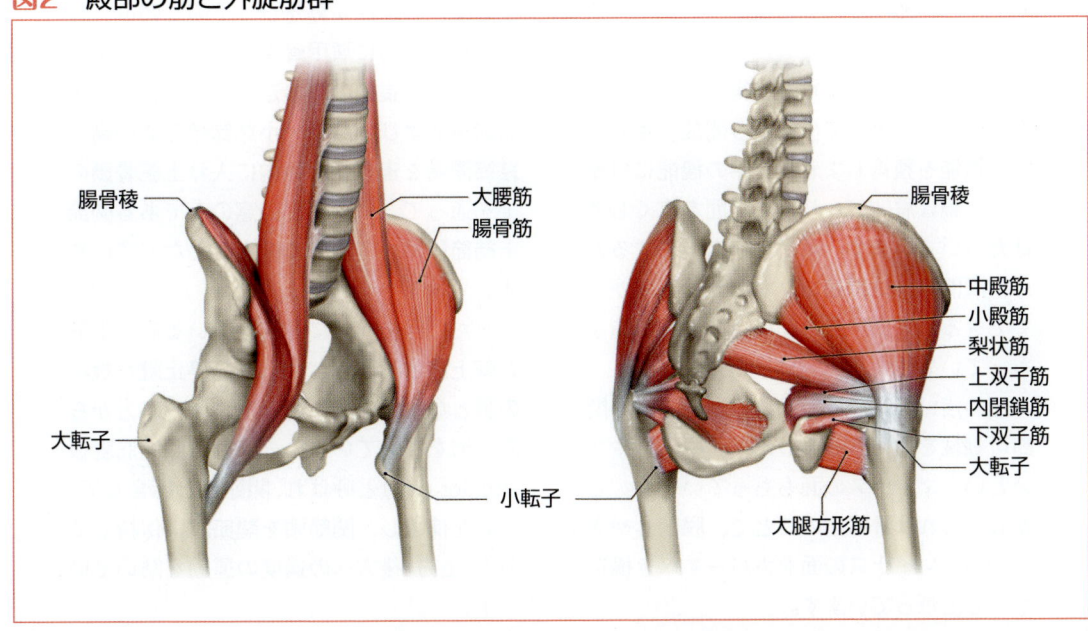

- 腸骨稜
- 大腰筋
- 腸骨筋
- 大転子
- 小転子
- 腸骨稜
- 中殿筋
- 小殿筋
- 梨状筋
- 上双子筋
- 内閉鎖筋
- 下双子筋
- 大転子
- 大腿方形筋

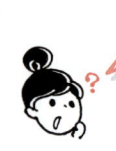

Q2 片麻痺の場合、麻痺側の肩関節が脱臼しやすいのはなぜ？

A 肩関節の安定化機構がはたらかなくなるためです。

- 肩関節の静的な安定化機構として、以下のはたらきがあります。
  ① 肩関節内の滑液は潤滑剤としてはたらく以外に吸着作用（スライドガラスを2枚重ねたときのように、左右へは動いても、引き離しは困難になる）がある。
  ② 関節窩と関節唇はゴム製の吸盤のように上腕骨頭に吸いつく。
  ③ 関節腔内は関節液で満たされ、陰圧になっている。さらに、動的な安定化機構として、筋や靱帯が脱臼を防ぐようにはたらく。
- 正常では、これらが複合的にはたらきますが、麻痺が起こると、これらの安定化機構の一部、またはすべてがはたらかなくなり、結果的に脱臼が起こりやすくなります。

解剖生理の視点

肩関節と回旋筋腱板や長頭の腱など安定機構

ヒトは直立二足歩行を獲得し、四足動物の前肢を上肢として歩行から開放、手としての機能を獲得しました。手の機能に付属して、腕は肩関節より動く範囲を広くしてはたらいています。可動域を広範にするため、肩関節は球関節で、なおかつ動きがよくできるよう肩甲骨の関節窩は浅い構造をもっています（図1）。

その浅い関節窩は、動きに関して広い関節可動域をもたらしましたが、脱臼しやすいというマイナスの面ももっています。しかし、これは骨格上のことで、脱臼しやすいというマイナスの面をカバーすべき構造もでき上がっています。

肘関節の屈曲運動を行う上腕二頭筋、長頭・短頭ともに肩甲骨を起始としていますが（図2）、長頭の腱の走行は、大結節・大結節稜および小結節・小結節稜の間の溝、結節間溝を走り関節包内に入り上腕骨頭の上を通って、肩甲骨関節窩の上である関節上結節に付いて上方の押さえとなっています。

また、回旋運動に関与している肩甲下筋と棘上筋と棘下筋と小円筋の停止腱が板状の腱となって袖状に上・前・後ろの3方から肩関節を覆っています。これは回旋筋腱板（rotator caff）と呼ばれ、関節包と癒合して、これを補強し、関節頭を関節窩に保持して前方・上方・後方への過度の運動を防いでいます。

図1　肩甲骨と鎖骨（左）

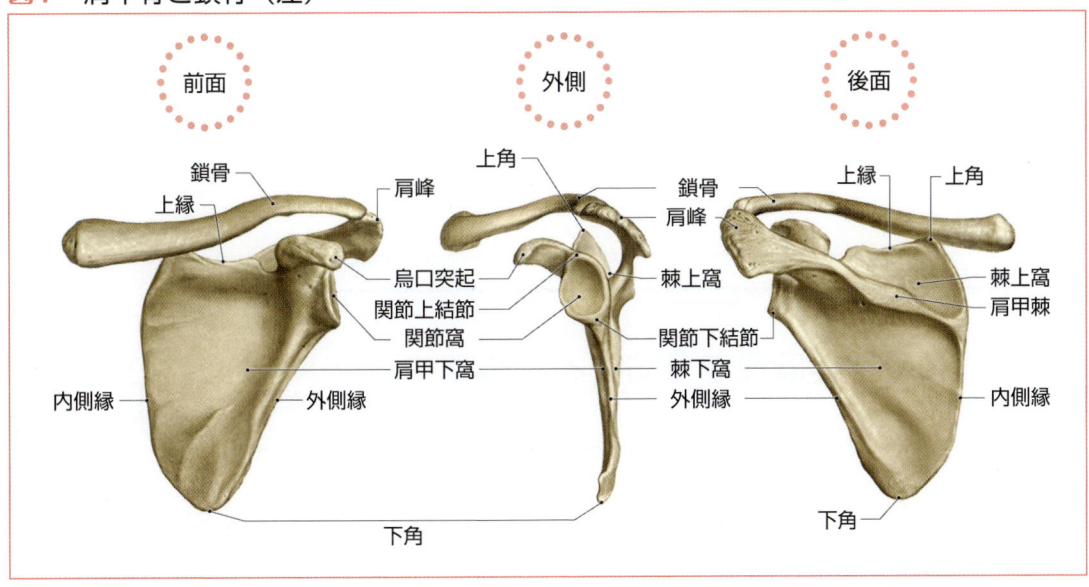

前面
- 鎖骨
- 上縁
- 肩峰
- 烏口突起
- 関節上結節
- 関節窩
- 肩甲下窩
- 内側縁
- 外側縁
- 下角

外側
- 上角
- 鎖骨
- 肩峰
- 棘上窩
- 関節下結節
- 棘下窩
- 外側縁

後面
- 上縁
- 上角
- 棘上窩
- 肩甲棘
- 内側縁
- 下角

図2　肩関節

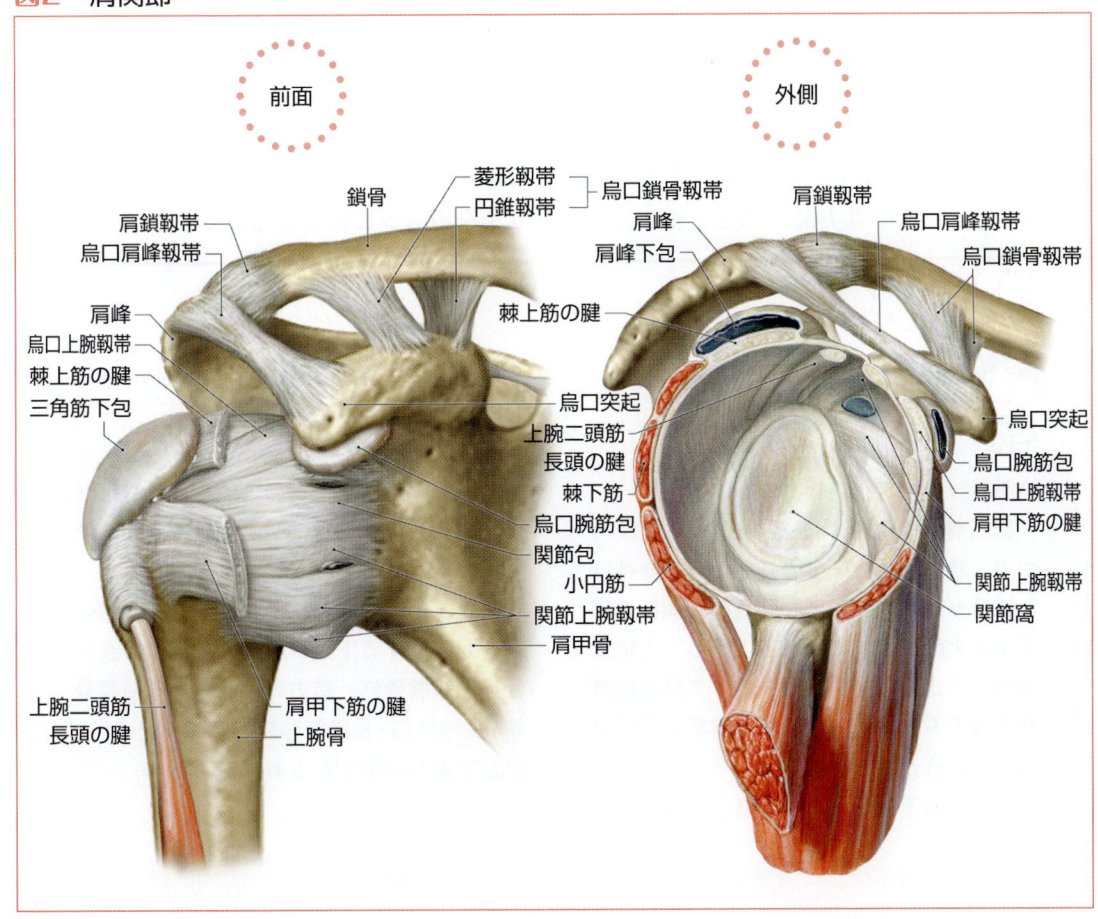

前面
- 肩鎖靱帯
- 烏口肩峰靱帯
- 肩峰
- 烏口上腕靱帯
- 棘上筋の腱
- 三角筋下包
- 鎖骨
- 菱形靱帯
- 円錐靱帯
- 烏口鎖骨靱帯
- 烏口突起
- 上腕二頭筋長頭の腱
- 棘下筋
- 烏口腕筋包
- 関節包
- 小円筋
- 関節上腕靱帯
- 肩甲骨
- 上腕二頭筋長頭の腱
- 肩甲下筋の腱
- 上腕骨

外側
- 肩鎖靱帯
- 烏口肩峰靱帯
- 烏口鎖骨靱帯
- 肩峰下包
- 烏口突起
- 烏口腕筋包
- 烏口上腕靱帯
- 肩甲下筋の腱
- 関節上腕靱帯
- 関節窩

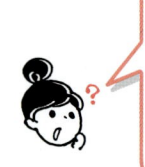

Q3 麻痺の場合など、下肢を外旋させないように保持するのはなぜ？

A 腓骨神経麻痺を予防するためです。

- 腓骨神経は、腓骨の上端（腓骨頭のすぐ下）を通り、後方から前方へ出てきます。
- この神経は骨と接していて、表面を覆う軟部組織がほとんどないために圧迫されやすいものです。外傷、術中・術後、麻痺などにより、下肢が外旋位のままの状態だと、容易に腓骨神経麻痺が発症してしまいます。
- 下肢にギプスや装具がある場合では、ずれなどによっても腓骨神経を圧迫してしまうことがあるため、注意を要します。
- 短時間の圧迫では、一過性の伝導障害ですむこともありますが、長時間圧迫されてしまうと、回復に要する期間も長くなり、足関節が背屈できなくなる尖足になってしまいます。尖足になると、離床やリハビリテーションに障害をきたすことになります。

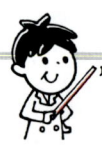

解剖生理の視点

総腓骨神経の走行、絞やく麻痺

総腓骨神経は坐骨神経の2本の終始の1つで、膝窩の上方で坐骨神経から脛骨神経とに分かれます（図1）。膝窩の外側壁を構成する大腿二頭筋に沿って下行し、大腿二頭筋が停止する腓骨頭のすぐ下で腓骨の外側を前下方にまわり、浅腓骨神経と深腓骨神経とに分かれます。

腓骨頭の下を後上方から前下方に向かってまわり、下行するこの部位では、神経が浅在するため圧迫や損傷を受けやすいのです。

ここを損傷すると、浅腓骨神経と深腓骨神経が支配する下腿の外側の筋である長腓骨筋・短腓骨筋、前方の伸筋である前脛骨筋・長指伸筋・長母指伸筋の麻痺が起こり、足が下垂し尖足となるわけです。

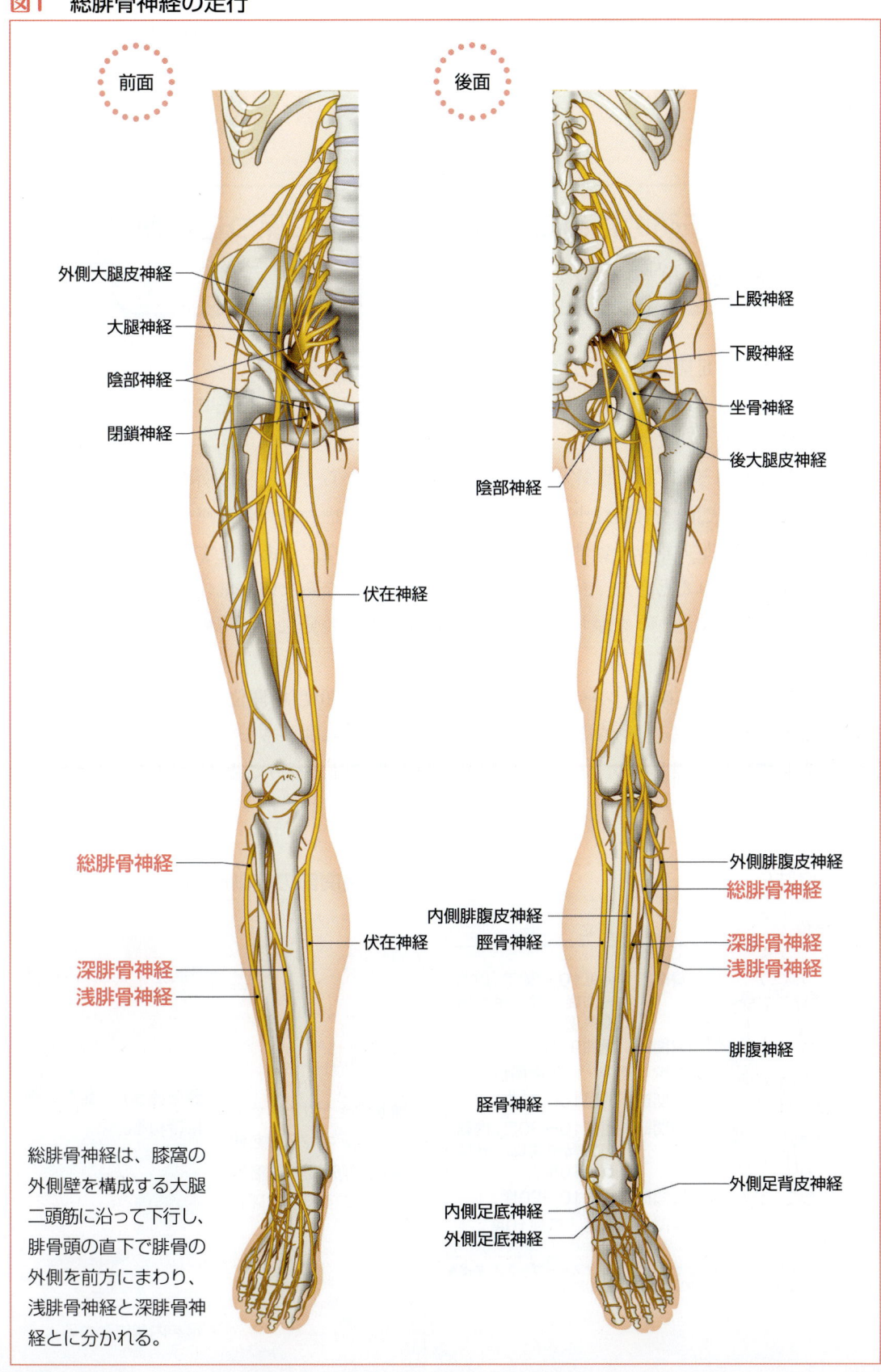

図1　総腓骨神経の走行

前面

- 外側大腿皮神経
- 大腿神経
- 陰部神経
- 閉鎖神経
- 伏在神経
- 総腓骨神経
- 深腓骨神経
- 浅腓骨神経

後面

- 上殿神経
- 下殿神経
- 坐骨神経
- 後大腿皮神経
- 陰部神経
- 外側腓腹皮神経
- 総腓骨神経
- 内側腓腹皮神経
- 脛骨神経
- 深腓骨神経
- 浅腓骨神経
- 腓腹神経
- 脛骨神経
- 外側足背皮神経
- 内側足底神経
- 外側足底神経

総腓骨神経は、膝窩の外側壁を構成する大腿二頭筋に沿って下行し、腓骨頭の直下で腓骨の外側を前方にまわり、浅腓骨神経と深腓骨神経とに分かれる。

5　体位変換

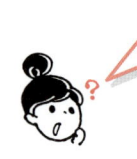

Q4 尖足予防のために90度シーネ固定するのはなぜ？

A 尖足予防のためには、足首を90度に保つことが必要だからです。

- 尖足とは、足関節が背屈した状態で拘縮したことをいいます。
- 尖足になると、歩くときに踵を地面につけることができず、足先で歩くような状態になってしまいます。
- 尖足の原因としては、脳性小児麻痺や脳卒中などからくる下腿後面の筋肉のけいれん（痙直性尖足）や脊髄性小児麻痺で見られる下腿前面の筋肉の麻痺（麻痺性尖足）、長期臥床の足の重みや掛け布団の圧迫（習慣性尖足）などがあります。
- 脳卒中で倒れたときや、長期に安静を保たなければならない病気の場合には、できる限り良肢位（図1）を保ち、また、関節拘縮や褥瘡の発生を予防するための体位変換が必要です。
- 尖足予防には、副子（シーネ）や足板を用いて足首を90度（中間位）に保つこと、離被架（足を保護する器具）などを用いて布団の重さが足に加わらないようにすること、そして可能な限りマッサージや足関節の自他動運動を行うことが大切になります（図2）。

図1 良肢位

基本肢位／良肢位

- 肩関節：外転10〜30度（屈曲・回旋は顔に手が届く角度）
- 肘関節：屈曲90度
- 前腕：回内・回外中間位
- 手関節：背屈10〜20度
- 股関節：屈曲10〜30度、内転・外転中間位、外位0〜10度
- 膝関節：屈曲10〜20度
- 足関節：背屈・底屈10度

石渕夏子，松永保子，他：メディサイトクイックマスターブックス 基礎看護学2．医学芸術社，東京，1998:221．より引用改変

図2 足関節の他動運動

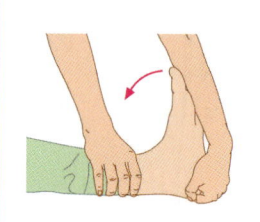

踵を引き上げるようにして、アキレス腱を伸ばす。前腕で足先を押すようにすると伸ばしやすい。

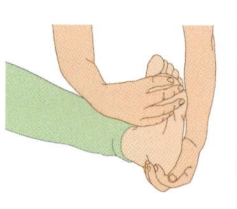

踵を持って、足を外側にひねる。

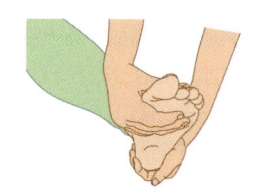

足を内側にひねる。

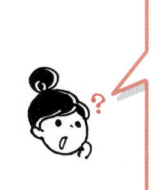

Q5 同じ麻痺症状でも、関節拘縮・筋萎縮となる場合と、脱力した状態になる場合とで違いが出るのはなぜ?

A 運動麻痺には、痙性麻痺と弛緩性麻痺があるからです。

- 運動麻痺はその性質により、筋緊張（トーヌス）の状態から分類されます。
  ① 痙性麻痺：筋緊張が亢進した状態での麻痺。他動的に四肢の関節を運動させると、抵抗が増大し、固い感じがする。さらに、筋や腱は短縮する傾向にあるため、上下肢とも筋萎縮状態になる。
  ② 弛緩性麻痺：筋緊張が低下した状態の麻痺。麻痺した四肢を他動的に動かすと正常よりも抵抗が少なく、ブラブラした感じに見える。多くの場合、深部腱反射は減退もしくは消失するが、逆に反射が亢進するものもある。
- 大脳半球の障害・運動領野第4野が障害されると、弛緩性麻痺となり、バビンスキー徴候*を伴います。
- 第6野（運動前野）が障害されると、痙性麻痺となります。深部反射が亢進してバビンスキー徴候は陰性となります。
- 第4野と第6野の両方が障害されると、著明な痙性麻痺となり、バビンスキー徴候も陽性となります。
- 一方、脊髄レベルでは、皮質脊髄路が障害されると弛緩性麻痺となり、網様体脊髄路が障害されると痙性麻痺となります。

*バビンスキー徴候：足に現れる病的反射。足の裏を踵から足指に向かってこすると、親指が背屈してそり上がり、他の4指は開いて底屈する。

〈文献〉
中村美幸：運動麻痺. Nursing Selection 6 脳・神経疾患, 関野宏明, 陣田泰子監修, 学習研究社, 東京, 2002：84-86.

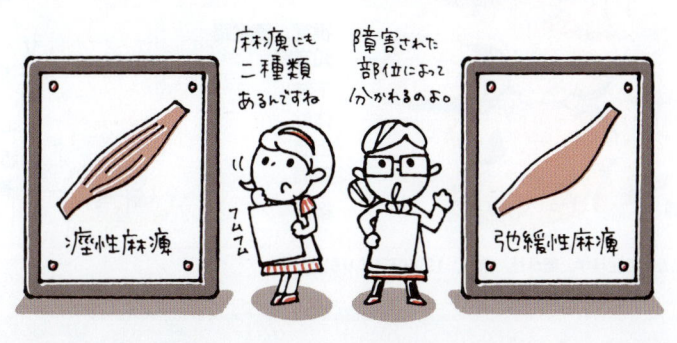

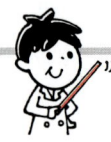

解剖生理の視点

運動の神経路

　大脳皮質は灰白質（神経細胞）でできており、脳回・脳溝の表面を覆っています。その大脳皮質には機能局在があり、ブロードマンは52の領野に分け、各野に1〜52の番号を付けて脳地図をつくりました。中心溝の前（前頭葉の一部）は運動野で、第4野は一次運動野、その前の第6野は運動前野と呼ばれています（図1）。

　運動の神経路（錐体路）は、大脳皮質の一次運動野から始まり、内包の後脚を通ります。内包後脚では神経は前から後ろに、上肢・体幹・下肢の順に配列しています。

　錐体路は延髄で反対側に交叉し、脊髄側索を下行し、脊髄の前角細胞と連絡しています（図2）。麻痺は、この錐体路の経路のいずれかの部位が障害されて起こるものとされています。

図1　ブロードマンの脳地図（領野）と大脳皮質の機能局在

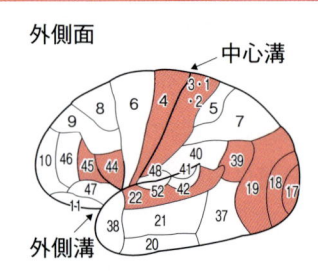

運動野：第4野
体性感覚野：第3、1、2野
視覚野：第17、18、19野
嗅覚野：第28野
味覚野：第43野

運動性言語中枢（ブローカ中枢）：第44、45野
聴覚性言語中枢（ウェルニッケ中枢）：第39野
視覚性言語中枢：第39野

竹内修二：新クイックマスター 解剖生理学. 医学芸術社, 東京, 2003：259. より引用

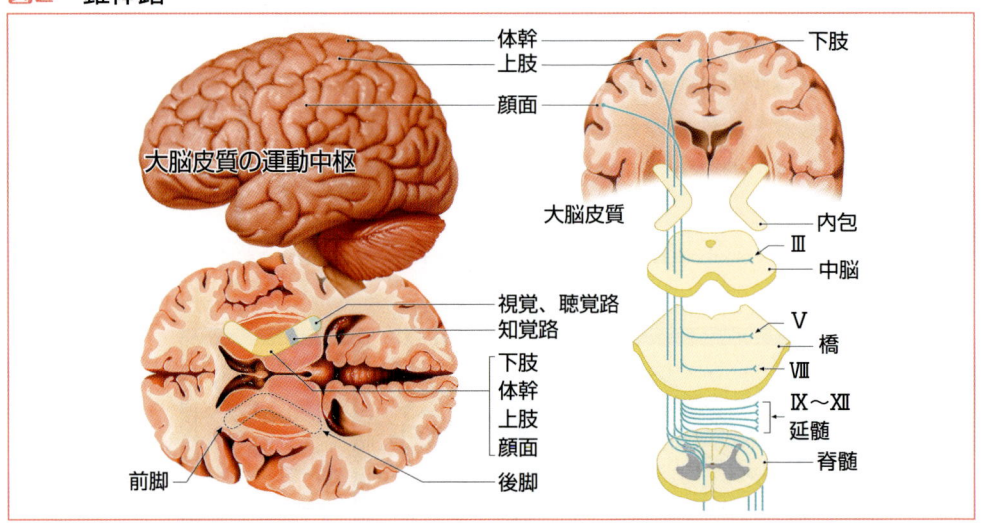

図2　錐体路

橋本信也：症状から見た病態生理学. 照林社, 東京, 1999：67. より引用改変

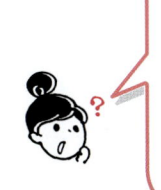

Q6 側臥位にしたとき、上側の下肢を前方に移動させるのはなぜ？

A 下側になった下肢が上側の下肢により圧迫されるのを防ぐためです。

- 上側の下肢を前に出すことで、下側の下肢と重ならず、上側の下肢の重みで圧迫されるのを防ぐことができます（図1）。
- 基底面積が広くなり、重心も低くなるために安定感を増すこともできます。

図1 上側の下肢を下側の下肢の前に出す体位

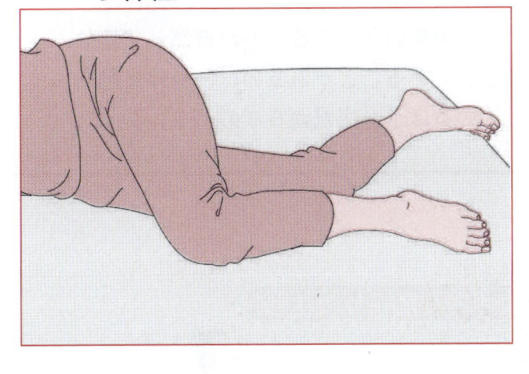

ここもチェック！

枕などの利用

- 麻痺がある場合の側臥位には注意が必要である。
- 患側下肢が膝から足部まで十分に乗せられるような大きな枕を入れたほうが安定がよく、安楽である（図2）。

図2 枕による側臥位保持

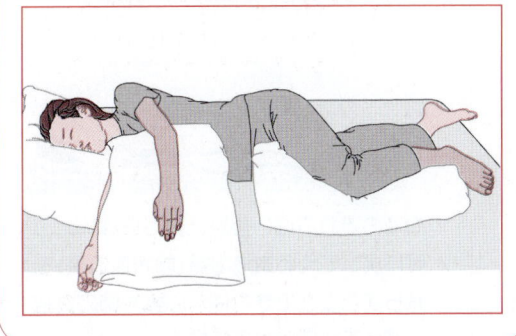

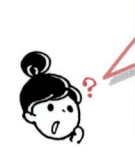

Q7 呼吸が苦しいときに、半座位や座位になるのはなぜ？

A 半座位や座位は呼吸がしやすくなるからです。

- 座位または半座位の姿勢だと、横隔膜が下がって呼吸がしやすくなり、深呼吸もできるようになり、換気量が増えます。
- 呼吸器疾患の患者さんにとっては、肺のうっ血が改善するので、呼吸が楽になります。

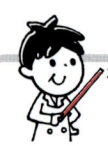

解剖生理の視点

静脈環流量と体位

座位では腹部や下肢の静脈に血液がたまり、心臓に戻ってくる静脈環流が減少するので肺うっ血が改善されます。

呼吸困難のある患者さんが自然と起座位をとっていることがあるのは、身体を起こしているほうが楽だからなのです（図1）。

図1　呼吸困難を和らげる体位

ベッドに横になったままの状態

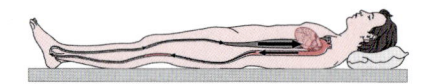

血液の流れ方は、普段と変わらない。心臓に戻ってくる血液の量（静脈還流量）を減らすことができれば、心臓や肺の負担が減って、呼吸が楽になる。

上半身を起こした状態

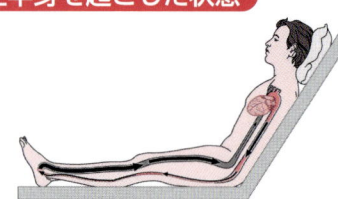

下半身の静脈が拡張して、一時的に静脈血をためるプールの役目をしてくれるので、静脈還流量が減り心臓や肺の負担は少なくなる。そのため上半身を起こしていたほうが、呼吸が楽になる。

齋藤宣彦：看護学生必修シリーズ　改訂版　症状からみる病態生理の基本．照林社，東京，2009：6より引用改変

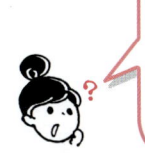

Q8 ボディメカニクスが有効なのはなぜ？

A 身体に負担をかけない効率的な身体の使い方だからです。

- ボディメカニクスとは、身体の骨格、筋、内臓などの各系統間の力学的相互関係からつくり出される姿勢や動作を意味する言葉で、適切な訳語がなくて英語がそのまま使われています。
- よいボディメカニクスを使うとは、効率のよい身体の使い方のことで、無理な姿勢やムダな動作をせずに、短い時間で最小の労力で最大の効果をあげることです。
- よいボディメカニクスを使うためには、以下のようないくつかのポイントがあります(図1)。
  ①対象を小さくまとめる。
  ②対象に近づく。
  ③両下肢を前後または左右に開き、基底面を広くする。
  ④身体の大きな筋群を使う。
  ⑤てこの原理を応用する。
- 患者さんを移動させるときには、ボディメカニクスを有効に使って移動させたほうが腰痛などを起こすような身体に対する負担を軽減でき、身体の変形の予防、全身の諸器官の生理的機能増進にもつながるのです。
- ボディメカニクスは、このようにとても有効な身体の使い方であるといえます。

図1 重いものを持ち上げる際の姿勢

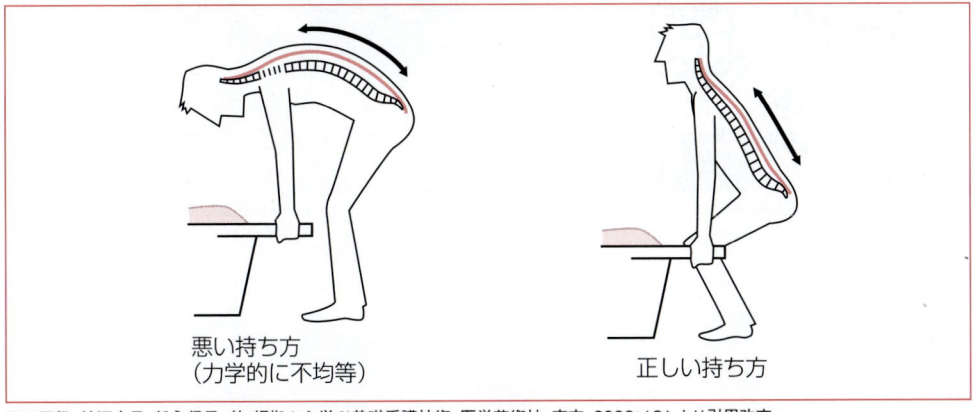

悪い持ち方（力学的に不均等）　　正しい持ち方

江口正信, 柿沼良子, 松永保子, 他:根拠から学ぶ基礎看護技術. 医学芸術社, 東京, 2000:121.より引用改変

ここもチェック！

車椅子移乗の方法

- ボディメカニクスに則った移乗の例を示す（図1）。
- ベッドサイドでの患者の立ち上がり介助。患者の足の位置、看護師の足の位置が、ボディメカニクス上のポイントになる。

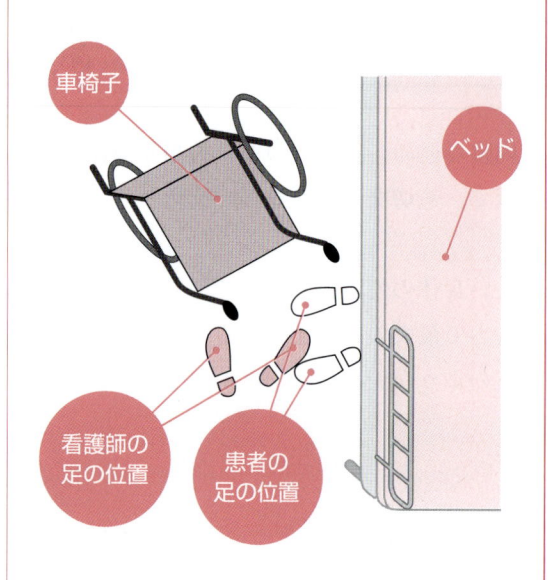

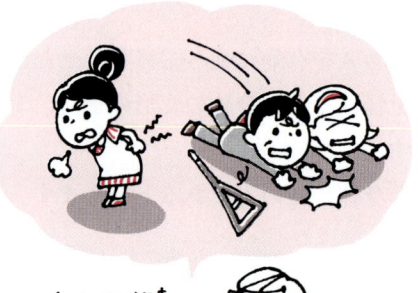

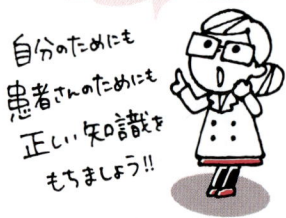

車椅子／ベッド／看護師の足の位置／患者の足の位置

自分のためにも患者さんのためにも正しい知識をもちましょう!!

図1　ベッドから車椅子への移乗介助

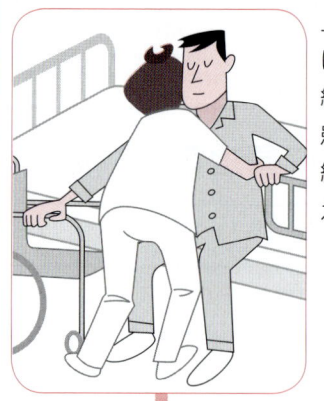

上肢を患者の腰にまわして手を組み、肘関節で患者の側腹部を締めて患者を抱える。

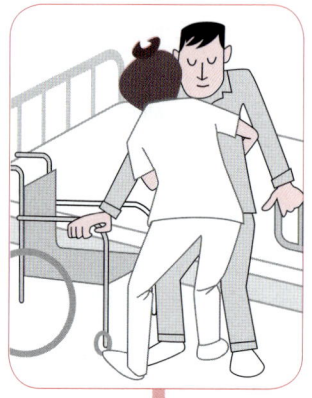

患者に車椅子のアームレストをつかんでもらいながら患者の立ち上がりを促す。

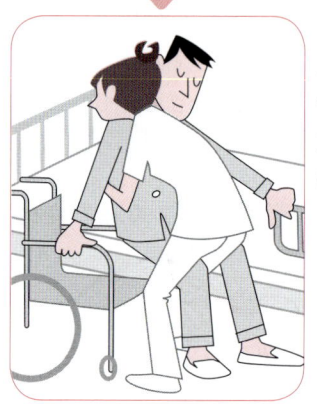

ボディメカニクスを利用して患者の体幹を90度方向転換して車椅子に移乗する。

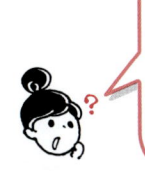

Q9 寝たきりの患者さんでも、日中なるべく起こしておくのはなぜ？

A 座位・立位などの姿勢をとることにより、循環動態を活発にするためです。そして、関節や筋肉の運動制限や機能低下を防ぎます。

- 座位や立位などの姿勢をとることで、身体はバランスをとろうとして、多くの筋肉を使用します。また、脳神経への刺激が活発になり、覚醒を促します。
- 日中起きていることによって昼夜逆転を防ぎ、規則正しい生活のリズムがつき、夜間は良眠できるようになります。日常の動作時には、患者さんに可能な限り自分でできることを自分で行ってもらいましょう。
- 長時間の安静臥床により心身機能が衰える廃用症候群も予防できます（図1）。

図1　廃用症候群

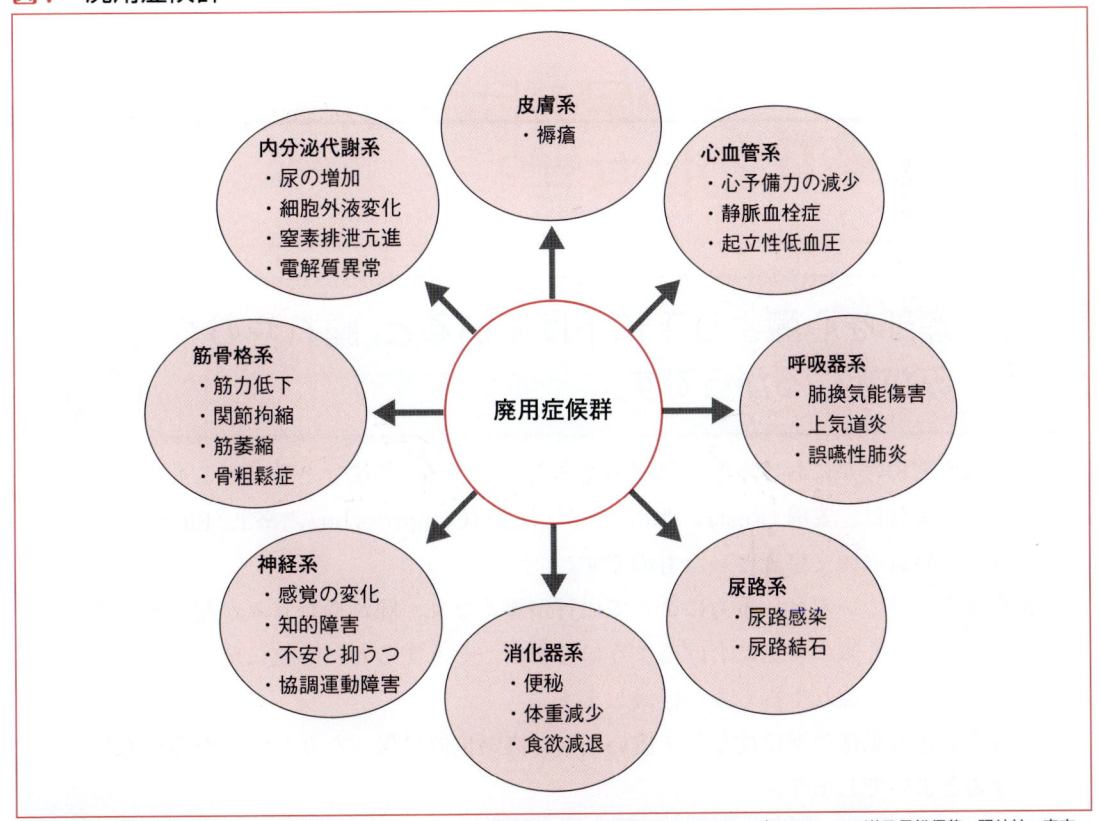

皮膚系
・褥瘡

心血管系
・心予備力の減少
・静脈血栓症
・起立性低血圧

呼吸器系
・肺換気能傷害
・上気道炎
・誤嚥性肺炎

尿路系
・尿路感染
・尿路結石

消化器系
・便秘
・体重減少
・食欲減退

神経系
・感覚の変化
・知的障害
・不安と抑うつ
・協調運動障害

筋骨格系
・筋力低下
・関節拘縮
・筋萎縮
・骨粗鬆症

内分泌代謝系
・尿の増加
・細胞外液変化
・窒素排泄亢進
・電解質異常

小松由佳：呼吸リハビリテーションは早期離床をめざして行う．根拠でわかる人工呼吸ケアベスト・プラクティス，道又元裕編著，照林社，東京，2008：106．より引用改変

Q10 長期臥床患者の離床時、徐々に上体を挙上していくのはなぜ？

A 血圧の調節反射がはたらかず、起立性低血圧を起こす恐れがあるからです。

- 起立性低血圧症状とは、体位の変換に応じて、重力の関係で血液が頭部から減少し、下半身方向へと移動していくために起きる脳の一時的な虚血状態のことです。
- 正常ならば、ここで交感神経を中心とする調節反射がはたらいて、心拍数の増加や心臓の収縮能、末梢血管の抵抗が高められ、立位になっても血圧が維持されます。
- 長期臥床後や高齢者など交感神経の機能が低下している患者さんの場合、血圧の調節反射が正常にはたらかず、起立時に脳血流量が減少し、起立性低血圧になります。
- 症状としては、めまいやふらつき、一過性の意識消失発作を起こすこともあり、転倒などの原因となり大変危険です。
- これらを予防するためには、座位から一気に立位にせずに徐々に上体を挙上することが大切です。

Q11 手や足のけがで、挙上をするのはなぜ？

A 患部を心臓より下に下げていると、腫れやむくみが起こるからです。

- 捻挫などのけがにおける応急処置の基本として、「RICE法（ライス）」と呼ばれるものがあります。これは、安静（Rest）、氷冷（Ice）、圧迫（Compression）、挙上（Elevation）の4つの処置の頭文字をとったものです。
- 患部を下げていると、重力によって血行が悪くなり、腫れやむくみが起こりやすくなるので、心臓より上に上げるようにします。そうすると、心臓に戻る静脈の流れがよくなり、腫れやむくみが軽減します。
- 寝るときも患部の下に枕などを置いたり、高い位置に保ったりして、なるべく挙上するとよいでしょう。

〈文　献〉
1. 入江一憲：足関節捻挫．整形外科看護アップデート，土方浩美編著，照林社，東京，2002：366．

6

褥瘡ケア

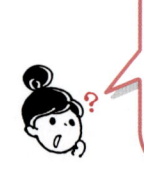

Q1 仙骨部に一番多く褥瘡発生が見られるのはなぜ？

A 仰臥位においては、仙骨部が最も体圧がかかるところだからです。

- 褥瘡は、骨突出部にできやすくなります。骨の出ている部分は、筋肉や脂肪などの軟部(なんぶ)組織が少なく、比較的血流も乏しく、そのうえ、限局した圧迫がかかりやすいのです。
- 殿部は身体のなかで一番重く、特に仙骨部は、仰臥位において一番圧がかかる部分です。
- 仰臥位における他の褥瘡好発部位は、踵骨部(しょうこつぶ)、肩甲骨部(けんこうこつぶ)、後頭部(こうとうぶ)などで、円背の場合も背部に好発します。また、側臥位では、大転子部、腸骨部、肩峰突起部(けんぽうとっきぶ)、耳介部(じかいぶ)、膝関節顆部(かぶ)、外果部など、腹臥位では、膝関節部、趾部などが挙げられます（図1）。

図1 褥瘡の好発部位

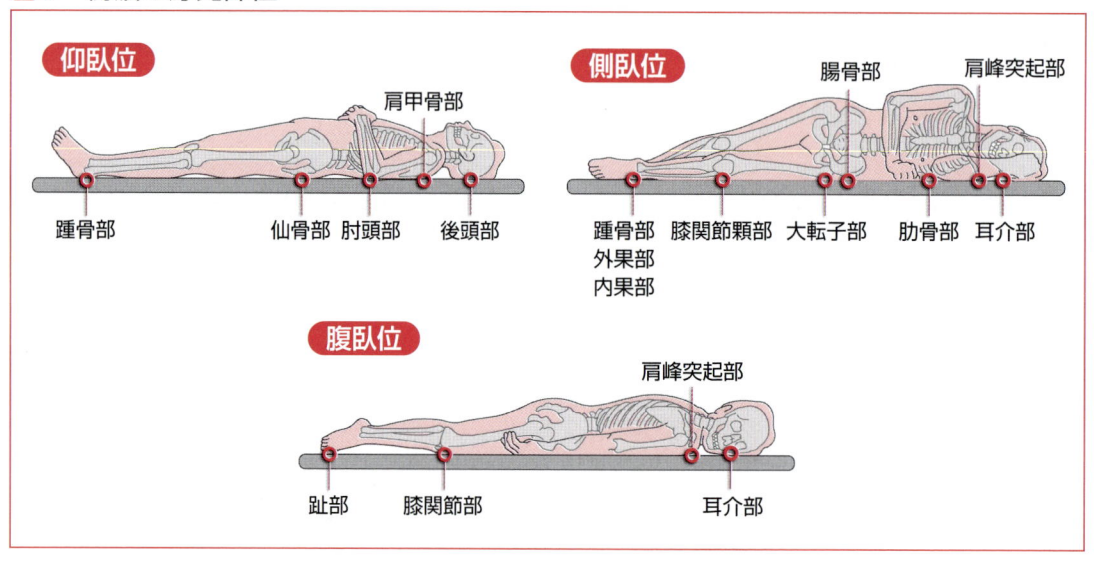

仰臥位: 踵骨部、仙骨部、肘頭部、肩甲骨部、後頭部

側臥位: 踵骨部、外果部、内果部、膝関節顆部、大転子部、腸骨部、肋骨部、肩峰突起部、耳介部

腹臥位: 趾部、膝関節部、肩峰突起部、耳介部

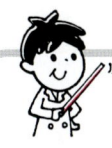

解剖生理の視点

骨の突出部に加わる圧の構造

　骨は筋に覆われて、皮下で直接触れることはあまりありません。しかし、筋の起始部停止部となって突出している部分は腱が付くのみで、皮下で触診される骨の部位となっています。そのような場所の皮膚は、圧迫され続けると血行障害を起こしやすいのです。

　上肢における上腕三頭筋が停止する尺骨の肘頭、下肢の中殿筋や小殿筋が停止する大腿骨大転子、大腿二頭筋の停止する腓骨頭、下腿三頭筋の停止腱であるアキレス腱が停止する踵骨などがそれに当たります。

　また、頭部や体幹の背面でも、起始や停止として筋がつきますが、筋に覆われておらず触診されやすい部分が血行障害を起こしやすい場所です。

　つまり、項は僧帽筋や頭半棘筋、頭板状筋に覆われますが、それらが付着する後頭骨の上項線や外後頭隆起より上の部分や、僧帽筋、三角筋がつく肩甲骨の肩峰・肩甲棘などです。殿部も仙骨の左右外側縁は大殿筋がつきますが正中仙骨稜は突出していて、仰向けに寝ていると持続的な圧迫が起きて壊死が起きやすい場所なのです。

　骨の突出部に加わる圧の構造を図1に示しました。一定の場所に圧力がかかることで、阻血性壊死につながります。

図1　骨の突出部に加わる圧力

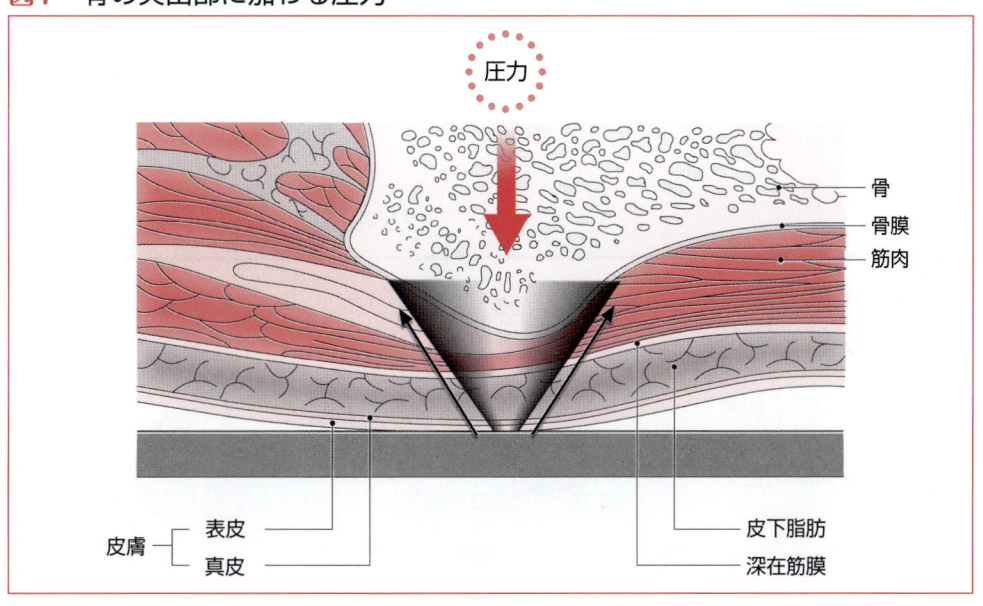

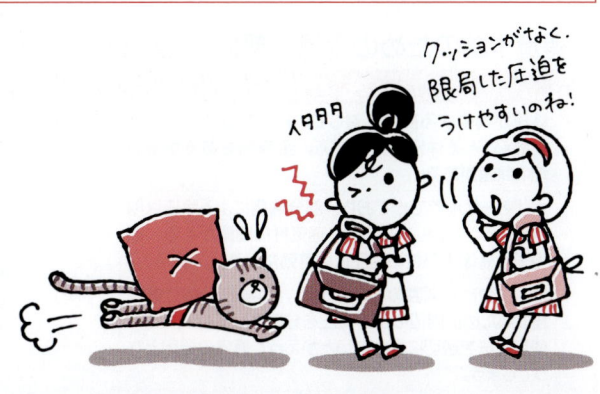

クッションがなく、限局した圧迫をうけやすいのね！

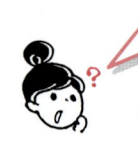

Q2 30度側臥位にするのはなぜ？

A 大転子や腸骨にできる褥瘡の予防になるからです。

- 通常、90度側臥位では、仙骨部の除圧はできるものの、大転子部や腸骨部にかかる体圧は高くなってしまい、それらの場所に褥瘡を誘発してしまいます。
- 30度側臥位では、殿筋で身体を支えて接触面積を広げることができ、大転子部や腸骨部にかかる体圧を分散することができます（図1）。
- この体位では、背部に隙間のないように枕などを入れ込み、身体を安定させます（表1）。枕などを使用することによっても基底面積を広くし、荷重を分散させ、安楽にもなるのです。

ここもチェック！

患者に合わせた体位を

- 30度側臥位はあくまでも原則である。実際には褥瘡発生の危険性が高い高齢者では、拘縮などにより30度を保持できないことが多い。そのような場合は、適切な体位がとれるようにする。

図1　30度側臥位

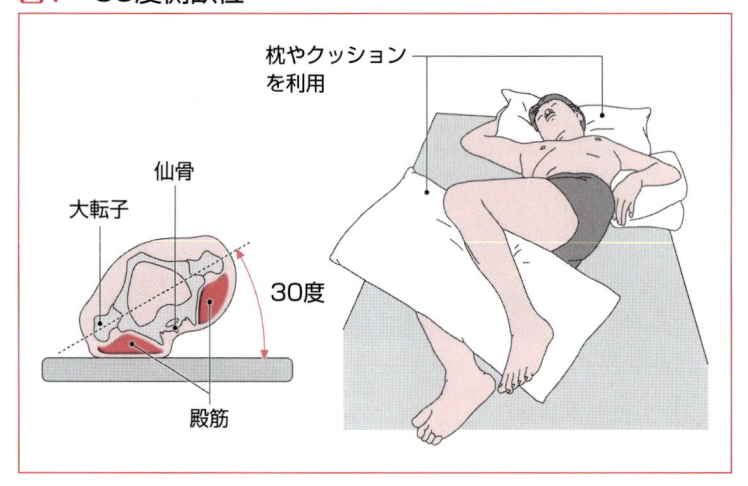

表1　褥瘡予防のための用具（部分用補助具）

種類	特徴
ビーズマット	体圧が集中する部分に対して、ビーズ球の入った袋を敷くことで体圧を分散する。全身用もあるが寝心地に問題がある。
フローテーションマット	ポリマーゲルでできており、部分適用による除圧は期待できる。しかし、吸湿性・通気性に問題がある。車椅子や高体圧部位の除圧には有効だが高価である。
円座	ゴム製やビーズ製のものがある。褥瘡好発部位を脱圧するために周辺の部分に圧を分散させる道具だが、使用方法を適切に行わないとかえって褥瘡の原因となってしまう。

種類	特徴
枕	羽、スポンジ、パンヤなどを用いた部分的な脱圧。
ムートン	寝具敷物として使用する。吸湿性・通気性に優れ、クッション性もあるために体圧が分散できる。使用は、皮膚に直接接するようにするとよい。
羊毛敷き毛布	吸湿性・通気性に優れ、ムートン様の効果がある。洗濯できることが利点。
レストンスポンジ	直接皮膚に貼るフォームパッドで、クッション効果がある。アレルギーや皮膚障害には注意が必要である。

川口孝泰, 勝田仁美：病床環境の調整. 考える基礎看護技術Ⅱ 第3版. 坪井良子, 松田たみ子編, ヌーヴェルヒロカワ, 東京, 2005:40. より引用改変

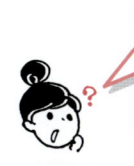

Q3 2時間ごとに体位変換するのはなぜ？

A 定期的に体位変換し、褥瘡を予防するためです。

- 体位変換は、褥瘡の発生を予防するため、そして、同一体位による患者さんの苦痛を軽減するために行います。
- 臨床で実際には2時間ごとの体位変換がよく行われています。
- 褥瘡発生予防における体圧分散の目標値は、動脈性毛細血管閉塞圧の32mmHgです。しかし、70〜100mmHgの圧力が皮膚に加わり、毛細血管が2時間以上閉塞すると、そこの血流が途絶え、組織が破壊されて褥瘡が発生します（図1）。
- 褥瘡発生は、圧の強さと持続時間に関係しているので、それぞれの患者さん（体格や体動状況、栄養状態など）に応じた体位変換が大切です。

〈文 献〉
1．中川ひろみ：褥瘡の予防方法. 早わかり褥瘡ケア・ノート, 溝上祐子編, 照林社, 東京, 2007：74.

図1 圧迫−時間と壊死の関係

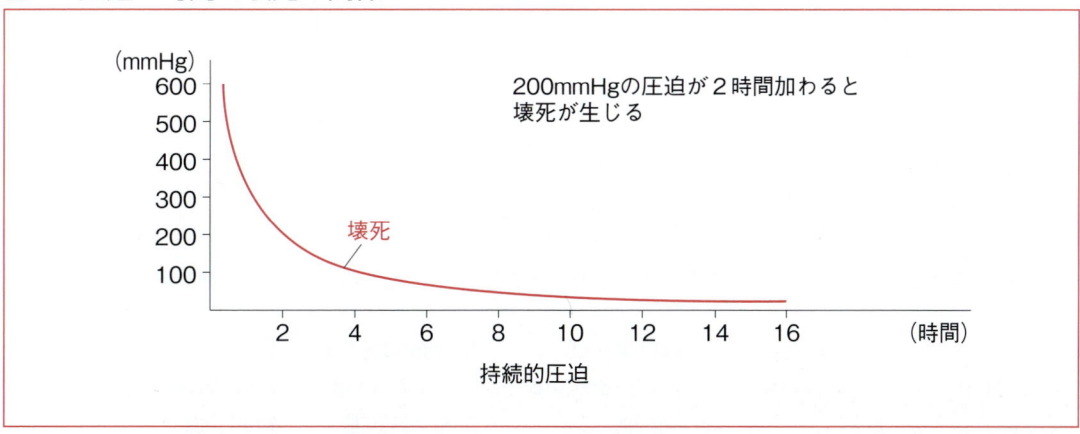

200mmHgの圧迫が2時間加わると壊死が生じる

Rogers J, Wilson LF: Preventing recurrent tissue breakdowns after "pressure sore" closures. *Plast Reconstr Surg* 1975, 56(4):419-422.より引用

Q4 円座を使用してはいけないのはなぜ？

A 円座との接触部位が、虚血になってしまうからです。

● 以前は、褥瘡予防に円座をよく使用していました。しかし、円座を使用すると、円座と接触する部位が圧迫されて、その部分が虚血になってしまいます（図1）。

図1　円座の使用

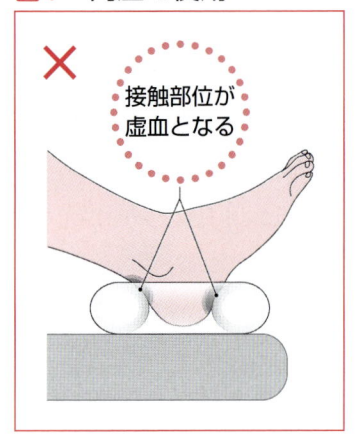

✕　接触部位が虚血となる

ここもチェック！

踵部の除圧方法

- 踵部の除圧方法としては、下腿部全体にクッションを当てて踵部を浮かせることである（図2）。
- 可動性が低下している患者では尖足になりやすいので、足部の他動運動などにより尖足を防止する。

図2　クッションを当てて踵部を浮かせる

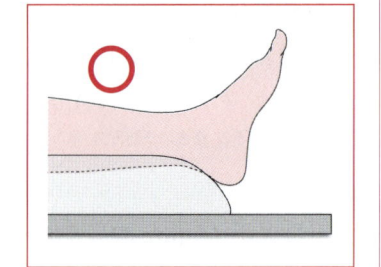

○

ここもチェック！

ブレーデンスケール（抜粋）

● 褥瘡の発生要因をアセスメントするスケールのひとつとして、ブレーデンスケールがある（表1）。

知覚の認知	1. 全く知覚なし	2. 重度の障害あり	3. 軽度の障害あり	4. 障害なし
湿潤	1. 常に湿っている	2. たいてい湿っている	3. 時々湿っている	4. めったに湿っていない
活動性	1. 臥床	2. 座位可能	3. 時々歩行可能	4. 歩行可能
可動性	1. 全く体動なし	2. 非常に限られる	3. やや限られる	4. 自由に体動する
栄養状態	1. 不良	2. やや不良	3. 良好	4. 非常に良好
摩擦とずれ	1. 問題あり	2. 潜在的に問題あり	3. 問題なし	

©Braden and Bergstrom.1988
訳：真田弘美（東京大学大学院医学系研究科）／大岡みち子（North West Community Hospital.IL.U.S.A）

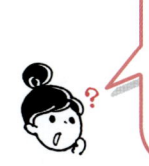

Q5 車椅子に座る場合、90度ルールにするのはなぜ？

A 車椅子から身体がずり落ちるのを予防し、また、尾骨部や仙骨部に褥瘡ができるのを予防するためです。

- 図1のようなしっかりとした90度の座位をとることによって、長時間座っていても車椅子から前方にずり落ちること（前方すべり）が少なくなります。前方にずり落ちると尾骨部や仙骨部に体圧がかかって褥瘡発生の原因になってしまいます（図2）。また、90度の座位は、体圧が殿部に集中せずに大腿の後面にもかかります。大腿後面には骨の突起がないので褥瘡になりにくいのです。
- 座位がとれない、あるいは、とりにくいのであれば、さまざまな褥瘡予防用具を使うなどして、ずり落ちるのを予防してください。
- 車椅子での座位の時間は1時間ぐらいとし、その後、ベッドに臥床するということを繰り返したほうがよいでしょう。
- ベッドの頭部を挙上するときにも、患者さんには同じような状態が起きますので注意が必要です。ベッドの頭部を30度以上挙上すると身体はずり落ちやすくなり、ずり落ちる力は45度で最大になります。また、挙上していくと体圧も仙骨部に集中するようになります。頭部を挙上するときには、ずり落ち防止や褥瘡予防のためにも、必ず膝の部分を挙げて頭部も挙げるようにしてください。

図1　90度ルール

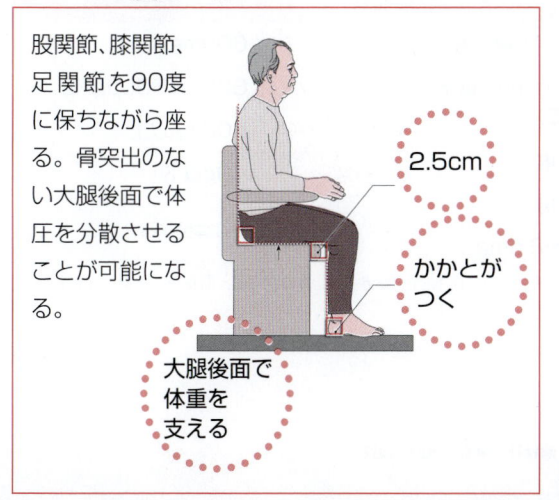

股関節、膝関節、足関節を90度に保ちながら座る。骨突出のない大腿後面で体圧を分散させることが可能になる。

2.5cm
かかとがつく
大腿後面で体重を支える

図2　前方すべり

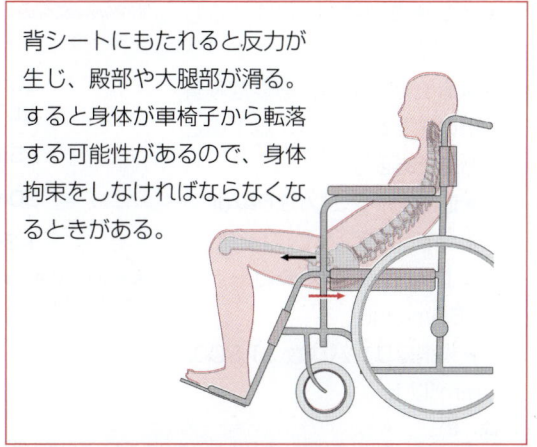

背シートにもたれると反力が生じ、殿部や大腿部が滑る。すると身体が車椅子から転落する可能性があるので、身体拘束をしなければならなくなるときがある。

中川ひろみ：褥瘡の予防方法．早わかり褥瘡ケア・ノート，溝上祐子編著，照林社，東京，2007：89．より引用改変

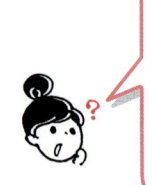

Q6 褥瘡がある場合に、栄養状態や貧血、糖尿病の有無などを観察するのはなぜ？

A 栄養状態が悪いとされる低アルブミン血症や、貧血、糖尿病が褥瘡の治癒を左右するからです。

- 褥瘡発生や治癒に深く関与する栄養状態の指標としては、アルブミン値が挙げられます。
- 低栄養状態とされる低アルブミン血症は、膠質浸透圧の低下による浮腫を引き起こし、組織耐久性の低下も招き、褥瘡の発生や治癒に大きな影響を与えます。
- 貧血があると組織への酸素供給が減少するために創傷の治癒を遅らせてしまいます。
- 糖尿病は、末梢循環の障害や神経障害、免疫機能低下による易感染性などを引き起こし、褥瘡を発生しやすくします。また、高血糖による炎症反応の阻害、コラーゲン合成阻害、白血球機能障害なども創傷の治癒を阻害してしまいます。

〈文献〉
表志津子, 片田正一, 加藤チイ：栄養管理を知る. 改訂版 実践に基づく最新褥瘡看護技術, 真田弘美, 須釜淳子編, 照林社, 東京, 2009：120-121.

ここもチェック！

褥瘡治療に必要な検査値のめやす

- 栄養摂取目標量を表1に示した。
- 褥瘡治療のために必要な検査値の主なめやすは、以下のとおりである[1]。
  - ▶血清アルブミン：3.0g/dL
  - ▶ヘモグロビン：11.0g/dL
  - ▶血清総コレステロール：160mg/dL
  - ▶末梢総リンパ球数：1,200/mm^{3}以上

表1 栄養摂取目標量

栄養素	目標量（1日あたり）	栄養素	目標量（1日あたり）
タンパク質	1.1〜1.5g/kg	カルシウム	600mg以上
水分	25mL/kg（飲水量として）	ビタミンA	600〜1500μgRE
鉄	15mg	ビタミンC	500mg以上
亜鉛	30mg	食塩	10g以下
銅	1.3〜2.5mg		

表志津子, 真田弘美：褥瘡. 改訂版 NST完全ガイド, 東口髙志編, 照林社, 東京, 2009：352.より引用

〈文献〉
1. 表志津子, 真田弘美：褥瘡. 改訂版 NST完全ガイド, 東口髙志編, 照林社, 東京, 2009：352.

7

与 薬

① 経口・口腔内与薬 —— 124
② 注 射 —— 130
③ その他の与薬 —— 138

①経口・口腔内与薬

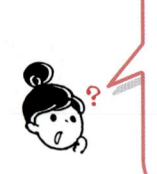

Q1 散剤や顆粒剤を服用するとき、少量の水を口に含ませてから入れるのはなぜ？

A 散剤や顆粒剤が舌や口腔内に吸着したり、散ってむせるのを防ぐためです。

- 与薬法としては、①口腔内与薬法、②経口的与薬法、③吸入法、④直腸内与薬法、⑤注射法、⑥塗布塗擦法などがあります。
- 散剤や顆粒剤（表1）は粒子が細かいため、舌や口腔内に吸着しやすく、散って、むせることもあります。服用前に少量の水を口腔内に含ませると、これらのことを防ぐことができます。
- 水を含むことで、苦味などの薬剤の味を残りにくくする効果もあります。
- 水なしで服用すると食道に停留し、潰瘍を起こす可能性もあるので注意が必要です。

表1　薬剤の種類と特徴

薬剤	特徴
錠剤	医薬品を一定の形状に圧縮したもので、服用しやすい。1錠中の成分含量が正確、有効成分の安定性が高いなどの利点がある。
カプセル剤	液状・懸濁状・のり状・粉末状・顆粒状などの形でカプセルに充填またはカプセル基剤で被包・成型したもので、苦味やにおい、刺激性の強い医薬品を服用しやすくする利点がある。
口中錠	噛み砕いたり、飲み込んだりせず、口腔内に含み、唾液で徐々に融解させ、口腔粘膜から吸収させるもので、有効成分を長く保てる利点がある。
舌下錠	舌の下に挿入し、口腔粘膜から血液中にすみやかに吸収させ、効果を発現させるもので、効果が速い、初回通過効果が避けられるなどの利点がある。
トローチ錠	薬物を長時間にわたって耳鼻粘膜・口腔粘膜に作用させるもので、長時間にわたって作用が続くなどの利点がある。
散剤・顆粒剤	医薬品そのまま、もしくは賦形剤・結合剤・崩壊剤・その他の適当な添加剤を加えた医薬品を、粉末または微粒状にしたものを散剤、粒状にしたものを顆粒剤という。
軟膏剤	適当な硬さの全質均等な半固形状のもので、軟膏やクリーム、ローションなどがある。
点眼薬	結膜嚢に適用する無菌製剤で、液体状のものや粉末状（初回使用時に付属の液体で溶解・懸濁して使用）のものがある。
坐薬	医薬品を基剤によって一定の形状に成型した固形の外用剤で、肛門または腟に適用される。胃腸障害が回避できたり、経口投与と比べ、薬物の分解または薬物代謝を回避できるなどの利点がある。

東郷美香子：与薬．ビジュアル基礎看護技術ガイド，照林社，2007：108．より引用

解剖生理の視点

舌の構造と味覚

舌の茸状乳頭、有郭乳頭、葉状乳頭にある味蕾が、味覚の受容器です。味蕾には、味細胞が集まっています（図1）。

実は、味蕾は舌だけではなく、軟口蓋、口蓋垂、咽頭にも分布していますが、ほとんどは舌乳頭に分布しています。茸状乳頭では乳頭頭部に、有郭・葉状乳頭では側方にあります。

茸状乳頭からの神経線維は舌神経→鼓索神経（顔面神経）に、有郭乳頭は舌咽神経に、葉状乳頭は鼓索・舌咽神経に支配されています。また、咽頭や喉頭にある味蕾は迷走神経に支配されています。

味には、塩味、酸味、甘味、苦味の4つの基本味にプラスして、最近ではうま味があるとされています。これらが混合して、いろいろな味が生じると考えられています。

味覚の分布は、舌の部位によって味覚の感受性が異なるとされてきました。しかし、最近の研究では前述のように舌の部位による感受性の差はないことが明らかになっています。

また、味覚は、個人差が多いことや、順応が速いため、例えば味の濃いものを食べ続けると濃いと感じなくなるなど、感覚が弱まることがあるという特徴があります。

図1　舌と味蕾、支配神経の分布

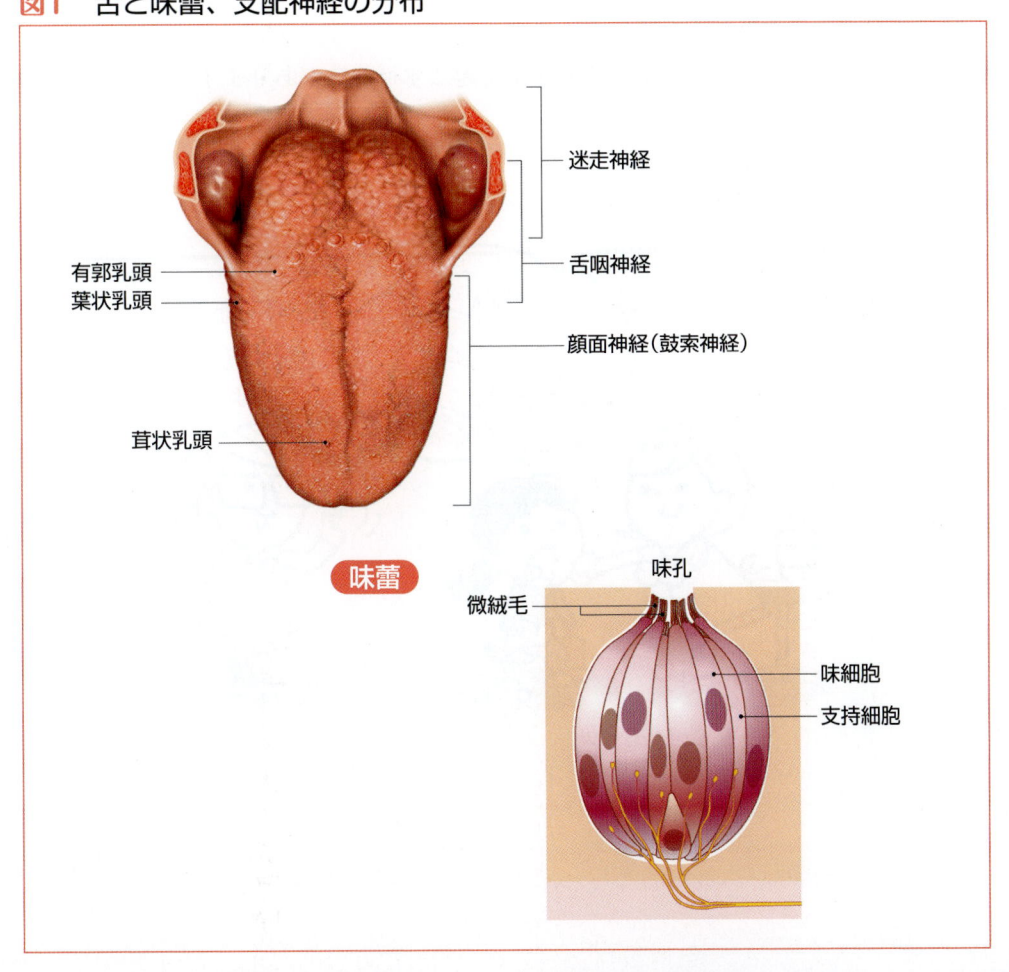

Q2 ニトログリセリンを舌下に投与するのはなぜ？

A 舌下錠は舌下の血管に吸収されやすいようにつくられているからです。

- 舌下錠(舌の下で溶かす薬)は、狭心症の発作時などに、急速な発現効果を期待して用いられる薬です。
- 舌下では、唾液腺からの唾液の分泌が多いので錠剤が早く溶けます。また、舌下錠はすみやかに溶解し、舌下の毛細血管に吸収されやすいように工夫されてもいます。
- 見た目は内服用の錠剤よりもやや小さいだけなので、舌下で溶解させずに、誤って内服することのないように十分に説明することが大切です。内服してしまうと、肝臓で代謝されて効果が落ちてしまいます。
- 与薬時には、血管が拡張し起立性低血圧を起こす可能性がありますので、立位での使用は避けてください。

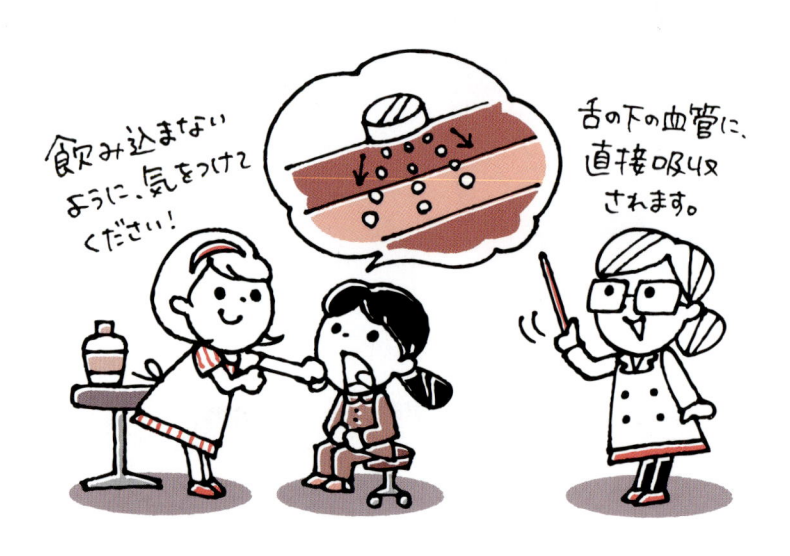

解剖生理の視点

薬物の通過経路

薬物は、身体のなかで、「吸収：absorption」「分布：distribution」「代謝：metabolism」「排泄：elimination」されます。4つの言葉の頭文字をとって、ADME（アドメ）といい、薬物の体内動態を指します。与薬方法により異なりますが、図1のような経路になります。

まず、薬が目的の場所で効果を発揮するためには血液のなかに入らなければなりません。内服薬で考えると、飲み込んだ薬は胃で崩壊し、小腸粘膜から吸収され、門脈を通って、肝臓へと運ばれます。

肝臓には解毒機能がありますから、薬の一部は肝臓で代謝を受けて効力を失います。薬が肝臓で最初に受ける代謝のことを「初回通過効果」といいます。初回通過効果を受けなかった残りの薬が肝臓を通過して、下大静脈を経て心臓に運ばれます（もちろん、静脈注射であれば肝臓を通過せず、直接血液に100％吸収されます）。

下大静脈から心臓に行った薬は、血液によって身体のさまざまな部位に運ばれ、目的の部位に着いて効果を発揮します。これが分布です。そして、効果を発揮した後の薬はまた血液の流れによって肝臓に戻り、代謝を受けます。肝臓の機能によって、作用のない薬、排泄しやすい薬に変えられ、主に腎臓から尿中へ排泄されます。

舌下錠（口腔内投与）であれば、口腔粘膜から吸収されて毛細血管・頸静脈を経て上大静脈から心臓に到達して作用します。よって、消化管における分解や代謝、門脈を経た肝臓での代謝における初回通過効果を回避することができ、効果発現が早まります。狭心症の発作時に舌下で服用するニトログリセリンが有名ですね。

図1　薬剤の吸収・分布・代謝・排泄（ADME）

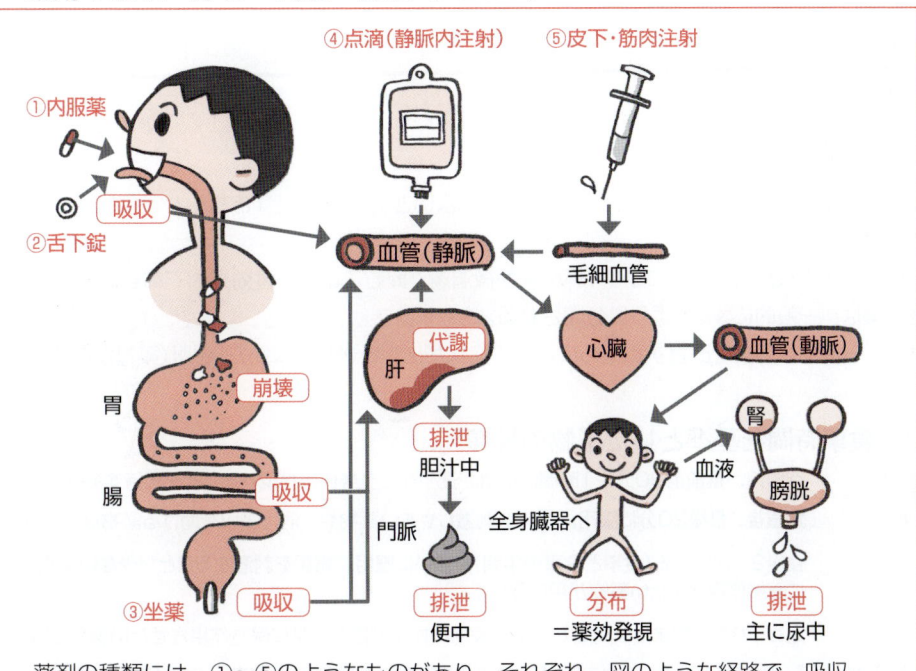

薬剤の種類には、①〜⑤のようなものがあり、それぞれ、図のような経路で、吸収（absorption）、分布（distribution）、代謝（metabolism）、排泄（elimination）される。4つの言葉の頭文字を略してADMEといい、薬物動態のことをいう。

Q3 内服するときに水または白湯がよいのはなぜ？

A 水または白湯以外だと薬物の吸収が阻害されてしまったり、血中濃度が上昇したりすることがあるからです。

- 薬を水または白湯で飲まないで、他の食品で飲むと、薬と食品の相互作用により、薬の作用が強まったり、弱まったりすることがあります。また、副作用が強く出てしまったりもします。
- 表1に、薬物の効果に影響を与える飲み物を示しました。
- 納豆のなかのビタミンKは、抗凝固薬、例えばワーファリンの効果を減弱させ、グレープフルーツの苦味成分がカルシウム拮抗薬の効果を高めます。

〈文献〉
1）村中陽子, 玉木ミヨ子, 川西千恵美：学ぶ・試す・調べる 看護ケアの根拠と技術. 医歯薬出版, 東京, 2005：114.

ここもチェック！

薬の服用時間

- 薬の服用時間は、「ほぼ守られていればだいたいよいという時間」と「きちんと守らなければならない時間」とがある。
- 薬は、指示された時間に、コップ1杯の水か微温湯で飲むことが一番効果的である。
- 経口薬は、一般的に表2のように分類される。
- 他に、一時的な症状を改善するために、その症状が出たときだけに飲む「頓服（薬）」がある。

表2　食事時間を基準とした薬物の種類

食前薬	空腹時、食前前30分〜1時間に服用。速やかに全身作用が現れることを期待する薬物。
食後薬	食直後、食後30分に服用。胃腸を刺激しやすい薬物や、消化吸収を助ける薬物などに用いられる。
食間薬	食後2〜3時間後（食事と食事の中間）くらいに服用。胃腸を刺激することが少ない薬物や、胃腸壁に直接作用させたい薬物が用いられる。
時間薬	定められた時間または間隔で服用。薬物の血中濃度を一定に保ち作用させたい場合に用いられる。

石渕夏子, 松永保子, 他：メディサイトクイックマスターブックス 基礎看護学2. 医学芸術社, 東京, 1998：177. より引用

表1 飲み物による薬物への影響

飲み物	対象薬品	影響
緑茶	●鉄剤	●緑茶のタンニンが鉄剤の吸収を阻害し、効果が減少する
紅茶 コーヒー	●シメチジン （H₂受容体拮抗薬）	●カフェインのクリアランス減少 ●副作用（女性化乳房、肝障害、発疹、眠気、骨髄抑制、頭痛、痙攣、徐脈など）が増強する
	●ジアゼパム （抗不安薬）	●カフェイン（覚醒作用）がジアゼパムの薬効と拮抗し、不安や筋緊張等の抑制効果が減弱する
	●テオフィリン （気管支拡張・血管拡張薬）	●カフェインにより副作用（悪心、嘔吐、動悸、頻脈など）が増強する
アルコール	●ワーファリンカリウム （抗凝固薬）	●薬物の作用増強により、出血しやすくなる
	●トルブタミド （糖尿病治療薬）	●薬物の作用増強により、低血糖を起こしやすくなる
	●鎮静、睡眠薬	●鎮静、睡眠効果が増強し、量によって昏睡状態になる
	●クロルプロパミド （糖尿病治療薬） ●メトロニダゾール （抗寄生虫薬・消化性潰瘍治療薬） ●セフメタゾールナトリウム （抗菌薬）	●低血糖、悪心、嘔吐などを起こす
	●降圧薬	●アルコールの作用（血管拡張）により低血圧を起こす
	●アスピリン ●イブプロフェン	●胃腸管に炎症（ただれやびらん）を起こす
牛乳	●テトラサイクリン塩酸塩 ●鉄剤	●牛乳中のカルシウムと結合すると、吸収率が低下し薬効が発揮できない
	●エリスロマイシン	●吸収率が増加し副作用が出現しやすくなる

野中廣志：ポケット版 看護に役立つ「なぜ・何」事典．照林社，東京，1998：269.より引用改変

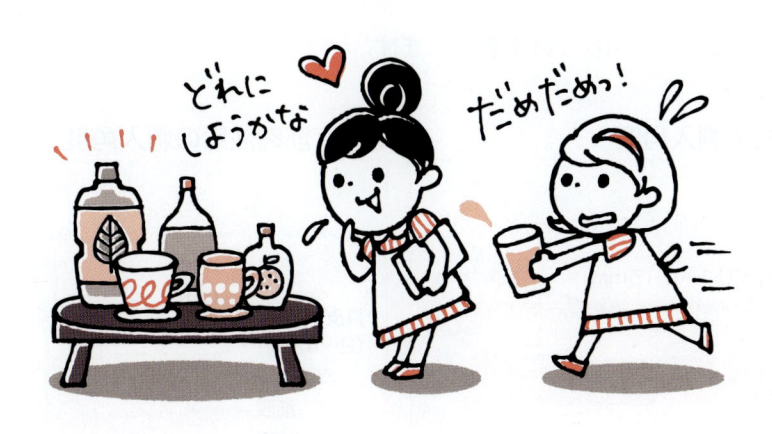

②注　射

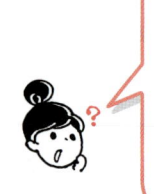

Q4 注射角度を、皮下注射では10～30度に、筋肉注射では45～90度にするのはなぜ？

A 薬剤の注入される部位に正確に注射しなければならないからです。

- 皮下注射とは、皮膚と筋層との間の皮下組織に薬液を注入するものです（図1）。
- 皮下注射では、皮下組織が皮膚表面から比較的浅く、針の深層への刺入を防ぐという意味からも、10～30度という浅い角度が適しています。10度よりも浅い角度では、皮内注射になってしまう可能性があります。
- 筋肉注射とは、皮下組織よりも深部にある筋層に薬液を注入するものです（図2）。
- 筋肉注射では、皮下注射に適さない刺激のある薬液や、皮下注射よりも多い量を注射します。薬液を確実に筋層に注入し、さまざまな障害が生じるのを防ぐためにも、45～90度で刺入するのです。また、皮下脂肪層の厚いところでは90度で、浅いところでは45度くらいの角度で針を刺入します。

図1　皮下注射の刺入角度

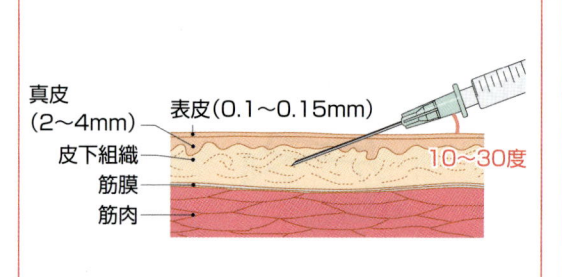

真皮（2～4mm）
表皮（0.1～0.15mm）
皮下組織
筋膜
筋肉
10～30度

皮下組織は血管が乏しいので、皮下注射の吸収速度は筋肉注射の2分の1、静脈注射の10分の1とされている。

図2　筋肉注射の刺入角度

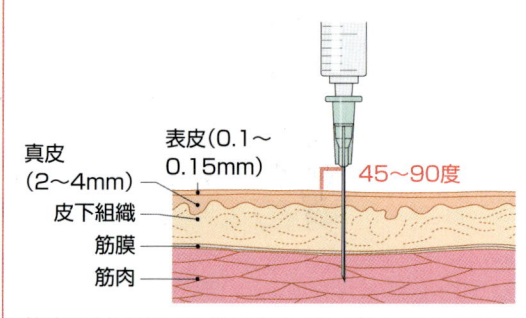

真皮（2～4mm）
表皮（0.1～0.15mm）
皮下組織
筋膜
筋肉
45～90度

筋肉注射は皮下組織を越えて深く針を刺すので、神経損傷や動脈へ刺入しないように十分に気をつける必要がある。

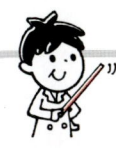

解剖生理の視点

皮膚にあるもの

皮膚は、表皮、真皮、皮下組織から成り立っています(図1)。

表皮は、皮膚の最外層で、重層扁平上皮からできています。角質層、淡明層、顆粒層、有棘層、基底層の5層構造になっています。

真皮は、乳頭層と網状層の2層から成っています。密な線維性結合組織から成り、血管や神経はここに分布しています。

皮下組織は、疎性結合組織から成り、多量の脂肪細胞、つまり皮下脂肪を有します。皮下組織のなかを皮静脈、皮神経が走行しています。

図1 皮膚の構造

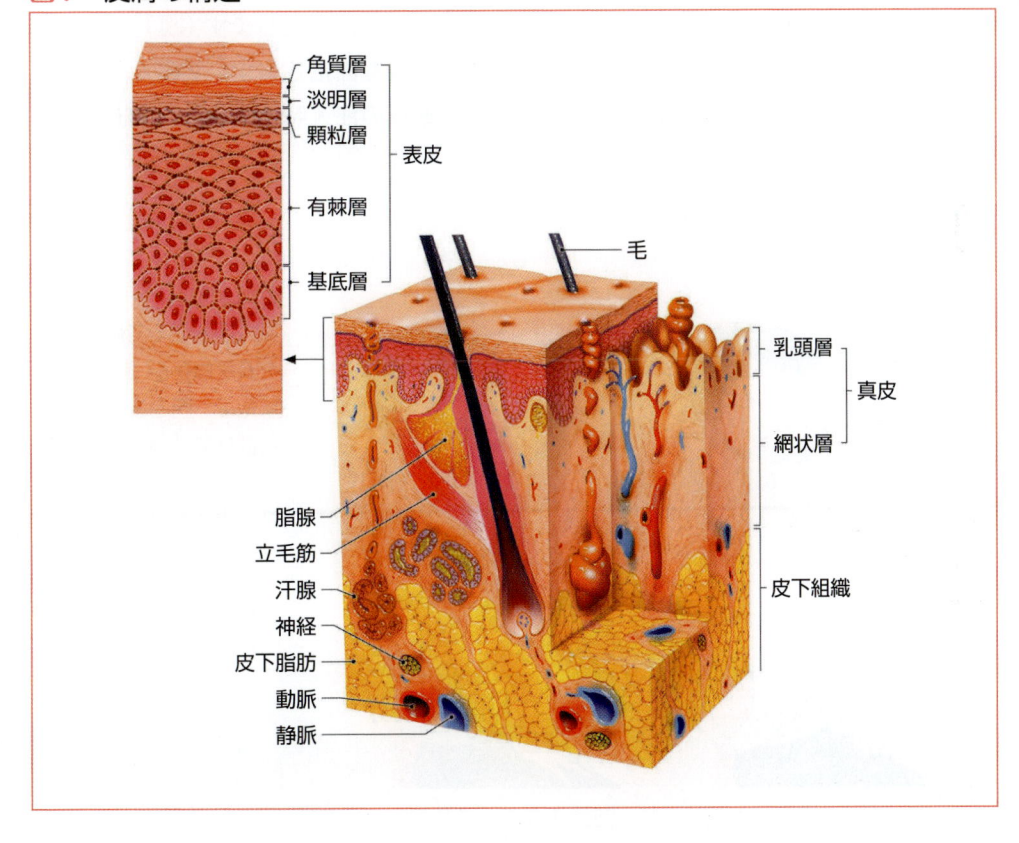

Q5 上腕に注射をするときに、腰に手を当てるのはなぜ?

A 注射しやすいように、腕を安定させるためです。

- 肘関節を屈曲させ、手を腰に当てることによって上腕は安定します(図1)。上腕に注射をする場合、これが針を刺入しやすく、注射器も固定しやすい姿勢なのです。
- この姿勢が、三角筋を弛緩させ、針の刺入時や薬液の注入時の痛みも緩和します。

図1 注射刺入時の患者の姿勢

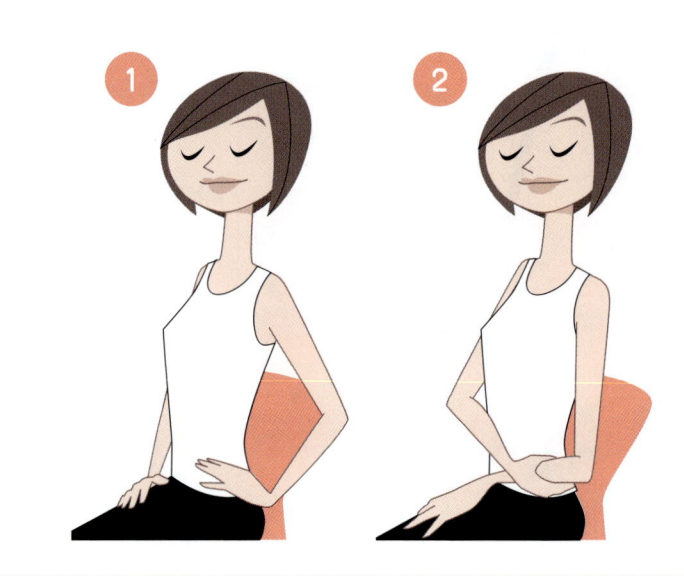

腰に手を当てて腕を安定させる(❶)。または、腕を直角に曲げて片方の手で保持する(❷)。

ここもチェック!

5つの正(R):five rights

- 与薬は医師の指示により行われるが、実施時には安全性と正確性が求められる。
- 安全で正確な与薬のためには、「five rights」が重要である。

正しい薬物:Right Drug
正しい量:Right Dose
正しい方法:Right Route
正しい時間:Right Time
正しい患者:Right Patient

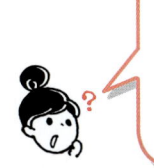

Q6 筋肉注射で最も安全な注射部位が、中殿筋なのはなぜ？

A 坐骨神経などの神経や血管に刺さる危険性が低いからです。

- 筋肉注射は本来、神経や血管が少なく、筋肉が豊富であり、皮膚に隣接している骨がない部位を選択します。これは、大きな血管や神経の損傷、筋の短縮・拘縮を避けるためです。
- 筋肉注射の部位は、上腕の三角筋前半部や大腿前外側中央部、中殿筋などが選ばれます（図1）。
- 成人では、三角筋前半部や大腿前外側中央部よりも中殿部のほうが筋層が厚く、神経の走行からも離れているので、安全であるといえます。

〈文献〉
1. 石渕夏子, 松永保子, 他：メディサイトクイックマスターブックス 基礎看護学2. 医学芸術社, 東京, 1998：184.

図1 筋肉注射の主な注射部位

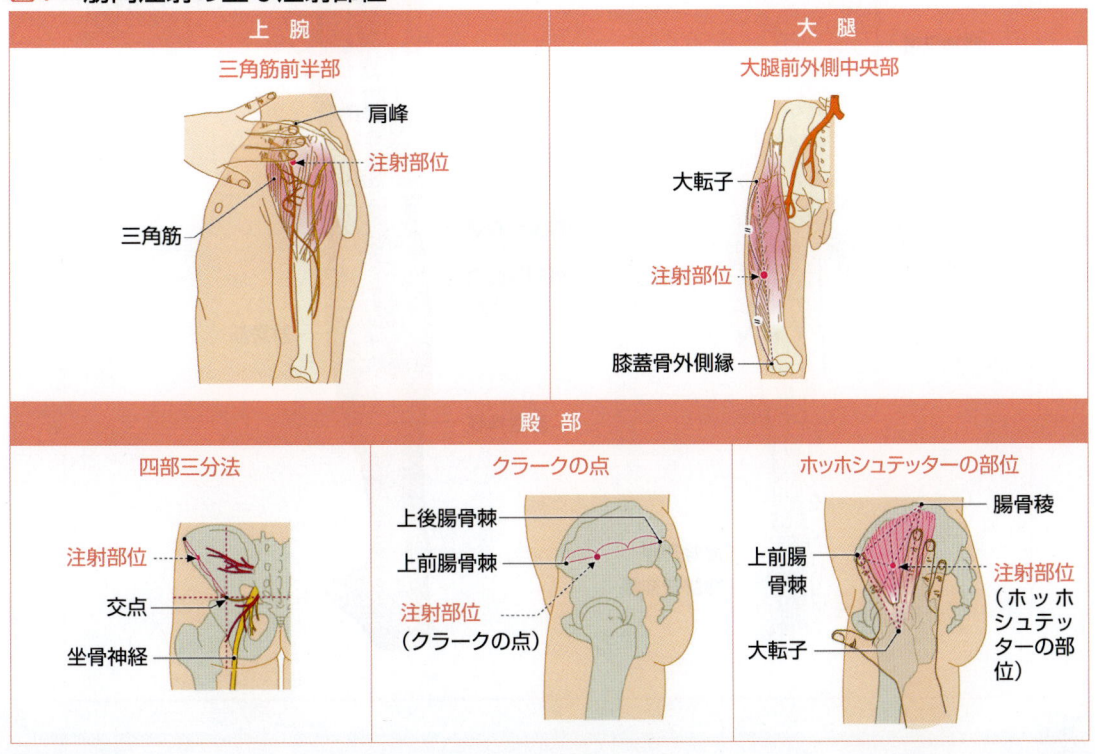

解剖生理の視点

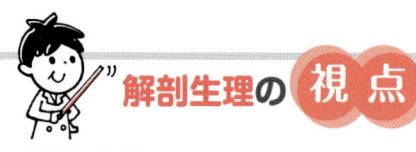

仙骨神経叢

仙骨神経叢は、第4、第5腰神経と第1〜3仙骨神経の前枝によりつくられています。筋枝は外骨盤筋、大腿屈筋、下腿および足のすべての筋肉を支配しています。皮枝は殿部、外陰部、大腿の後面、下腿の後面と外側面、足の皮膚に分布しています。上殿神経、下殿神経、後大腿皮神経、坐骨神経などの枝があります。

なかでも坐骨神経は、全身で最も大きな末梢神経です。骨盤腔中から大坐骨孔を抜け、梨状筋下孔を通り後面に出ます。坐骨結節と大転子の間を走り、大腿後面を下行し、膝窩の上方で脛骨神経と総腓骨神経に分かれています（図1）。

図1　神経叢と下肢の骨・筋と神経（後面）

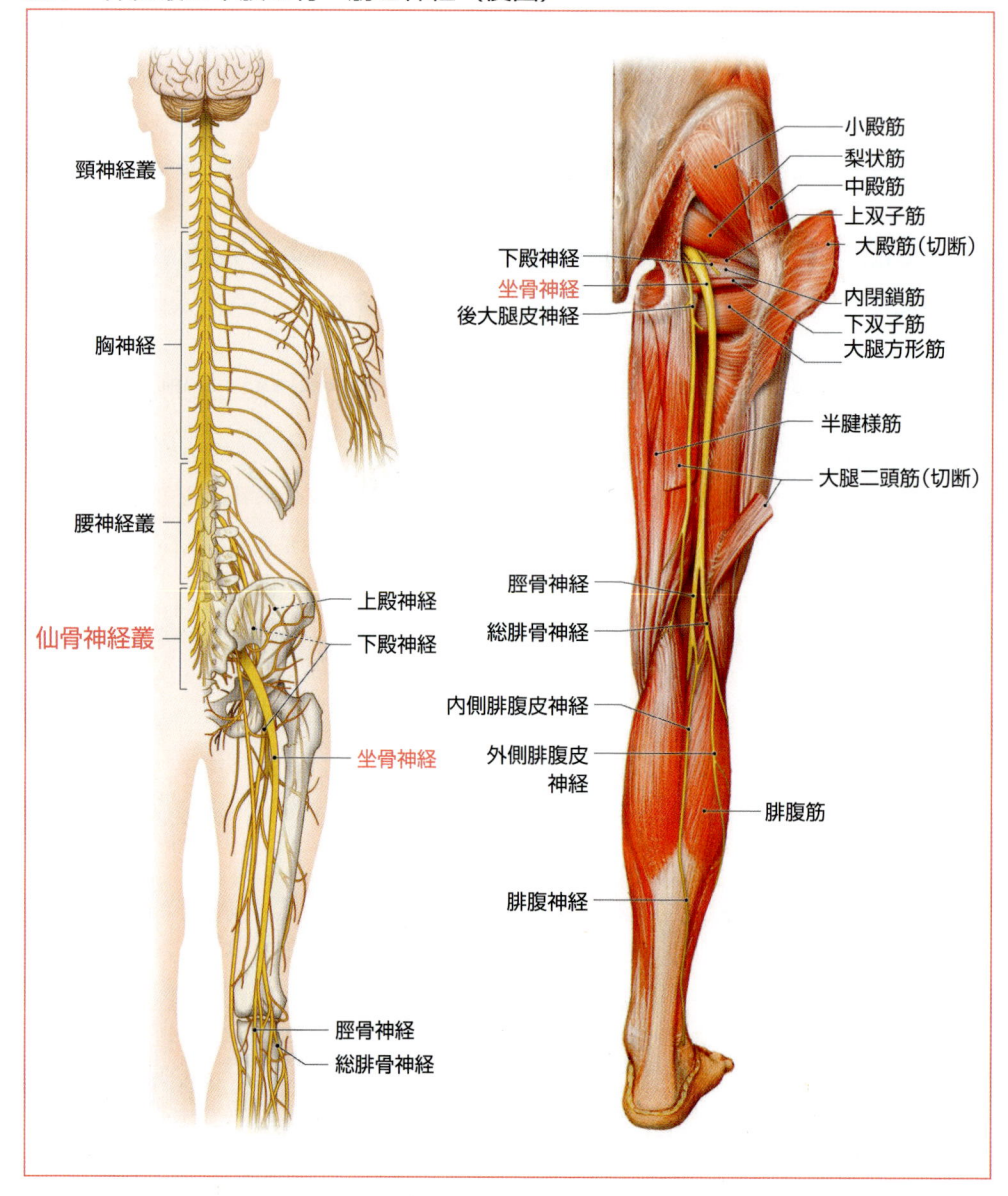

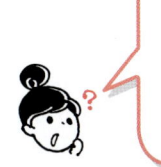

Q7 インスリン皮下注射後に皮膚をもまないのはなぜ？

A 一定の吸収速度・作用時間を保つためです。

- 皮下注射終了後は、基本的にほとんどの場合、もんで薬液を吸収しやすくします。
- インスリン注射の場合は、一定の吸収速度・作用時間を保つ必要があるので、もんで薬液の吸収を促進させてはいけないのです。

ここもチェック！

インスリンの自己注射

- インスリンの自己注射は、患者が自分でしやすい部位として、腹壁前面が選ばれる（図1）。
- 刺入角度は、皮膚面に対して10〜30度である。
- 注射部位の皮膚をアルコール綿で拭き、注射する。
- 注射部位は毎日少しずつずらす。

図1 インスリン皮下注射の部位

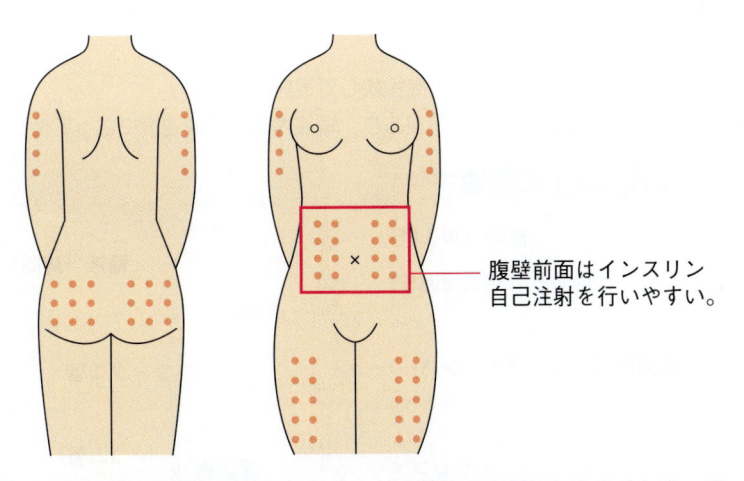

腹壁前面はインスリン自己注射を行いやすい。

インスリン注射は直接血管に入ると薬の作用効果が早いため、低血糖などを起こしやすくなる。そこで、血管の少ない部位を選び、皮下注射をする。

新生会第一病院健康ネットワーク"いきいき"：インスリンの自己注射．糖尿病ハンドブック，小川洋史，田中博志監修，医学書院，東京，2005：91．より引用改変

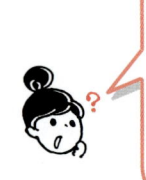

Q8 点滴で静脈内に空気が入らないように気をつけるのはなぜ？

A 侵入した空気によって血管の閉塞（空気塞栓）が起こる可能性があるからです。

- 血管内に空気（エア）が入ると、侵入した空気によって血管の閉塞（空気塞栓）が起こることがあります。
- 空気塞栓は、胸痛、チアノーゼ、血圧低下、頻脈などを起こし、頭部の血管に起きれば意識レベルの低下や失神などを起こすこともあり、大変危険です。したがって、脳血管での空気塞栓の発症を防ぐためには、頭を低くした体勢にします。
- 血管内に空気が入った場合には、患者さんを左側臥位にして心臓へ空気を送り、さらに心臓から肺動脈へ、肺動脈から肺へ空気を送り込みやすくすることで、肺から空気が外に出るようにします。

ここもチェック！

点滴の構成

- 点滴は、輸液製剤に輸液セットを接続して実施する（図1）。
- 輸液セットには成人用と小児用があり、輸液内容や輸液速度によって使い分ける。

図1 輸液セットの構造

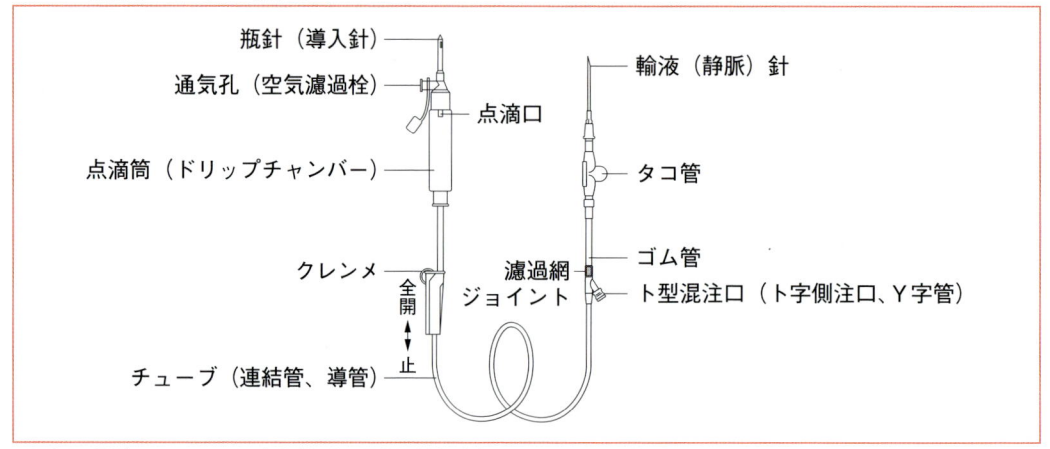

ラベル：瓶針（導入針）、通気孔（空気濾過栓）、点滴口、点滴筒（ドリップチャンバー）、クレンメ、濾過網、ジョイント、チューブ（連結管、導管）、全開↕止、輸液（静脈）針、タコ管、ゴム管、ト型混注口（ト字側注口、Y字管）

石塚睦子，黒坂知子：わかりやすい与薬 第4版．医学評論社，東京，2010：78．より引用改変

Q9 点滴ボトル内の薬液が空になっても、ルート内では途中で自然に止まり、空気が血管中に入らないのはなぜ？

A 静脈圧があるからです。

- けがをして出血した場合を思い浮かべてください。血管が破れると出血しますが、これは血管内に圧があるからです。
- 点滴ボトル内が空になり、ある程度点滴ライン内に空気が侵入しても、静脈圧と同じ圧のところで止まり、空気が体内へ侵入することはありません。

ここもチェック！

滴数の計算

- 成人用点滴セットは20滴で1mL、小児用（微量用）は60滴で1mLである。
- 1分間の滴数の計算式は、以下のようになる。

$$1分間の滴数（滴／分）＝\frac{薬液量(mL)×1mLの滴数（滴）}{点滴時間（分）}$$

- 例えば、成人用点滴セットを使用して、500mLの輸液を2時間30分かけて行う場合は、約67滴になる。

$$66.7（滴／分）≒\frac{500(mL)×20（滴）}{150（分）}$$

- 点滴時に、1分間の滴数を計算してその滴数に合わせても、患者の体位や体動などによって変わることがある。したがって、点滴中は何回か確認し、そのつど、滴数を調整する必要がある（図1）。

図1 点滴の確認

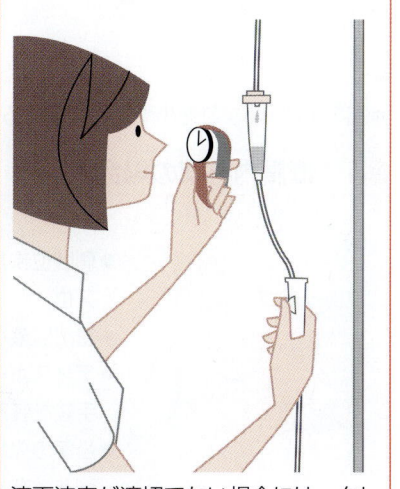

滴下速度が適切でない場合には、クレンメで調整する。

③その他の与薬

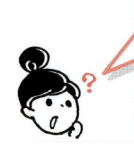

Q10 坐薬を肛門から4〜6cm挿入するのはなぜ？

A 入れた坐薬が出てきてしまうのを防ぐためです。

- 4〜6cm挿入することで、坐薬は不随意筋である内肛門括約筋よりも深く、肛門管を越えて直腸膨大部まで入ります。そのため、坐薬を入れた後に出てきてしまうのを防ぐことができるのです。
- 挿入が浅いと、随意筋である外肛門括約筋が刺激され、すぐに坐薬は排出されてしまいます。

ここもチェック！

坐薬の挿入方法

- 指の第2関節までをめやすに挿入すると、深さ4〜6cm入れることができる（図1）。

図1 直腸内与薬の場合

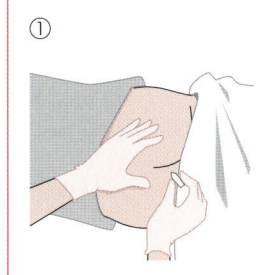

①
- 側臥位またはシムス位
- 露出は最小限
- ディスポーザブル手袋を装着
- 坐薬の先端に潤滑剤を塗布する

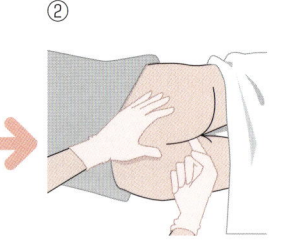

②
- 指の第2関節ぐらいまで挿入
- 挿入後はガーゼまたはティッシュペーパーで肛門を2〜3分押さえる

〈文献〉
1. 石塚睦子，黒坂知子：わかりやすい与薬第4版．医学評論社，東京，2010：51．

解剖生理の視点

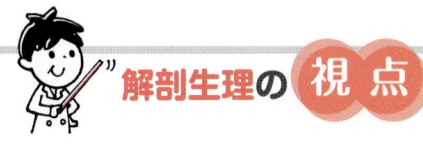

肛門をとりまく筋

肛門には、内肛門括約筋と外肛門括約筋があります。内肛門括約筋は輪層の平滑筋で、その外方に横紋筋（骨格筋）の外肛門括約筋が位置しています。

内肛門括約筋は自律神経支配の不随意筋ですが、外肛門括約筋は肛門挙筋の続きで、骨格筋性の随意筋です。外肛門括約筋は、内肛門括約筋より力が強く、意識的な排便の調節を行っています。

図1からもわかるとおり、肛門管は4～5cmで、入口は筋が発達しています。坐薬を4～6cm挿入し、直腸膨大部まで到達させることで、内肛門括約筋・外肛門括約筋の収縮による坐薬の排出を防ぐことができます。

図1 肛門の構造

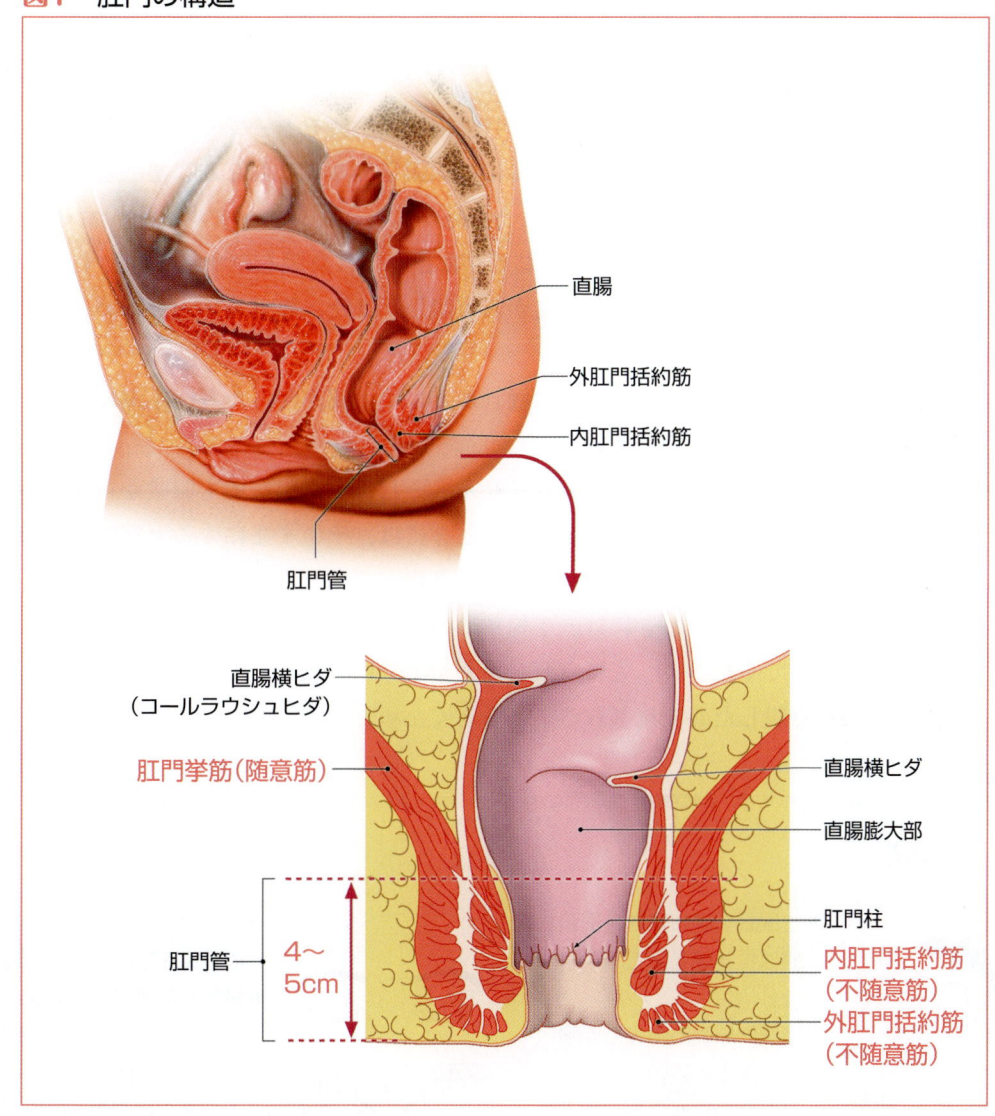

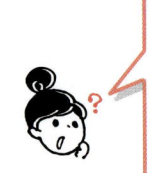

Q11 点眼する際、下眼瞼の下に拭き綿を当て軽く引き、眼は上を見てもらうようにするのはなぜ？

A そうすることにより結膜嚢を露出できて、点眼しやすくなるからです。

- 点入部位は結膜嚢内です。点眼しようと目の前に点眼薬をもってくると、まばたきをしてしまいます。したがって、点眼時には、頭を後ろにそらした姿勢とし、下眼瞼の下に拭き綿を当てて軽く引き、眼は上を見てもらうようにします。そうすると、まばたきの予防ができ（図1）、下眼瞼結膜が露出して、点眼しやすくなります。
- 眼脂がついている場合は、拭き取ってから点眼し、また、眼球を圧迫しないようにしてください。
- 点眼時に、点眼容器の先端がまつ毛に触れると、中の薬が濁ったり、不潔になりやすくなるので、注意してください。
- 結膜嚢内には、1滴分ぐらいしか入りません。それ以上点眼しても眼瞼から薬があふれるだけです。点眼薬が眼外に流出したときには、そのままにすると接触性皮膚炎などの原因になるので、すぐに拭き綿で拭き取ってください。
- 点眼薬を2種類以上使うときには、1種類めの薬を点眼後、5分くらいたってから次の薬を点眼してください。先に点眼した薬が十分に吸収されて効果を得られないうちに、次に点眼した薬で流されることを防ぐためです。

〈文　献〉
1. 石塚睦子, 黒坂知子：わかりやすい与薬, 医学評論社, 東京, 2003：40-41.

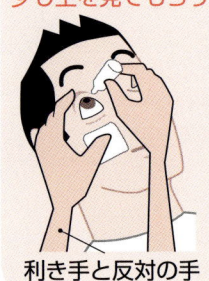

図1　点眼法

少し上を見てもらう
利き手と反対の手

- 上眼瞼を少し開き、下眼瞼は拭き綿を当て下に引く。
- 下眼瞼結膜の中央に点眼薬を滴下する（1滴/回）。点眼薬の容器の先端が手やまつ毛に触れないように注意する。

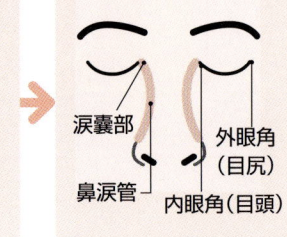

涙嚢部　外眼角（目尻）
鼻涙管　内眼角（目頭）

- 滴下後、しばらく眼を閉じて眼球を動かしてもらう。
- 拭き綿を当てて、涙嚢部（目頭の下）あたりを30秒～1分間軽く押さえると、液の鼻腔内への流出が防げられる。
- 余分な薬液を拭く。

8

吸入・吸引

① 酸素吸入 ── 142
② 口腔・気管吸引 ── 143
③ ドレナージ ── 150

①酸素吸入

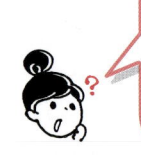

Q1 酸素吸入時に加湿するのはなぜ？

A 酸素療法時の酸素の湿度は0%なので、加湿して、気道粘膜の損傷を防ぐ必要があるからです。

- 地域差や季節による変化はあるものの、日本の湿度は平均60〜70%です。
- 室内の温度25℃の場合、40〜60%程度の湿度が必要とされています。
- 酸素ボンベや中央配管から供給される酸素の湿度は0%なので、加湿して、気道粘膜の損傷を防ぐ必要があります。
- 低流量の酸素投与（鼻カニューレでは4L/分まで、ベンチュリーマスクでは酸素濃度40%まで）では、酸素加湿に根拠がないということです。

〈文献〉
1. 巽浩一郎, 松原宙, 滝口裕一, 他：酸素加湿について−病棟での酸素加湿を中心として．日呼吸会誌 2003;13(2):320-323.
2. 宮本顕二：経鼻的低流量(低濃度)酸素吸入に酸素加湿は必要か？．日呼吸会誌 2004;42(2):138-144.

ここもチェック！

加湿器ボトルの交換

- 加湿しなければならない場合に、加湿器ボトルの水がなくなったときは、感染防止のために追加注入せず、加湿器ボトルごと全量交換する。
- 呼吸器感染のリスクを考えると、ディスポーザブルタイプの加湿器ボトルが望ましいといえる。

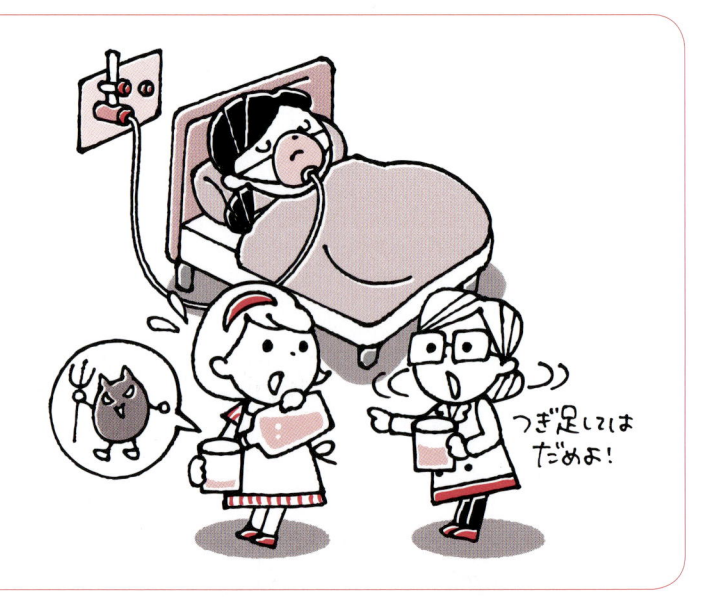

つぎ足してはだめよ！

②口腔・気管吸引

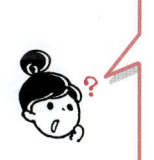

Q2 吸引圧を、口腔内では100〜200mmHg、気管内では80〜120mmHgとするのはなぜ？

A それくらいが安全に吸引を行える圧とされているからです。

- 吸引圧は、低すぎると十分な吸引ができません。反対に高すぎると、気道や口腔の粘膜を損傷することがあります。気道粘膜を損傷すると、発赤、腫脹などが症状として現れます。
- 吸引を安全に効果的に行える圧は、口腔内で100〜200mmHg、気管内で80〜120mmHgとされています。
- カテーテルの挿入前には、カテーテルを指で折って閉鎖する（屈曲閉鎖）か、つぶして閉鎖するかして、必ず吸入圧の確認をしてください。
- 吸引後には、痰などの分泌物の性状や、患者さんの状態を十分に観察してください。

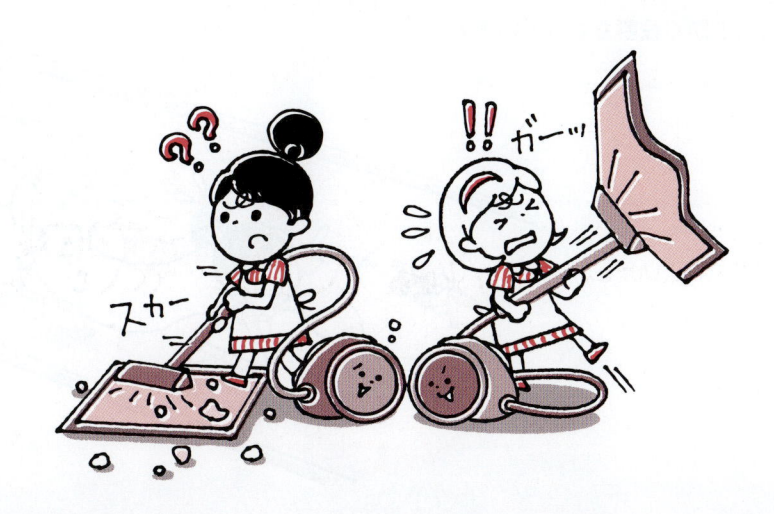

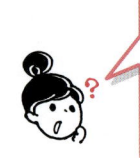

Q3 吸引カテーテルに圧をかけないで、先端を咽頭部まで進めるのはなぜ？

A 吸引圧をかけたまま、カテーテルを挿入すると、周囲の粘膜などに吸い付いてしまうからです。

- 吸引圧をかけたまま、口腔や鼻腔（びくう）にカテーテルを挿入しようとすると、吸引したいところに到達する前にカテーテルが周囲の粘膜などに吸い付いてしまい、目的のところまでカテーテルの先端を進めることが難しくなります。また、吸引圧をかけたままだと、カテーテルを挿入している間も気管内や肺内の空気を吸引していることにもなります。
- このようなことは、患者さんへの苦痛を増大させるだけなので注意が必要です。

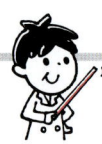

解剖生理の視点

粘膜とは

粘膜は、口腔から始まる消化管や鼻腔から始まる気道、尿管などの管腔の内表面を覆っています。いわゆる口腔粘膜、胃粘膜、鼻腔粘膜などで、上皮と粘膜固有層から構成され、上皮は常に湿った状態に保たれ、病原体の侵入を防ぐ役割ももっています。

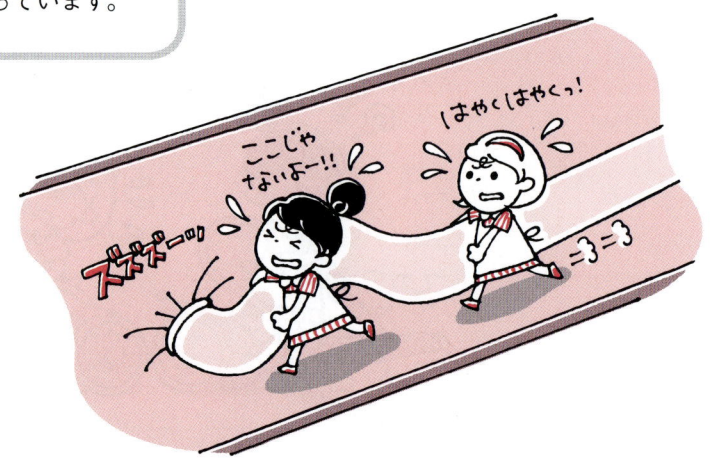

Q4 吸引時、カテーテルを回転させるのはなぜ？

A 回転させることにより痰を取りやすくし、また、粘膜の損傷を防止しているのです。

- 吸引カテーテルには、単孔式と多孔式とがあります（図1）。
- 単孔式の場合には、先端を回転させる必要はありません。
- 側孔のある多孔式カテーテルでは、すべての孔に痰が付着した場合に吸引圧が高くなりますが、1孔でも付着していないと吸引圧は低下します。また、同じ部位に吸引圧がかかりすぎると、粘膜を損傷しやすくなります。そのため、吸引カテーテルの先を回転させて、吸引するのです。
- 多孔式のカテーテルの回転方法として、手首を回してカテーテルがたわむようにしてもカテーテルの先端は回転していないので、カテーテル自体を回転させること（こよりをよるような操作）が必要です。

図1 吸引カテーテルの種類と効果的な吸引方法

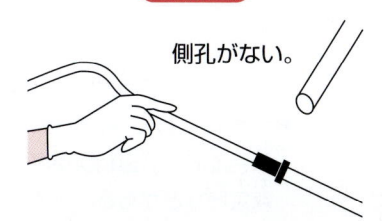

単孔式
側孔がない。
吸引圧は先端の孔だけにかかるため、先端を回転させる必要はない。

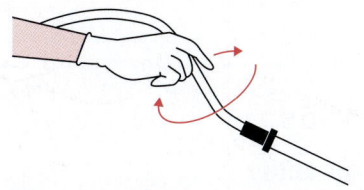

ぐるぐる回しは×
吸引カテーテルを大きく回しても、カテーテルの先端は回転しない。

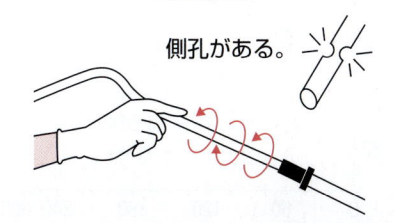

多孔式
側孔がある。
痰がすべての孔に接している場合は吸引圧は高くなるが、痰が1孔でも接していないと吸引圧は低下してしまう。そのため、吸引チューブの先端を回転して分泌物と孔を接触させることで、痰が引き込まれることになる。

道又元裕：気管吸引は安全・確実な方法で行う．根拠でわかる人工呼吸ケアベスト・プラクティス，道又元裕編著，照林社，東京，2008：45-46．より引用改変

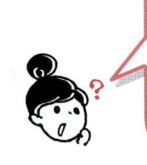

Q5 気管吸引の時間は1回に10〜15秒なのはなぜ？

A 長時間、吸引を行うと、呼吸ができず低酸素状態になる危険性があるからです。

- 吸引時には、気管内や肺内の空気も吸引することになるので、呼吸ができません。したがって、長時間行うことで低酸素状態となる危険性があるのです。
- 長時間吸引することで気道粘膜や迷走神経への刺激も大きくなります。
- 吸引時間と動脈血酸素濃度の回復時間は図1のような関係にあり[1]、吸引時間は10〜15秒にとどめるほうがよいのです。
- 実際に自分も呼吸を止めながら実施すると、10秒でも患者さんの苦しさが実感できると思います。

〈文献〉
1. 坂本多衣子, 前田里美, 笠作祐子, 他:吸引操作の患者への影響. ICUとCCU 1985;9(6):730.

図1 吸引時間と動脈血酸素濃度の回復時間

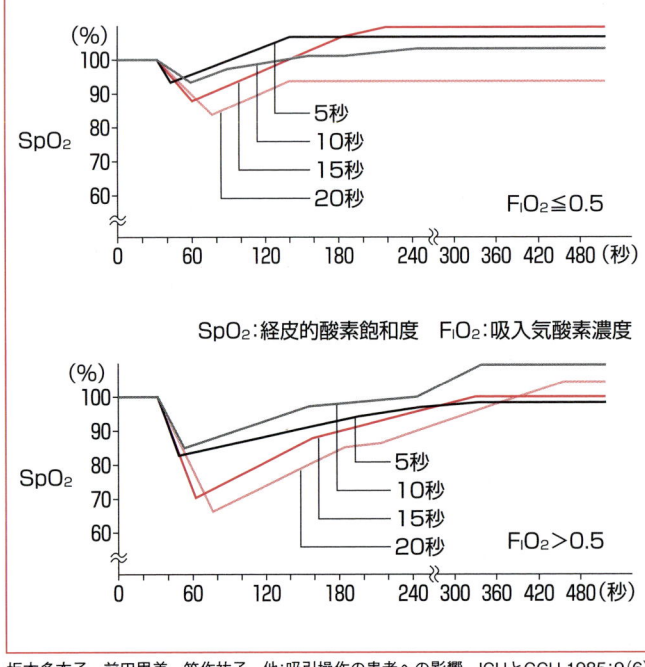

（$F_iO_2 \leq 0.5$ および $F_iO_2 > 0.5$ のグラフ、吸引時間5秒、10秒、15秒、20秒）

SpO_2：経皮的酸素飽和度　F_iO_2：吸入気酸素濃度

坂本多衣子, 前田里美, 笠作祐子, 他:吸引操作の患者への影響. ICUとCCU 1985;9(6):730. より引用

ここもチェック！

気管吸引の注意点

- 気管吸引は患者に非常に苦痛を与えるものである。
- 合併症としては、低酸素血症、肺胞虚脱、気道粘膜損傷、感染、無気肺などがある。
- 一般的にいわれている吸引時間は10〜15秒だが、短時間で効果的に痰を吸引することが重要である。

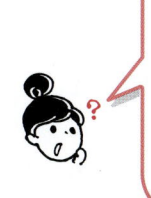

Q6 気管切開時には吸引カテーテル挿入の長さを、10cmくらいにするのはなぜ？

A それ以上挿入すると気管分岐部より奥に入ってしまい、無気肺などの合併症を起こす危険性があるからです。

- 気管切開時には、気管分岐部から3〜5cm上にカテーテルの先端がくるように10cmくらい入れて吸引します。
- 気管支樹の構造を図1に示します。気管支樹は、気道域、移行域、呼吸域に分かれ、葉気管支より深い位置に痰があっても、気管吸引では取れません。
- カテーテルを深く挿入しすぎると気管分岐部を傷つけることがあり、気管分岐部より奥に入れてしまうと無気肺などの合併症を起こす危険性があります。

図1　気管支樹

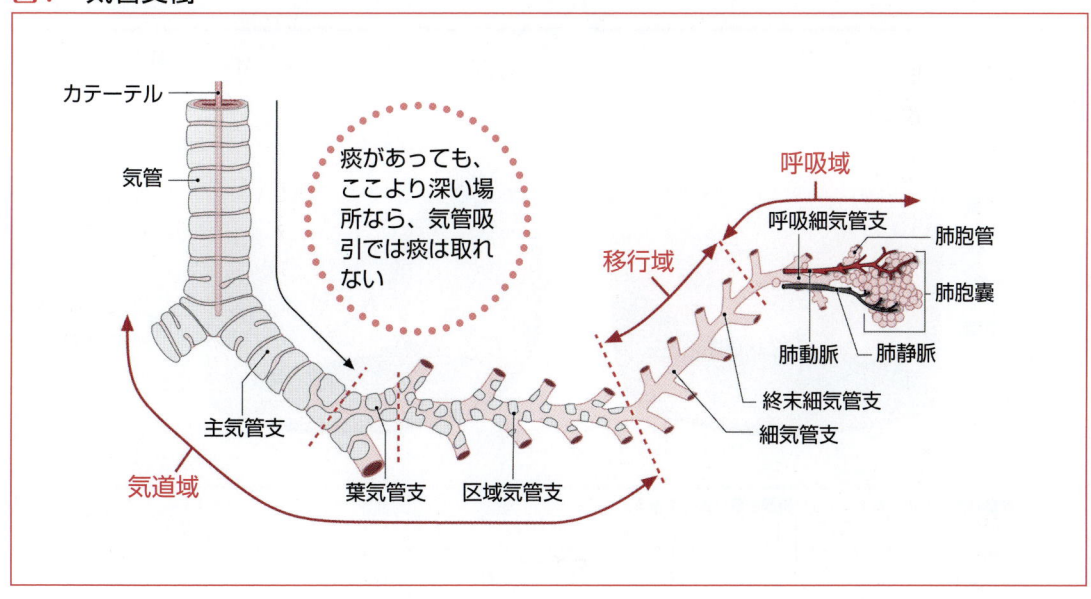

カテーテル／気管／主気管支／葉気管支／区域気管支／細気管支／終末細気管支／呼吸細気管支／肺胞管／肺胞嚢／肺動脈／肺静脈

気道域／移行域／呼吸域

痰があっても、ここより深い場所なら、気管吸引では痰は取れない

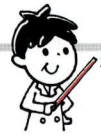

解剖生理の視点

気管と気管支

気管・気管支・肺の構造を図1に示しました。

気管は喉頭に続き、第4～5胸椎くらいで気管分岐部となり、左右の気管支に分かれます。長さ10cmほどといわれている細い管です。

左右気管支はそれぞれ肺門から左右の肺に入り、樹枝状に分岐し、最後は肺胞となります。左右の肺の大きさと対応して、左右気管支は長さ・太さ・傾斜が異なり、右気管支は左に比べて太くて短く、急傾斜となっています（p.xii参照）。

図1 気管・気管支・肺の構造

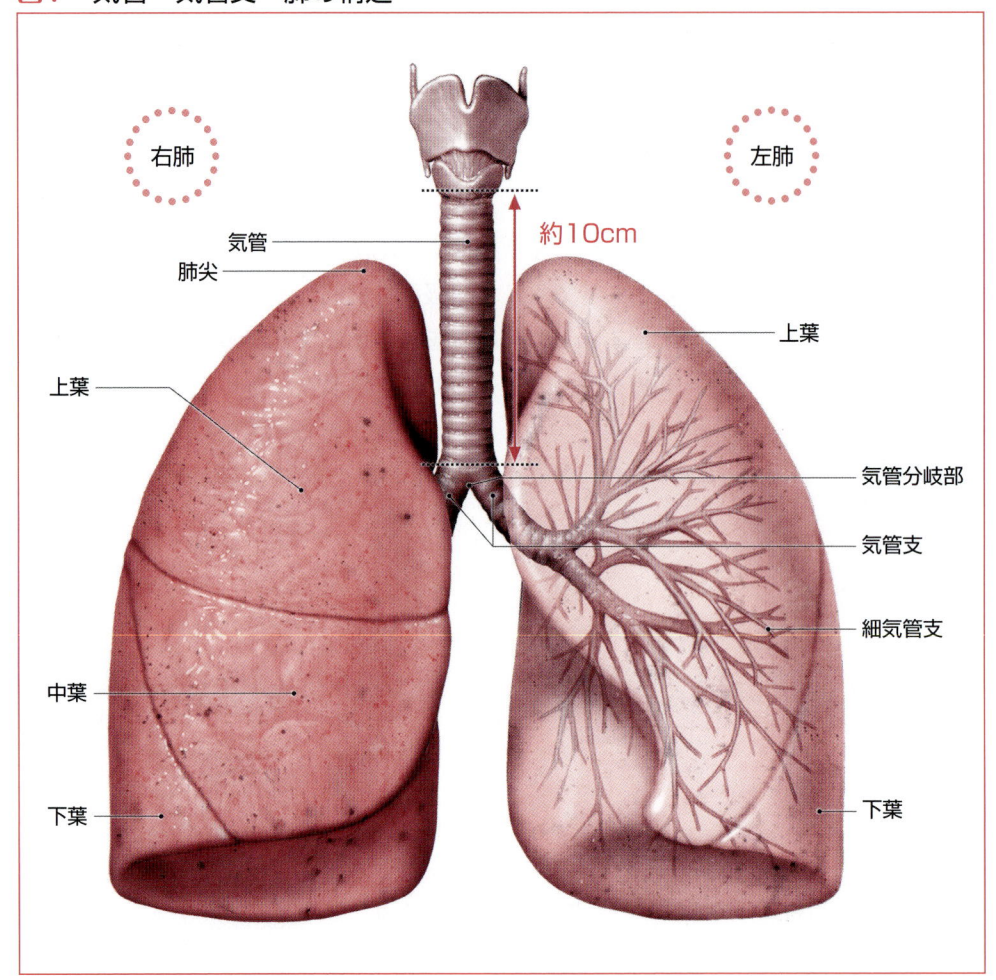

※左肺は内部がよくわかるように胸膜を取り去ってある。

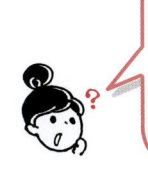

Q7 気管と口腔の吸引で、清潔操作のレベルが違うのはなぜ？

A 気道に直接カテーテルを挿入する気管吸引は、肺感染症を予防するために無菌操作で行います。

- 通常、気管内は無菌的とはいえないまでも、細菌が検出されることは少ないのです。外部から細菌が気管内に侵入したとしても、線毛運動により体外へ排出されます。
- 気道を浄化する機能や免疫機能が低下した患者さんは、外部から侵入する細菌をうまく排出できず、感染しやすくなっています。
- 気道に直接カテーテルを挿入する気管吸引は無菌操作で行い、肺感染症を予防しなくてはなりません。

ここもチェック！

無菌操作の重要性

- 無菌操作の目的は、滅菌された物品を無菌的に取り扱うことで病原体の体内への侵入を防ぎ、感染を予防することであり、感染の拡大も防ぐことである。
- 無菌操作を確実に行うためには、以下のような基本的な原則（ルール）をスタッフ全員で遵守することが重要となる。
  - 無菌操作の前には、衛生学的手洗いを行う。
  - 埃が立つ場所や人通りの多い場所を避け、十分な空間を確保するなど、環境を整える。
  - 清潔・不潔の範囲を明確にし、素手で清潔範囲に触れない。
  - 滅菌処理を示すインジケータ、有効期限、包装の破損や水ぬれなどの有無を確認し、必ず使用可能な滅菌物品を使う。
  - 汚染した物品や、滅菌物品かどうか不明確な物品は使用しない。また、汚染された物品はそれとわかるように区別する。
  - いったん取り出した滅菌物品は、使用しなくても汚染物品とみなし、もとに戻さない。
  - 滅菌物品上や清潔範囲での会話や咳などを避ける。
  - 滅菌物品を使用前に長時間、外界にさらさない。

滅菌手袋の着用

- 気管吸引を行う際に、滅菌手袋を使用するか未滅菌手袋を使用するかについては、「滅菌手袋の使用で有効に感染を防止できる」というエビデンスはないとされている。
- 2004年に出された「医療関連肺炎予防のためのCDCガイドライン2003」でも「気管吸引を行う際に、未滅菌手袋ではなく滅菌の手袋を着用することについての勧告はない……未解決問題」とされている。

〈文献〉
1. 新野美紀, 小松万喜子：感染予防の技術. 演習・実習に役立つ基礎看護技術, 三上れつ, 小松万喜子編, ヌーベルヒロカワ, 東京, 2008：338.

③ドレナージ

Q8 脳室ドレナージは通常、側脳室前角（外耳孔）から15〜20cmの高さに設定するのはなぜ？

A 仰臥位の場合、成人の正常頭蓋内圧が10〜15mmHgであることから決められたのです。

- 脳室ドレナージは脳室にドレーンを挿入し、髄液の排出や循環の改善、脳室内にたまった血液の排出、頭蓋内圧亢進を予防するなどの目的で行います（図1、表1）。
- 高さ15〜20cmというのは、成人の仰臥位時の正常頭蓋内圧が10〜15mmHgであることから決められています。これより少し高めに設定すると正常な頭蓋内圧が保てるので15〜20cmを基準としているのです。チャンバーの高さを変更することで、圧を調節します。
- 低くしてしまうと、急激に髄液が流出して低髄液圧症状の出現や出血を起こしてしまいます。高くすると、髄液の流出が減少し、頭痛、嘔気・嘔吐などの頭蓋内圧亢進症状を起こすこともあるので慎重な管理が必要です。
- チャンバーの高さは、患者さんの状態により変えることがあるので、医師の指示を守ることが大切です。

図1　脳室持続排液

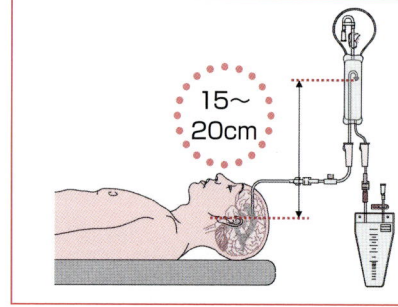

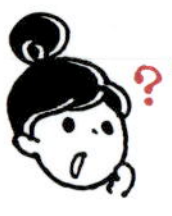

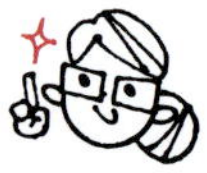

脳室ドレナージは通常、側脳室前角（外耳孔）から15〜20cmの高さに設定する。

表1　ドレーンの種類と目的・看護のポイント

種類	挿入部位（適応）	目的	看護のポイント
硬膜外ドレーン	硬膜と頭蓋骨の間（硬膜外血腫）	●血液・髄液の排出（通常50～100mL）	●硬膜の外なので陰圧をかけてよいが、多量の出血や髄液が流出する場合はバッグをベッド上に置き医師へ連絡する。 ●24時間で抜去される。
硬膜下ドレーン	硬膜下腔内（慢性硬膜下血腫）	●硬膜下腔内の排液 ●古い血液や洗浄の生理食塩水の排出	●バッグは耳の高さにし、陰圧をかけない（脳実質を傷つけ出血する危険がある）。 ●2～3日で抜去される。
脳室ドレーン	脳室内（水頭症、脳室内出血、クモ膜下出血、髄膜炎）	●頭蓋内圧亢進の除去 ●クモ膜下出血や脳内出血の血性髄液の排除	●水平仰臥位とする。 ●外耳孔の高さ（0点）から15～20cm上に置く。 ●液面の拍動を確認する。体位変換時はドレーンをクランプする。 ●無菌操作を徹底する。 ●1～2週間くらい挿入する。

野中廣志：ポケット版 続看護に役立つ「なぜ・何」事典．照林社，東京，1999：52.より引用

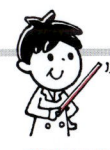

解剖生理の視点

脳室は脳の空間

中枢神経である脳と脊髄の中央部には腔所があり、脳内は脳室、脊髄内は中心管となります。脳室は左右側脳室と室間孔でつながる第3脳室と中脳内の中脳水道および第4脳室からなり、その下方が中心管に続きます（図1）。

脳室内には脈絡叢があり、脳脊髄液を分泌します。その脳脊髄液は第4脳室にある3つの孔からクモ膜下腔に移動し、頭頂部にて静脈中に排出されます。

図1　脳室と脊髄中心管

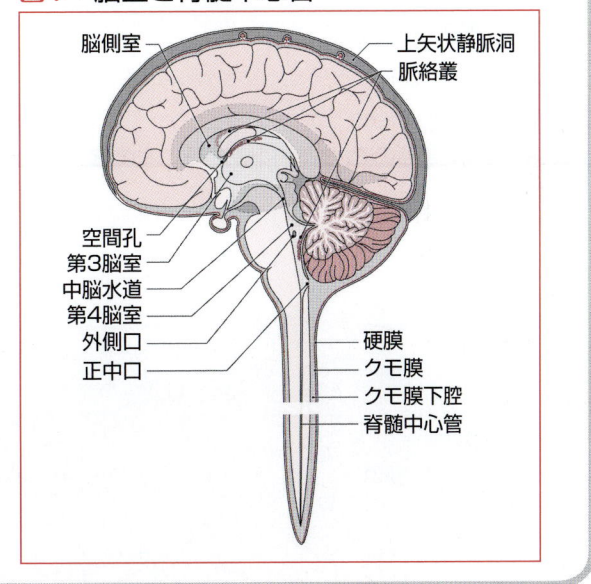

（脳側室、上矢状静脈洞、脈絡叢、室間孔、第3脳室、中脳水道、第4脳室、外側口、正中口、硬膜、クモ膜、クモ膜下腔、脊髄中心管）

Q9 気胸の治療で胸腔ドレナージをするのはなぜ？

A 気胸で陽圧になってしまった胸腔内を正常な陰圧に戻すためです。

- 胸腔内は陰圧で、肺はその陰圧の力により膨らんで、息を吸い込むことができるのです。
- 気胸では、肺に孔が空いて、胸腔内の陰圧が陽圧になってしまうので、息が吸えずに呼吸困難を起こします。
- 胸腔ドレナージは、気胸で陽圧になってしまった胸腔内を正常な陰圧に戻すために行います。
- 胸腔ドレナージの目的によっては、穿刺部位が異なります（図1）。

図1 胸腔穿刺部位

①**気胸**
空気は上にたまるので、鎖骨中線の第2・3肋間を穿刺する。

②**胸水**
水は重力で下にたまるので、中腋窩線上の第5・6肋間を穿刺する。

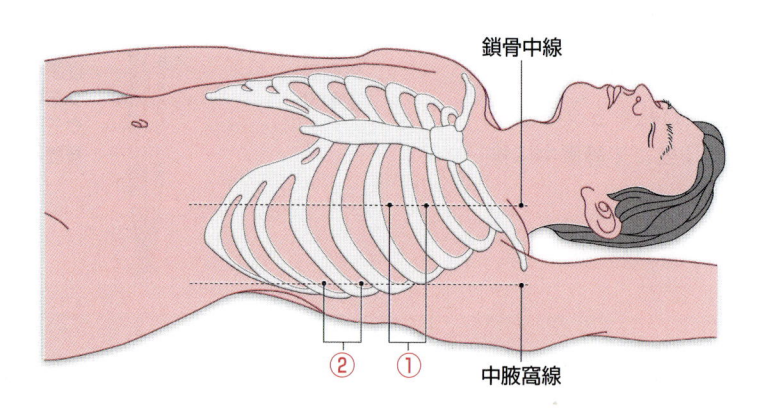

解剖生理の視点

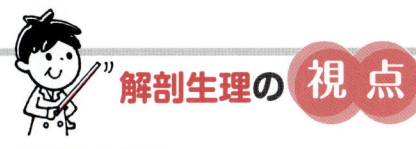

胸膜腔の役割

　肺そのものは、拡張したり収縮したりできません。横隔膜や肋間筋などの呼吸筋のはたらきによって胸郭が拡張・収縮することで、受動的に肺が膨らんだり縮んだりして、呼吸が成り立っているわけです。

　肺と呼吸筋の間には胸膜があります。肺側の胸膜を臓側胸膜（肺胸膜）といい、呼吸筋側の胸膜を壁側胸膜といいます。

　胸膜の間の腔を胸膜腔（図1）といい、胸膜腔は肺が縮みすぎないように常に陰圧に保たれ、肺を引っぱる役割を果たしています。

図1　肺外縁の構造

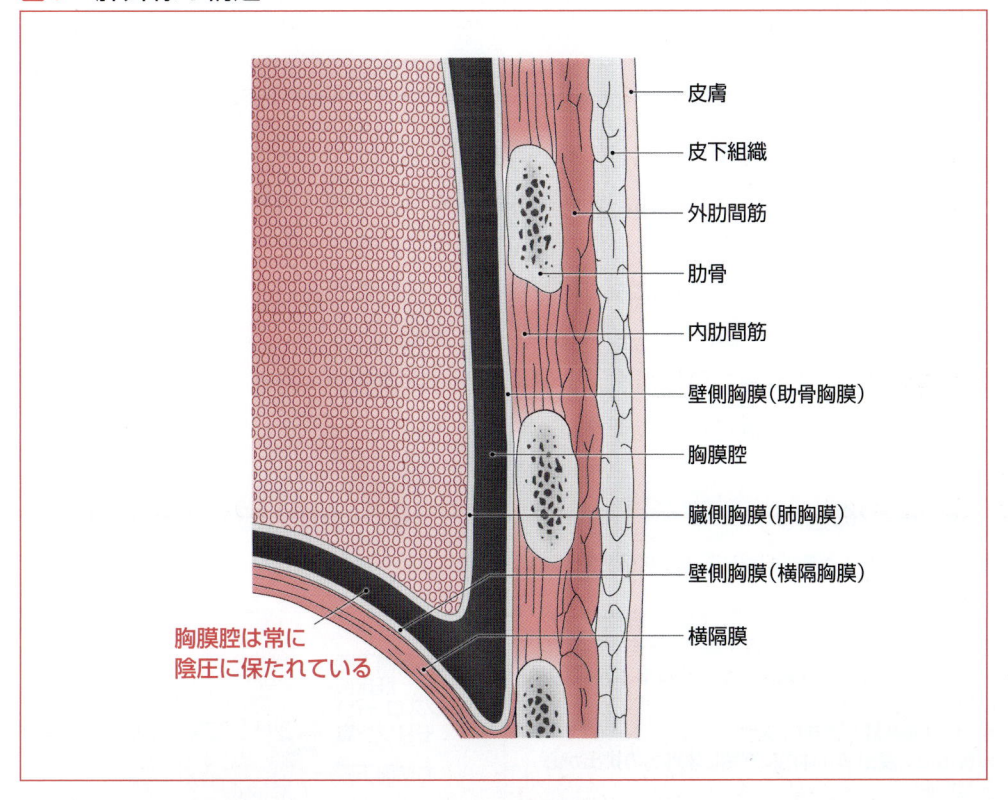

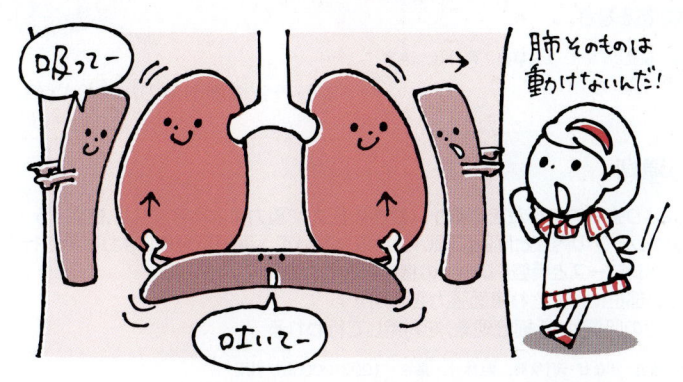

- 皮膚
- 皮下組織
- 外肋間筋
- 肋骨
- 内肋間筋
- 壁側胸膜（肋骨胸膜）
- 胸膜腔
- 臓側胸膜（肺胸膜）
- 壁側胸膜（横隔胸膜）
- 横隔膜

胸膜腔は常に陰圧に保たれている

吸って―
吐いて―
肺そのものは動けないんだ！

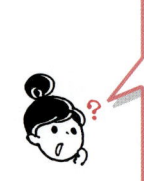

Q10 術後、ウィンスロー孔、ダグラス窩、モリソン窩、横隔膜下腔などにドレーンが挿入されるのはなぜ？

A 浸出液や血液などがたまりやすいところだからです。

- ドレーンの適応と種類を表1、表2に示します。
- ドレーンは、ウィンスロー孔、ダグラス窩、モリソン窩、横隔膜下腔などの腹腔内で浸出液や血液などが貯留しやすい場所に留置されます（図1）。これらの場所は、腹膜が折れ返ってできたくぼみの部分なので、滲出液や血液などがたまりやすいのです。
- 挿入時には、ドレーンの先端を、留置場所から直線的かつ最短距離で、液が仰臥位で流出しやすい位置に留置します。

表1 ドレーンの適応

1. 腹膜炎や膿瘍による膿が貯留し炎症徴候が治まらない場合
2. 血液や消化液、浸出液が皮下、腹腔、胸腔などの腔所に貯留し、貯留物が血管や臓器を圧迫する場合
3. 気胸により胸腔内圧が陽圧になり気胸率30％以上の場合
4. 手術による死腔が大きい場合
5. 術後出血や浸出液が体内に貯留し体外への排出が必要な場合
6. 縫合不全の可能性がある場合

野中廣志：ポケット版　看護に役立つ「なぜ・何」事典. 照林社, 東京, 1998：200. より引用

図1 ドレーン挿入部位（腹腔内）

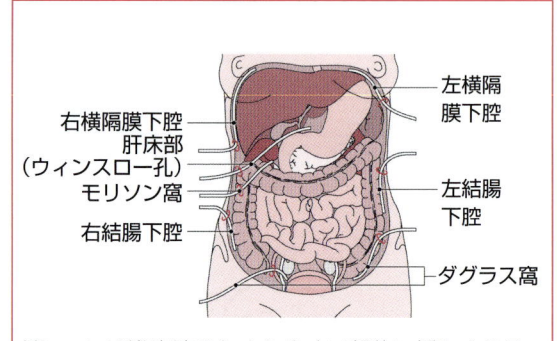

右横隔膜下腔
肝床部
（ウィンスロー孔）
モリソン窩
右結腸下腔
左横隔膜下腔
左結腸下腔
ダグラス窩

ドレーンは滲出液のたまりやすい部位に挿入される。

表2 ドレーンの種類

1. 管腔ドレーン：陰圧により強制的に排液を図るか、腔所の圧力や重力による自然な排液を行う
2. ペンローズドレーン：ドレーンの内腔と周囲に細い管が取り巻いて、毛細管現象により排液を行う
3. デュープルドレーン：ペンローズと管腔ドレーンの機能を合わせたもの
4. フィルムドレーン：浅い部位に挿入され表面張力を利用する
5. ガーゼドレーン：ガーゼの吸湿性（毛細管現象）を利用して行われる

野中廣志：ポケット版　看護に役立つ「なぜ・何」事典. 照林社, 東京, 1998：200. より引用

9

罣法

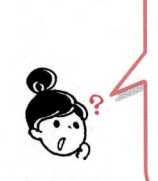

Q1 体温を下げるとき、腋窩部や鼠径部、頸部を冷やすのはなぜ？

A 身体の皮膚表面に近いところを走っている太い動脈を冷やし、体熱を下げるためです。

- 罨法（あんぽう）とは、皮膚表面に温熱刺激や寒冷刺激を与えることにより循環器系や筋系、神経系などに作用させ、苦痛の軽減や安楽を得る方法で、温罨法と冷罨法があります（表1）。
- 体温とは、太い動脈中の血液の温度です（p.3参照）。
- 発熱したときには熱を下げるために冷罨法をしますが、どこを冷やしてもよいというわけではなく、皮膚表面近くに太い動脈が走っているところ、すなわち、腋窩部（えきか）や鼠径部（そけい）、頸部を冷やすと効果的なのです。

表1　罨法の種類

温罨法	湿性温罨法
	・温湿布
	・温パップ
	・ホットパック
	・部分温浴*
	乾性温罨法
	・湯たんぽ
	・カイロ
	・電気あんか
	・電気(敷)毛布*
	・熱気浴*
冷罨法	湿性冷罨法
	・冷湿布
	・冷パップ
	・部分冷浴*
	乾性冷罨法
	・氷嚢
	・氷頸
	・氷枕
	・アイスノン®
	・アイスマット

*罨法の定義にはあてはまらないが、習慣的に罨法として用いられているもの
齋藤やよい：罨法の基礎知識. 考える基礎看護技術Ⅱ 第3版. 坪井良子, 松田たみ子編, ヌーヴェルヒロカワ, 東京, 2005:307. より引用改変

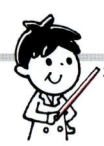

解剖生理の視点

体表に近いところを走る太い動脈

腋窩の体表に近いところを走る太い動脈は、「鎖骨下動脈」から鎖骨と第1肋骨の間を通り、腋窩に進んでくる動脈のことで、「腋窩動脈」といいます。腋窩動脈はさらに、大胸筋下縁部から「上腕動脈」となり、上腕内側部を通って肘窩に至ります（図1）。

鼠径部の体表に近いところを走る太い動脈を、「大腿動脈」といいます。「大腿動脈」は、「腹大動脈」→「総腸骨動脈」→「外腸骨動脈」を経て、鼠径靭帯の下を通り、大腿部前面に出てくる動脈のことを示します。

血管はなるべく危なくないところを走ります。そのため、体表に近い場所では太い動脈が走行しているところが少なく、腋窩と鼠径部は数少ない効果的に冷やすことができる場所といえます（体温についてはp.3参照）。

図1 体表に近い動脈

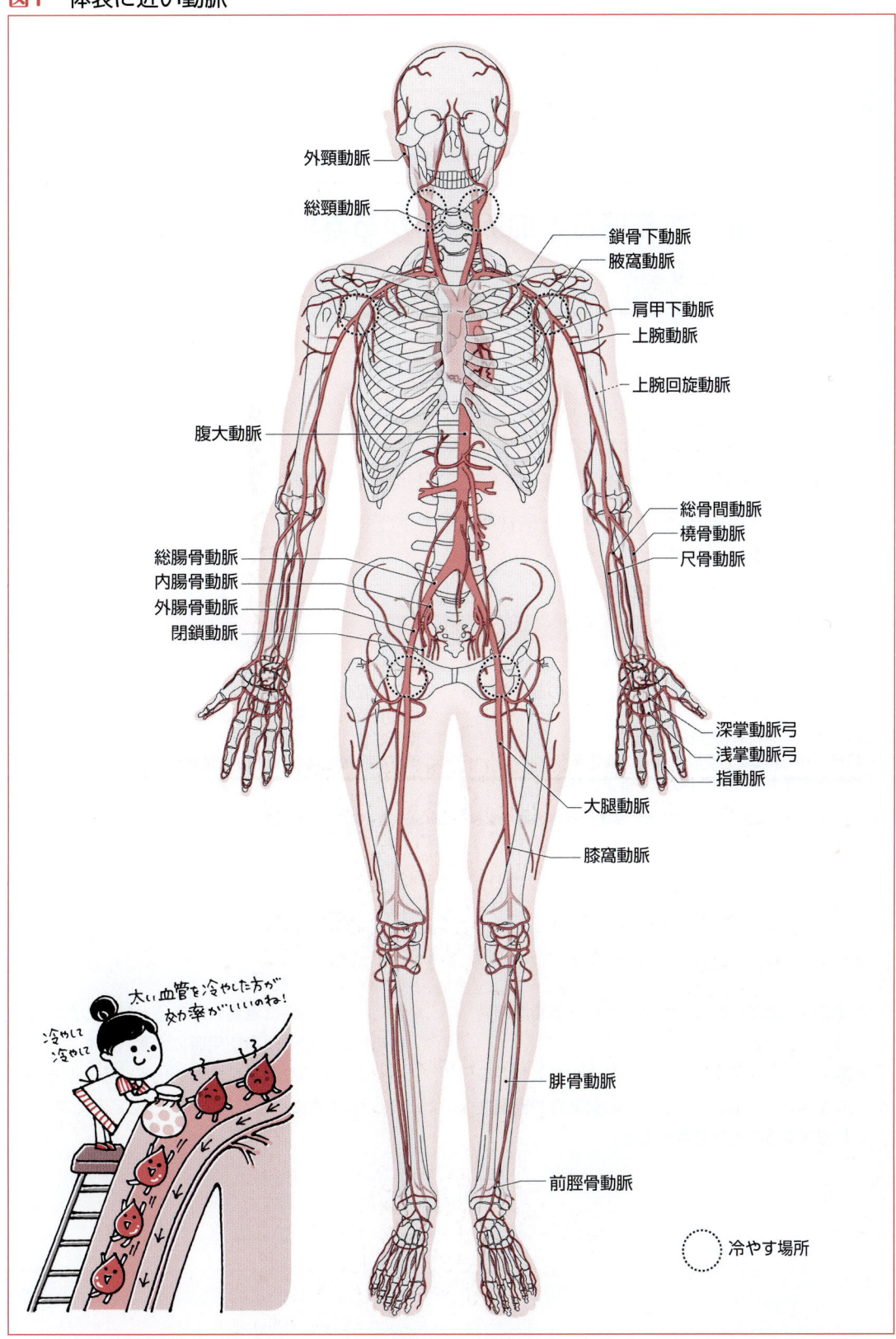

- 外頸動脈
- 総頸動脈
- 鎖骨下動脈
- 腋窩動脈
- 肩甲下動脈
- 上腕動脈
- 上腕回旋動脈
- 腹大動脈
- 総骨間動脈
- 橈骨動脈
- 尺骨動脈
- 総腸骨動脈
- 内腸骨動脈
- 外腸骨動脈
- 閉鎖動脈
- 深掌動脈弓
- 浅掌動脈弓
- 指動脈
- 大腿動脈
- 膝窩動脈
- 腓骨動脈
- 前脛骨動脈

◯ 冷やす場所

太い血管を冷やした方が効率がいいのね！

冷やして冷やして

9 罨法

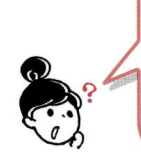

Q2 痛みにより、冷やす場合と温める場合があるのはなぜ？

A 炎症がある場合と血流障害がある場合とで違うからです。

- 疼痛の原因には、炎症（急性疼痛）と血流障害（慢性疼痛）があります。したがって、炎症がある場合には冷やして消炎を図る（冷罨法）ことで、また、血流障害がある場合には温めて循環を促進させる（温罨法）ことで症状を緩和するのです。
- 温罨法と冷罨法には**表1**のような目的があります。

表1 温罨法と冷罨法の目的

温罨法の目的	冷罨法の目的
温熱刺激による効果 ①血管を拡張し、血液量の増加や代謝産物の運搬の促進を図る。 ②短時間で作業能率を高める。 ③知覚神経の興奮をしずめ、鎮痛効果を得る。 ④蠕動を亢進させ、排便・排ガスを促進させる。	寒冷刺激による効果 ①血管を収縮し、細胞機能を低下させる。 ②炎症初期には、炎症の原因である病原微生物の活動を低下させ、炎症を抑制する。 ③感覚を麻痺させることにより鎮痛作用を得る。

小林優子：罨法．系統看護学講座 専門分野Ⅰ 基礎看護学3 基礎看護技術Ⅱ 第15版，医学書院，東京，2009：386-387．より引用改変

ここもチェック！

罨法用具の漏れの確認

- 罨法は、臨床において頻繁に行われる看護技術の1つである。
- 罨法用具を使用する前には、必ず水を入れて破損がないかを確認し、患者への安全性や安楽性を確保することが必要である。
- 湯たんぽ使用時に湯漏れがあると熱傷の危険性があり、氷枕や氷嚢使用時に水漏れがあると冷たくて、風邪を引く可能性も出てくる。どちらにしろ、患者にとっては実に不快なことである。

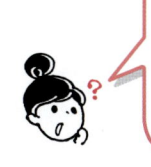

Q3 ゴム製湯たんぽに入れる湯の温度が約60℃なのはなぜ？

A ゴム製湯たんぽは金属製に比べて中の湯の温度が下がりにくく、60℃で長時間効果が持続するからです。

- ゴム製湯たんぽに60℃以上の湯を用いると、ゴムは熱に弱いのでゴムの耐性を低下させ、使用できる期間が短くなります。
- ゴム製湯たんぽは金属製に比べて、中の湯の温度が下がりにくいので、60℃で長時間効果が持続します。
- 金属製湯たんぽには、80℃以上の湯を使用します。金属はゴムよりも熱を伝えやすいために、金属製湯たんぽの中の湯の温度は下がりやすくなるので、長時間の効果を得るには80℃以上の湯が必要なのです。
- プラスチック製湯たんぽには、60〜80℃の湯がよいでしょう。

ここもチェック！

空気抜き

- 湯たんぽや氷枕、氷嚢などをつくったときには、空気が入らないようにする（図1）。
- 空気は熱の伝導性が悪いので、空気が入った部分には温かさや冷たさが伝わりにくくなり、罨法の効果を得られない。
- 湯たんぽに空気が入っていると、その空気が熱で温められて膨張し、栓がはずれて湯が漏れ、熱傷を起こす危険性もある。
- 氷枕や氷嚢に空気が入っていると、氷が溶けやすくなる。また、空気で氷枕が膨らむと、頭を置いたときに実に不安定で、患者にとって安楽ではなくなるし（図2）、氷嚢などは使用しにくくなる。

図1　空気の抜き方

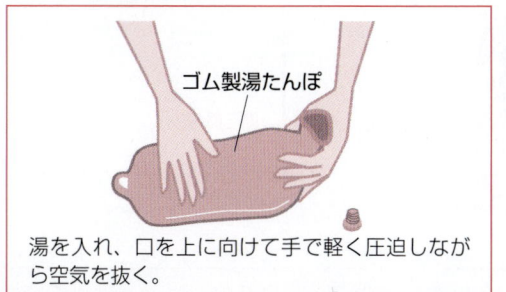

ゴム製湯たんぽ

湯を入れ、口を上に向けて手で軽く圧迫しながら空気を抜く。

図2　空気でふくらんだ氷枕

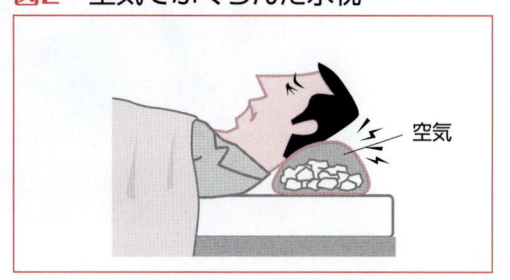

空気

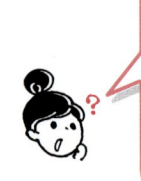

Q4 湯たんぽが皮膚に触れていることで熱傷（低温熱傷）を起こすのはなぜ？

A 接触している時間が長くなると、皮膚や軟部組織の損傷を起こすからです。

- 熱傷の程度は、深さと広さによって異なります。また、深さは、温度×時間で決まります。
- 例えば、炎の場合は、温度は高いのですが、炎に接触した時間が短いと浅い熱傷ですみます。
- 皮膚表面の温度が43℃以上となると、皮膚組織は破壊されます。熱傷深度と傷害組織を図1に示しました。
- 湯たんぽの場合は温度は低いのですが、接触している時間が長いと皮膚や軟部組織の損傷を起こし局所の熱傷（低温熱傷）となるのです。したがって、湯たんぽ貼用時には、足（身体）から10cm以上離すことが必要です。

図1　熱傷深度と傷害組織

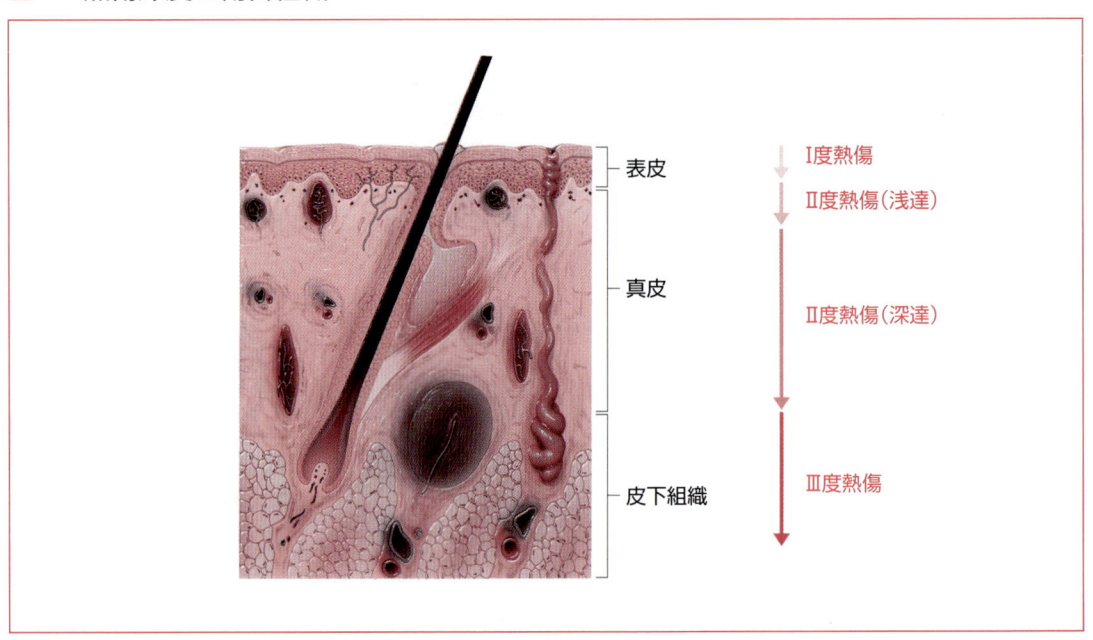

10

検 査

① 採 血 —— 162
② 腰椎穿刺 —— 164
③ 中心静脈圧測定 —— 170
④ その他の検査 —— 172

①採　血

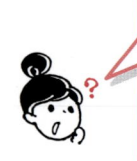

Q1 採血時に上腕の表在血管のうち、肘正中皮静脈を選択するのはなぜ？

A 注射部位として簡単に露出できて、また、刺しやすい場所だからです。

- 肘関節は、簡単に露出できるところです。
- 採血や注射をするときには、「太い」「まっすぐ」「表在性」ということを基準に血管を選びます。
- 肘正中皮静脈は、肘関節部にあり比較的太くて長い血管です。目で見たり指で触れたりして確認しやすいので、採血する血管としてよく選ばれるのです（図1）。
- 注射に用いられる上肢の血管の利点・欠点を表1に示しました。

図1　採血部位

一般的に肘関節付近の肘正中皮静脈に刺入することが多い。前腕の血管が見えにくいときは、橈側皮静脈、手背静脈、足背静脈を選択することもある。

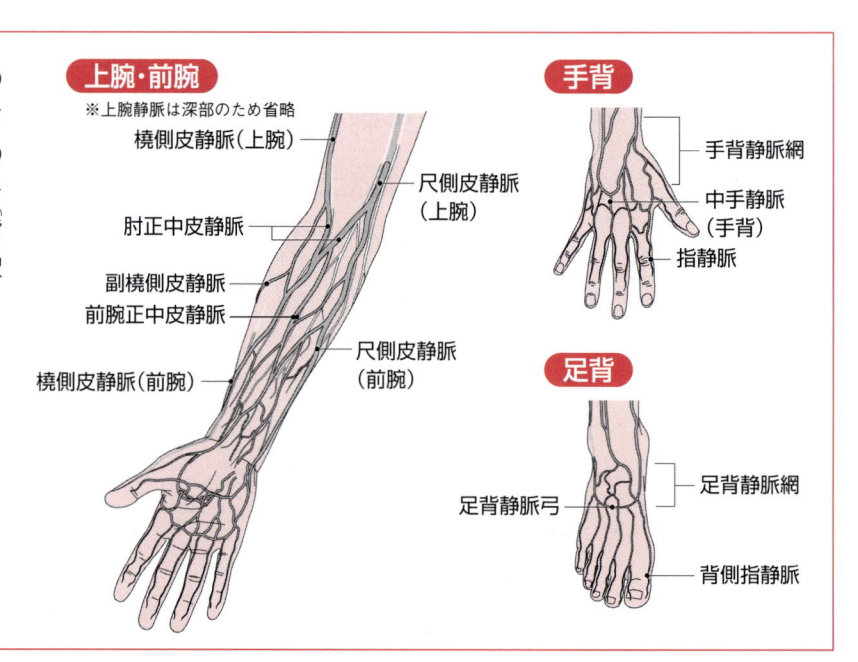

上腕・前腕
※上腕静脈は深部のため省略
- 橈側皮静脈（上腕）
- 尺側皮静脈（上腕）
- 肘正中皮静脈
- 副橈側皮静脈
- 前腕正中皮静脈
- 橈側皮静脈（前腕）
- 尺側皮静脈（前腕）

手背
- 手背静脈網
- 中手静脈（手背）
- 指静脈

足背
- 足背静脈弓
- 足背静脈網
- 背側指静脈

表1　注射に用いられる上肢の血管の利点・欠点

	利点	欠点
肘窩皮静脈	●採血にはよい血管	●血管確保中は副木による固定をしたほうがよい ●同じ部位からの頻回採血は血管を硬くする（どこの血管でも同様である）
①肘正中皮静脈	○	●深部には正中神経あり
②橈側正中皮静脈	○	●外側前腕皮神経が併走
③尺側正中皮静脈	△	●上腕動脈穿刺に注意
橈側皮静脈	●血管確保にはよい	●肘の近くのところは運動制限あり ●手関節のところで橈骨神経浅枝が必ず交差している（デンジャラス・ゾーン） ●穿刺時、血管が動く
④（上腕）	●大きいゲージの針も入る	
⑤（前腕）	●血管確保中腕を動かしてもよい	
尺側皮静脈	●血管確保にはよい	●穿刺時疼痛が強い（侵害受容器が多数ある部位のため） ●穿刺時、血管が動く
⑥（上腕）	●大きいゲージの針も入る	
⑦（前腕）	●血管確保中腕を動かしてもよい	
⑧副橈側皮静脈	●血管確保にはよい ●大きいゲージの針も入る ●血管確保中腕を動かしてもよい	●挿入部が観察しにくい
⑨中手静脈（手背）	●穿刺は容易	●穿刺時疼痛が強い ●漏出に注意 ●静脈炎になりやすい
⑩指静脈	●他に血管がないときに選ぶ ●翼状針で行う	●穿刺時疼痛が強い ●漏出に注意 ●患者には苦痛 ●副木が必要
⑪足背静脈	●小児、幼児で選ぶことがある	●浮腫患者には不向き ●歩けない ●深部静脈血栓症（DVT：deep vein thrombosis）のリスクを高める

宮坂勝之：点滴・注射のABC．照林社，東京，2005：111．より引用改変

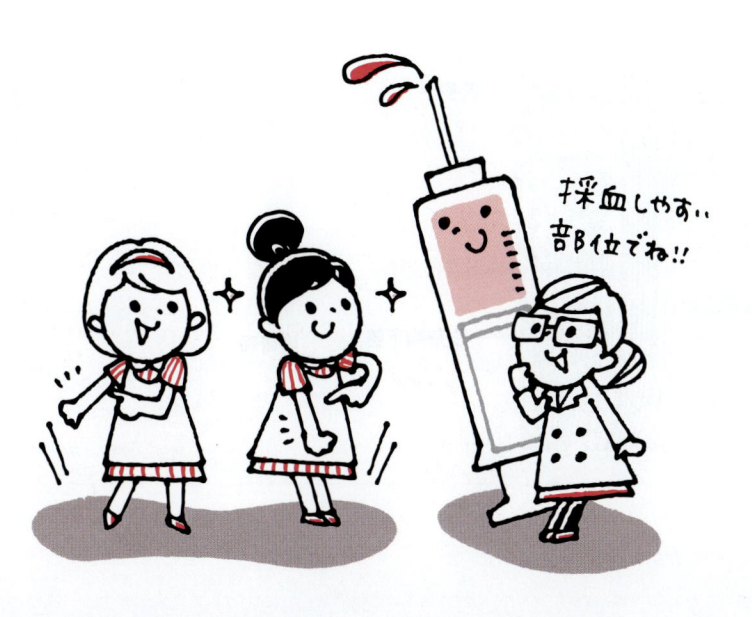

②腰椎穿刺

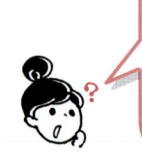

Q2 腰椎穿刺時、第3〜4腰椎間を穿刺するのはなぜ？

A 脊髄を傷つけないところだからです。

- 腰椎穿刺とは、検査のために脳脊髄液の採取や髄液圧の測定をしたり、脳脊髄腔へ薬液を注入するために行います。
- 腰椎穿刺時には、脊髄を傷つけない位置を決める必要があります。
- 脊髄は、成人では第1腰椎付近で脊髄円錐となって終わり、それ以下は末梢神経である脊髄神経が馬尾となります。そのため、第3〜4腰椎間または第4〜5腰椎間を穿刺すれば脊髄を損傷する恐れがないのです。
- 穿刺の際には、左右の腸骨稜を結ぶ線（ヤコビー線）が第4腰椎棘突起の位置になるので、それをめやすとします（図1）。

図1 腰椎穿刺部位

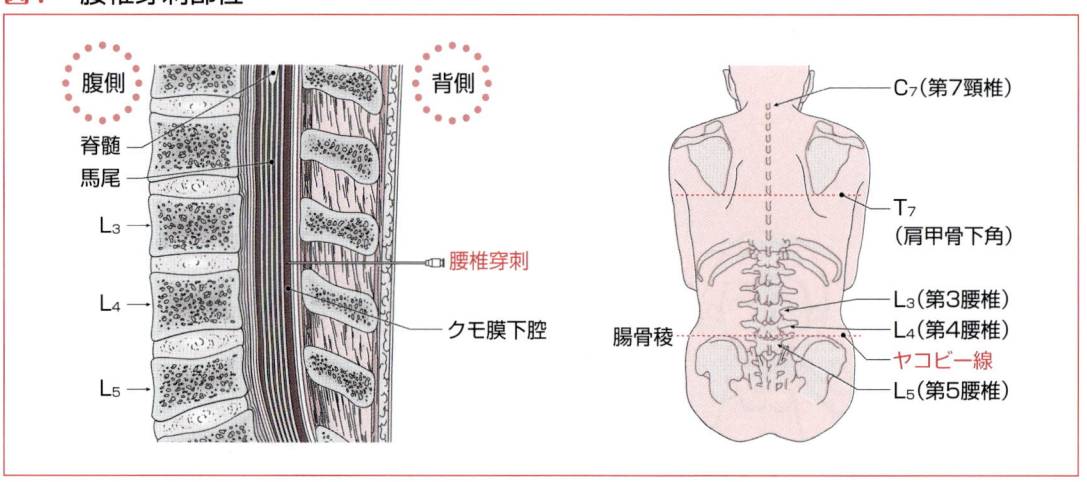

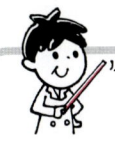

解剖生理の視点

脊髄の構造

脊髄は脊髄管から発生し、脊柱管内にあります。直径1cmほどで白く細長い円柱状をなしています。

脊髄は31対の脊髄神経に対応して、8対の頸神経（C）が出入りする頸髄、12対の胸神経（T）が出入りする胸髄、5対の腰神経（L）が出入りする腰髄、5対の仙骨神経（S）と1対の尾骨神経（C）が出入りする仙髄・尾髄、に区分します（図1）。

脊髄は次第に細くなり、第1〜2腰椎の高さで終わります。そのため、それ以下の第3〜4腰椎間を穿刺することで脊髄損傷を防ぐことができます。

ただし、成人と小児とで異なることに注意しましょう。成人の脊髄の最下端が第1〜2腰椎であるのに対し、小児では最下端が第3腰椎となります。そのため、小児の場合、第4〜5腰椎間を穿刺します（図2）。

ちなみに、第2腰椎以下の脊柱管内では脊髄神経が下行し、その走行が馬の尾のように見えるので、馬尾と呼ばれています。

図1 脊髄の区分と脊髄神経

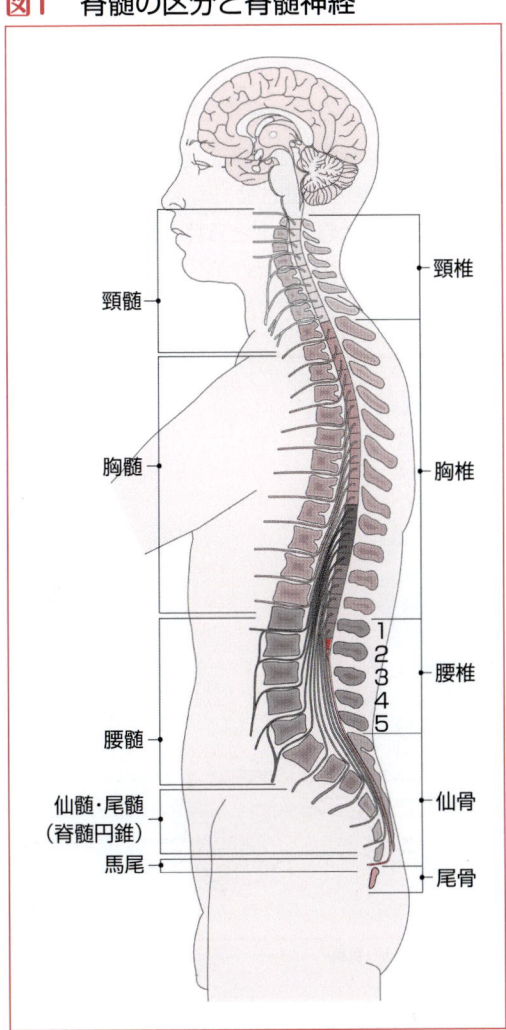

図2 成人と小児の違い

成人の脊髄の最下端が第1〜2腰椎であるのに対し、小児では最下端が第3腰椎となるため、穿刺部位が異なる。

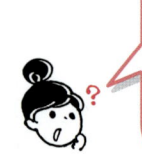

Q3 腰椎穿刺時、エビのように背を丸めてもらうのはなぜ？

A 棘突起間を広げて刺入しやすくするためです。

- 腰椎穿刺では通常、棘突起間に穿刺針を刺します。
- 膝を抱えて臍を見るように背中を丸めると、棘突起間が広がります。また、棘突起がわかりやすくなり、穿刺しやすくなるのです（図1）。

図1 穿刺時の体位

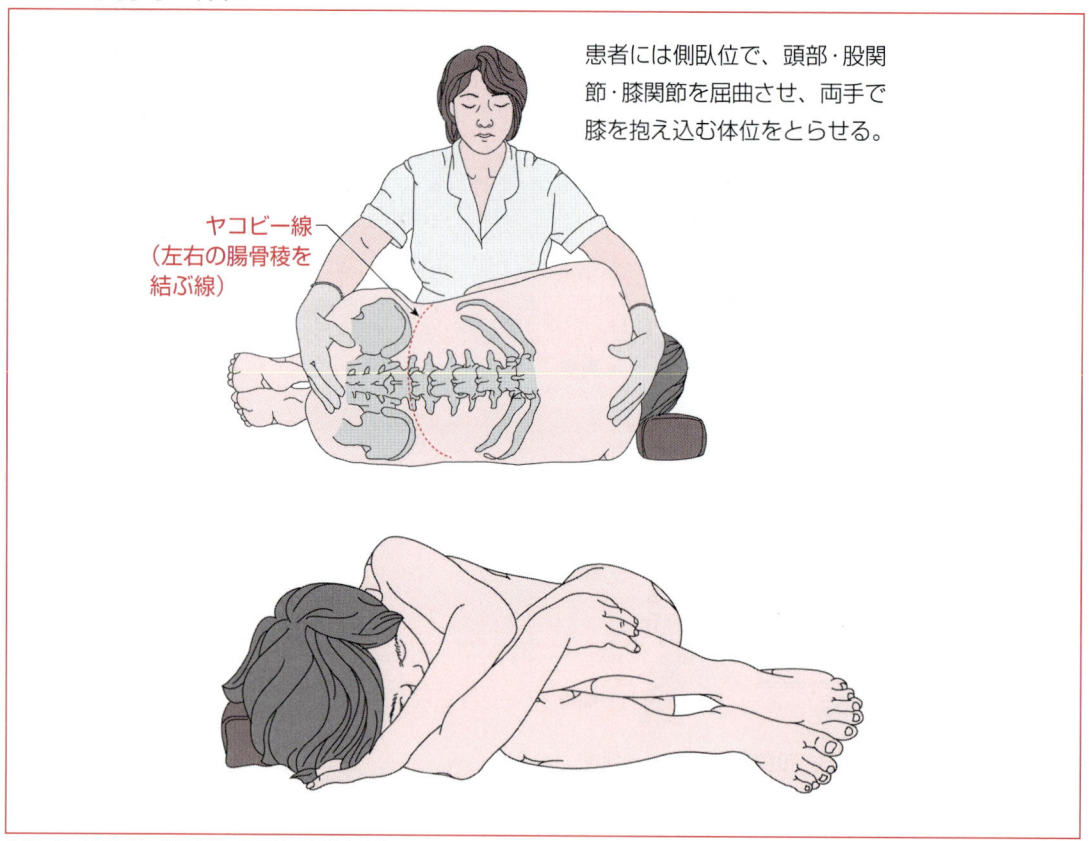

患者には側臥位で、頭部・股関節・膝関節を屈曲させ、両手で膝を抱え込む体位をとらせる。

ヤコビー線
（左右の腸骨稜を結ぶ線）

大口二美：髄腔穿刺と骨髄穿刺．改訂版 最新基本手技マニュアル，照林社，2002：195．より引用

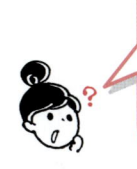

Q4 腰椎穿刺終了後、枕を外して安静に保つのはなぜ？

A 髄液圧が低下した状態で頭部を高くすると、頭痛や悪心、嘔吐などを起こすことがあるからです。

- 脳脊髄液を採取したぶんだけ、髄液圧が低下します。その状態で頭部を高くすると、頭痛や悪心、嘔吐、めまい、ふらつきなどを起こすことがあります。
- 腰椎穿刺、ミエログラフィー（脊髄腔造影）、腰椎麻酔などで、髄液採取量が多い場合に起こしやすくなります。
- 終了後には枕を外して、1～2時間は安静にします。

図1　腰椎穿刺後の体位

終了後、1～2時間は頭を低くし、臥床安静とする。

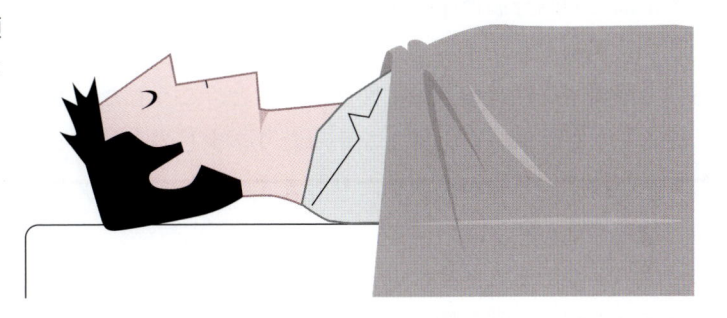

ここもチェック！

腰椎穿刺時の注意点

- 腰椎穿刺時に神経根（馬尾）に触れてしまうと、足のしびれや痛みなどの症状が現れることがある。したがって、症状の有無を確認し、変化があったら医師に報告する。
- 検査中も、患者の表情、顔色、脈拍などの状態を観察する。
- 検査後に、頭痛や頭重感を訴えることがあるため、そのような場合はすみやかに医師に報告する。

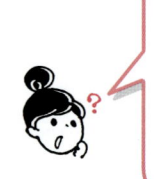

Q5 両側の頸静脈を10秒間圧迫して、脳脊髄液圧の上昇の有無を確認するテストはなに？

A クエッケンステット（Queckenstedt）テストといって、頭蓋内の静脈とクモ膜下腔、脊柱管内のクモ膜下腔が正常に交通しているかどうかを確認するテストです。

- 脳脊髄液圧の正常値は60〜180mmH₂Oです。
- 髄膜腔に狭窄や閉塞のない正常な状態であれば、圧迫によって頭蓋内の静脈に脳脊髄液が（クモ膜顆粒から）流入しにくくなり、頭蓋内圧が上がります。それにしたがって腰椎部での脳脊髄液圧も上がります。これをクエッケンステットテスト陰性といいます（図1）。
- 頭蓋内の静脈や脊柱管の途中に閉塞があると、こうした一連の流れが妨げられるため、圧迫しても髄液圧が上昇しなかったり、少しの上昇だったり、その後、圧迫解除しても髄液圧の下降が遅かったりします。これがクエッケンステットテスト陽性です。
- 特に静脈の閉塞があるときには、異常がある側の頸静脈を圧迫しても脳脊髄液圧は上がりませんが、正常側は上がります。
- 現在では、MRI（magnetic resonance imaging：磁気共鳴画像診断装置）で十分に検査できます。クエッケンステットテストは脳圧を意図的に上げる試験なので、脳脊髄液圧がはじめから高いときは脳圧亢進症状を増悪させる危険性が高く、また、このテストをすることで、患者さんによっては神経障害を起こしたり対麻痺になることもあるので、知識として学生に教えることはあっても、臨床ではほとんど実施されていません。

図1 クエッケンステットテスト

- 脳脊髄液圧をモニターしながら、両側の頸静脈を静脈圧よりも強く圧迫する。
- 正常なら数秒以内に圧が100mmH₂O以上上昇する。圧迫をやめたときにはすぐ元に戻る。

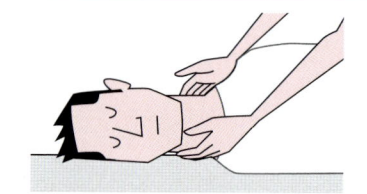

解剖生理の視点

脳脊髄液と静脈の関係

　脳室とクモ膜下腔を循環する脳脊髄液は、脳室の脈絡叢で産生され、循環した後、クモ膜顆粒から静脈洞を経て静脈血に吸収されます（図1）。つまり、脳脊髄液と静脈は接続があることがわかります。

　クエッケンステットテストで頸静脈を圧迫すると脳脊髄圧も上がるのは、頸静脈の圧迫によって頭蓋内の静脈圧が上がり、それに伴って腰椎部の脳脊髄液圧も上がるためです。頭蓋内の静脈や脊柱管の途中に閉塞などの異常があると、髄液の一連の流れが妨げられるため、圧迫しても圧が上がらなかったり、圧迫をやめても元に戻らないなど、クエッケンステットテスト陽性となります。

　脳脊髄液は1日約500mLが血液からつくられています。そのため、髄液の組成は血液とほぼ同じです（表1）。そのつくられる量に対して、脳室系の容量は約90～150mLであるため、脳脊髄液は全量が数時間で入れ換わり（1日に3～4回入れ換わっていることになる）、排泄されていることになります。

図1　脳脊髄液の循環

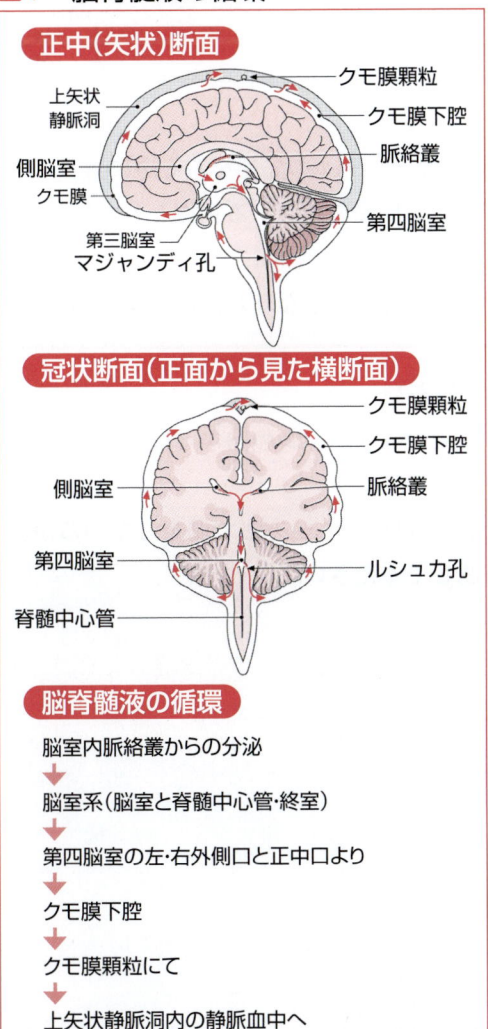

正中（矢状）断面
- クモ膜顆粒
- 上矢状静脈洞
- クモ膜下腔
- 側脳室
- 脈絡叢
- クモ膜
- 第四脳室
- 第三脳室
- マジャンディ孔

冠状断面（正面から見た横断面）
- クモ膜顆粒
- クモ膜下腔
- 側脳室
- 脈絡叢
- 第四脳室
- ルシュカ孔
- 脊髄中心管

脳脊髄液の循環
- 脳室内脈絡叢からの分泌
- ↓
- 脳室系（脳室と脊髄中心管・終室）
- ↓
- 第四脳室の左・右外側口と正中口より
- ↓
- クモ膜下腔
- ↓
- クモ膜顆粒にて
- ↓
- 上矢状静脈洞内の静脈血中へ

表1　脳脊髄液の組成と性質（Merritt&Fremont-Smith）

		脳脊髄液	血清（平均）
比重		1.006～1.009	1.025
固形物（統計）		0.83～1.77mL/100g	8.7
水分		98.75～99.18mL/100g	91.3
氷点		−0.535～0.600℃	0.507
pH		7.35～7.42	7.32
Cl（NaClとして）		710～745	594
無機P		1.25～2.10mg/100mL	4
乳酸		10～21.0mg/100mL	15
Na		310～348mg/100mL	316
Ca		4.1～5.4mg/100mL	10
全タンパク	腰椎穿刺	12～45mg/100mL	
	クモ膜下槽	10～25mg/100mL	
アルブミン（腰椎穿刺）		20mg/100mL	4,430
グロブリン（腰椎穿刺）		4mg/100mL	2,570
非タンパク窒素		12～28mg/100mL	27
尿酸		0.4～2.3mg/100mL	4
全還元物質		50～80mg/100mL	98
グルコーゼを除く還元物質		4mg/100mL	6

竹内修二：新クイックマスター 解剖生理学 改訂2版．医学芸術社，東京，2005：246．より引用

③中心静脈圧測定

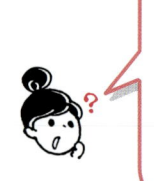

Q6 中心静脈圧測定で、0点を腋窩中央線と第4肋間の交わる位置にするのはなぜ？

A 右心房付近の大静脈の圧を測定するめやすとなるからです。

- 中心静脈圧（CVP：central venous pressure）は、カテーテルの先端を右心房に入れて、右心房付近の大静脈の圧を測定することで、右心機能を評価する指標として用いられています。
- 心臓の手術後や熱傷、ショック時などに循環動態を管理しなければならない場合に行われます。
- 図1のように、腋窩中央線を0点として測定します。
- 中心静脈圧は、循環血液量、静脈の緊張、心臓の収縮力、胸腔内などによって変化しますが、健康な成人では、5～12cmH$_2$Oです（表1）。
- CVP値が異常に高かったり低かったりしたときには、正しい方法で測定しているか、チューブなどにトラブルがないかをまず確認してください。

図1 一般的に行われている中心静脈圧（CVP）測定法

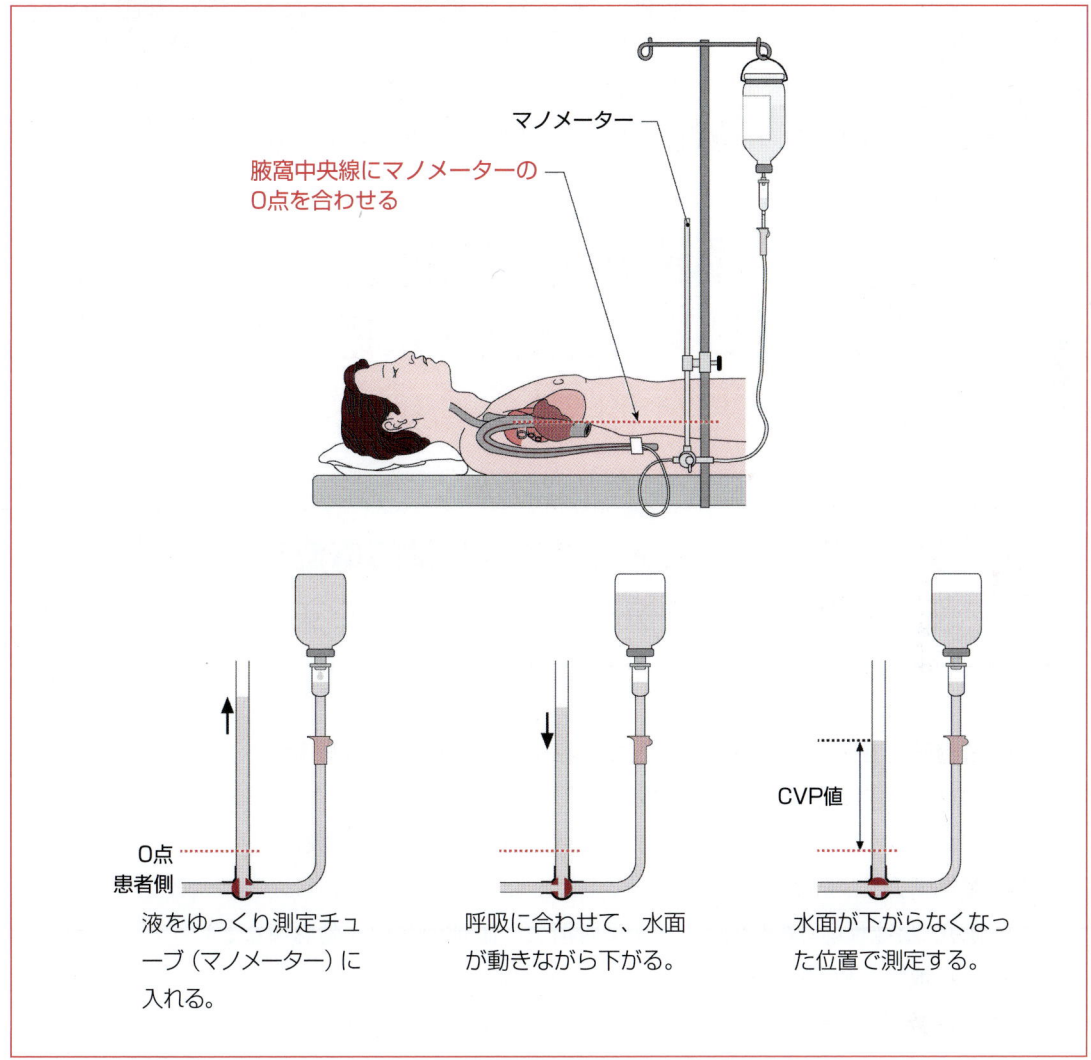

マノメーター

腋窩中央線にマノメーターの0点を合わせる

0点 患者側

- 液をゆっくり測定チューブ（マノメーター）に入れる。
- 呼吸に合わせて、水面が動きながら下がる。
- 水面が下がらなくなった位置で測定する。

CVP値

江口秀子：中心静脈圧測定．改訂版 最新基本手技マニュアル，高橋章子責任編集，照林社，2002：109．より引用

表1 中心静脈圧の異常値の原因と対策

中心静脈圧	原因	対策
5cmH$_2$O以下	● 循環血液量不足 ● ショック、脱水など ● 血管拡張 ● 降圧薬の投与	● 輸血または輸液 ● 強心薬など ● 輸液、昇圧薬など
5～12cmH$_2$O（正常）	● 血圧低下時には循環血液量不足または心不全	● 輸液、昇圧薬など ● 強心薬など
12cmH$_2$O以上	● 心不全 ● 過剰輸血 ● 過剰輸液 ● 昇圧薬の投与 ● 持続的陽圧呼吸	● 強心薬 ● 瀉血 ● 利尿薬 ● レギチンなど ● 間欠的陽圧呼吸＋筋弛緩薬

江口秀子：中心静脈圧測定．改訂版 最新基本手技マニュアル，高橋章子責任編集，照林社，2002：109．より引用

10 検査

④その他の検査

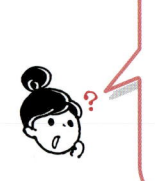

Q7 頭蓋内圧亢進症状の指標として、瞳孔不同、瞳孔散大の有無を確認するのはなぜ？

A テント切痕ヘルニアによる動眼神経麻痺や脳幹部の障害の指標としているからです。

- 頭蓋内圧亢進症状の他覚所見として、以下のものが挙げられます。
  - ①徐脈・血圧上昇（クッシング反応）
  - ②呼吸異常（チェーンストークス、中枢性過換気、失調性呼吸）
  - ③意識障害
  - ④瞳孔・眼球反応（瞳孔不同、対光反射消失、眼球の共同運動麻痺など）
  - ⑤外転神経麻痺（眼球が内方偏位することがある）
  - ⑥うっ血乳頭
  - ⑦髄液圧上昇
- 上記④⑥のような症状が現れる頭蓋内圧亢進症状を確認することは重要です（図1）。瞳孔に異常が出た場合（図2）には、テント切痕ヘルニアによる動眼神経麻痺や脳幹部の障害が考えられます。

〈文献〉
1．斉藤延人：脳神経の診かた．標準脳神経外科学 第11版，児玉南海雄，佐々木富男，峯浦一喜，他編，医学書院，東京，2008：41．

図1　瞳孔計測

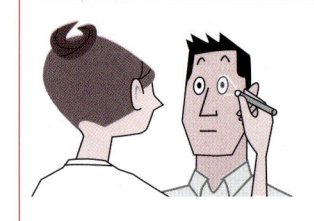

ペンライト使用時は、眼に直接光が当たらないように側方から照らす。直接光が当たると対光反射が出てしまい、正確に計測できない。

図2　瞳孔所見

瞳孔	大きさと左右差			原因
正常	直径2.5〜4mm			
縮瞳	直径2mm以下			●脳幹部の障害
散瞳	直径5mmを以上			●動眼神経の障害
瞳孔不同*（アニソコリア）	左右差0.5mm以上			●テント切痕ヘルニア
針先瞳孔（ピンポイントパピル）	両側の著しい縮瞳			●橋・延髄の障害 ●麻薬中毒

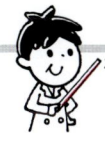

解剖生理の視点

頭蓋内圧亢進

　頭蓋内圧が亢進すると、髄液が脊髄腔内へ移動します。次第に髄液の移動だけでは代償できなくなってくると、脳実質の偏位が起こってきます。脳実質の偏位が小脳テントや大脳鎌などを超えてみられるようになると、脳ヘルニアとなります（図1）。

　中脳には眼球運動にかかわる脳神経核があり、視神経や動眼神経があります（p.174図2）。テント切痕ヘルニアでは中脳が片側性に圧迫され、片側の動眼神経麻痺が起こります。

図1　脳ヘルニア

頭蓋内圧が亢進すると、髄液が脊髄腔内へ移動する。しかし、髄液の移動だけでは代償できなくなってくると、脳実質の偏位が起こり、小脳テントや大脳鎌から脳実質がはみ出す脳ヘルニアを生じる。

1. 帯状回ヘルニア（大脳鎌下ヘルニア）
2. 中心性ヘルニア（テント切痕ヘルニア）
3. 鉤ヘルニア（テント切痕ヘルニア）
4. 上行性テント切痕ヘルニア
5. 小脳扁桃ヘルニア（大後頭孔ヘルニア）

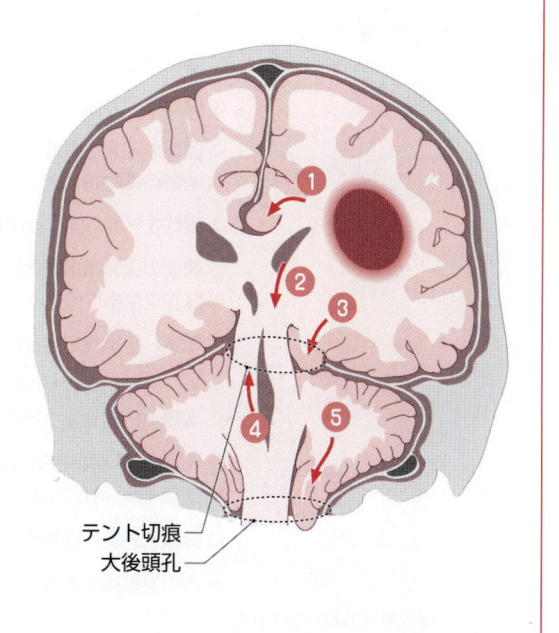

テント切痕
大後頭孔

解剖生理の視点

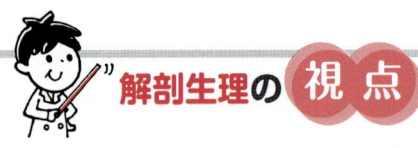

図2 脳神経とそのはたらき

- 末梢神経は体性神経と自律神経に分けられ、脳神経は、そのうちの体性神経と、自律神経のうちの副交感神経からなる。Ⅰ～Ⅻの12対からなる。
- 副交感神経線維をもつのは、Ⅲ、Ⅶ、Ⅸ、Ⅹの4対である。
- 脳神経は、頭部・顔面・頸部の感覚器官や筋に分布している。

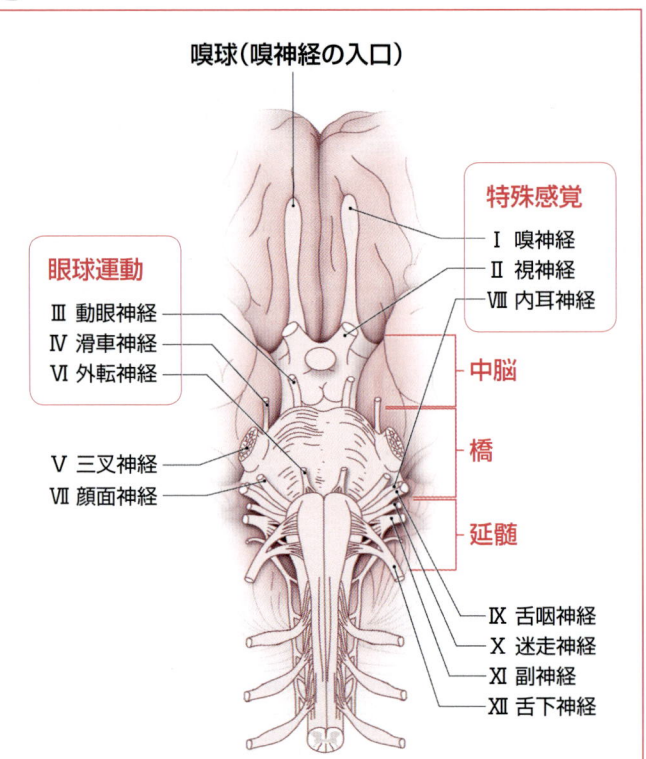

嗅球（嗅神経の入口）

特殊感覚
- Ⅰ 嗅神経
- Ⅱ 視神経
- Ⅷ 内耳神経

眼球運動
- Ⅲ 動眼神経
- Ⅳ 滑車神経
- Ⅵ 外転神経

- Ⅴ 三叉神経
- Ⅶ 顔面神経

中脳
橋
延髄

- Ⅸ 舌咽神経
- Ⅹ 迷走神経
- Ⅺ 副神経
- Ⅻ 舌下神経

脳神経	機能	種類
Ⅰ 嗅神経	●嗅覚を中枢に伝達	感 覚
Ⅱ 視神経	●視覚を中枢に伝達	感 覚
Ⅲ 動眼神経	●眼球運動やまぶたを開く運動指令を伝達	運 動*
Ⅳ 滑車神経	●眼球を下外側へ動かす運動指令を伝達	運 動
Ⅴ 三叉神経	●顔面の知覚を中枢に伝達 ●咀嚼の運動指令を伝達	混 合
Ⅵ 外転神経	●眼球を外側に向ける運動指令を伝達	運 動
Ⅶ 顔面神経	●顔面の運動指令を伝達 ●味覚を中枢に伝達	混 合*
Ⅷ 内耳神経	●聴覚、平衡覚を中枢に伝達	感 覚
Ⅸ 舌咽神経	●舌、咽頭の知覚を中枢へ伝達 ●咽頭への運動指令を伝達	混 合*
Ⅹ 迷走神経	●頸部・胸部・腹部内臓の知覚を中枢に伝達 ●頸部・胸部・腹部内臓への運動指令を伝達	混 合*
Ⅺ 副神経	●胸鎖乳突筋、僧帽筋への運動指令を伝達	運 動
Ⅻ 舌下神経	●舌の運動指令を伝達	運 動

*副交感神経線維が含まれる

11

包帯・
救急法

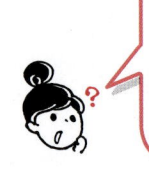

Q1 包帯を末梢から中枢に向かって巻くのはなぜ？

A 静脈の流れを促進し、末梢の充血、うっ血、浮腫などを防ぐためです。

- 腕や足などに包帯を巻くときには、末梢側から始めて中枢側（体幹部）へ巻くようにするのが基本です（図1、2）。
- 逆に巻くと、静脈の環流を妨げ、包帯装着部より下の部分に充血、うっ血、浮腫などを生じる可能性があるからです。
- 包帯による血液循環障害は、創傷治癒の遅延も招くことがあるために、十分な観察や注意が必要です（表1）。
- 均等な圧力と張力がかかるように巻くこともポイントの1つです。

図1　包帯の巻き方（螺旋帯）

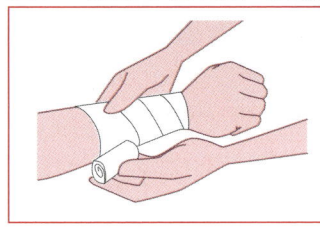

巻きはじめは環行帯で巻く。一巻きごとに先に巻いた包帯の1/2〜1/3を重ねながら螺旋状に巻く。

表1　血液循環障害の徴候

1. 皮膚蒼白
2. 発赤
3. 腫脹
4. 浮腫
5. 痛覚
6. 局所の冷感

図2　包帯の巻き方

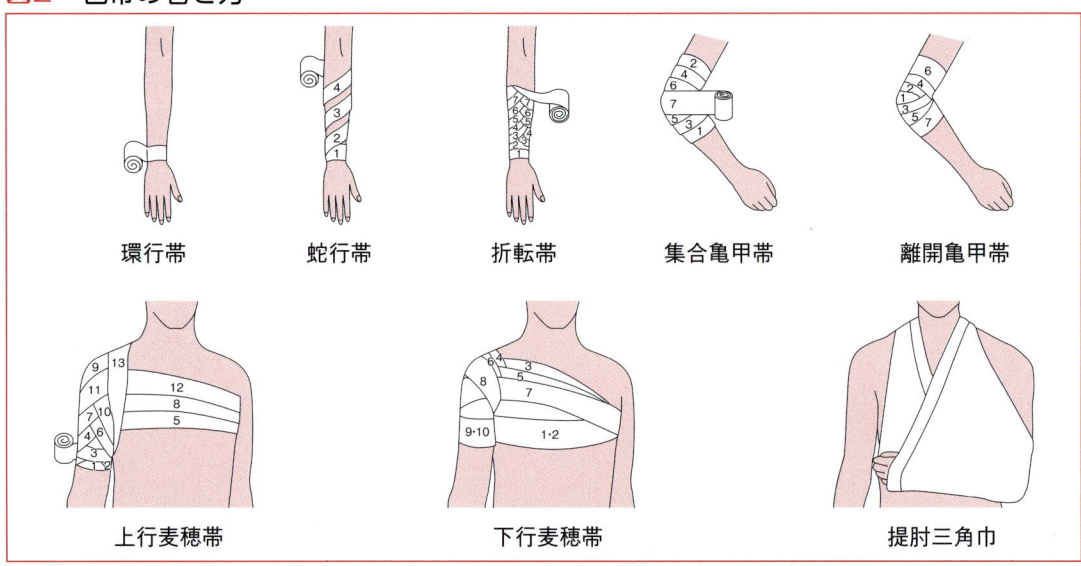

環行帯　　蛇行帯　　折転帯　　集合亀甲帯　　離開亀甲帯

上行麦穂帯　　下行麦穂帯　　提肘三角巾

石渕夏子, 松永保子, 他:メディサイトクイックマスターブックス 基礎看護学2. 医学芸術社, 東京, 1998:220.より引用改変

Q2 下肢に弾性包帯を巻くことが、静脈環流の改善や血栓予防になるのはなぜ？

A 下肢の表在静脈を圧迫することにより、深部静脈に血流を集めて増加させることができるからです。

- 深部静脈血栓症（DVT：deep vein thrombosis）は、長期間の安静臥床などが原因で、下肢に静脈血がうっ滞し、深部静脈に血栓が生じて起こります。
- 静脈血のうっ滞を防ぎ血液環流を促進するために、筋ポンプ機能と、足底のフットポンプ機能とをはたらかせることが重要となります。
- これらの機能をはたらかせるような臥床状態にある患者さんへのDVT予防策の方法が、圧迫療法や間欠的空気圧迫法です。
- 圧迫療法は、下肢に弾性包帯を巻くことや弾性ストッキングを装着する方法で、間欠的空気圧迫法は、フットポンプ機器を用いる方法です。これらの方法で、下肢の表在静脈を圧迫することにより、血流を深部静脈に集め、深部静脈の血流を増加させることができます。このことが、静脈環流の改善や血栓形成の予防につながるのです。

解剖生理の視点

骨格筋ポンプ機能

骨格筋には血液還流を促進するために、以下のようなポンプ機能があります。
①筋ポンプの作用：下肢骨格筋が「収縮」－「弛緩」を繰り返す。これにより静脈が還流する（図1）。
②足底のフットポンプ作用：立って歩いたり、フットポンプ機器を用いるなどにより足底に荷重をかけることで、静脈が還流する。

弾性包帯は、運動性の低下した患者さんの筋肉のポンプ機能を補助しているのです。

図1 骨格筋ポンプによる静脈環流

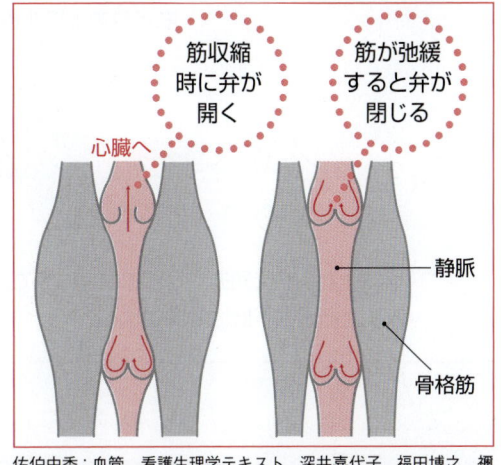

- 筋収縮時に弁が開く
- 筋が弛緩すると弁が閉じる
- 心臓へ
- 静脈
- 骨格筋

佐伯由香：血管．看護生理学テキスト，深井喜代子，福田博之，袖屋俊昭編，南江堂，東京，2000：165．より許諾を得て改変し転載

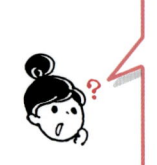

Q3 意識のない患者さんの場合、下側の上肢を伸ばして上側の上肢を曲げ、手を顎の下に置く（コーマポジション）体位にするのはなぜ？

A 気道が確保でき、吐物の誤嚥による窒息を防げるからです。

- 意識のない患者さんを仰臥位で寝かせておくと、舌根沈下や吐物誤嚥により窒息することがあります。このような場合、患者さんをコーマポジション（昏睡体位、図1）にします。
- コーマポジションとは、横向きで、上側の下肢を曲げ、下側の上肢は伸ばし、上側の上肢を曲げて、顎が上がるように手を顎の下に置く体位です。さらに顎を少し突き出すようにするとよいでしょう。
- この体位により気道確保ができ、吐物の誤嚥による窒息を防げます。また、腹臥位になってしまい胸部が圧迫されて、呼吸運動が障害されることや窒息が予防できるのです。

図1　コーマポジション（昏睡体位）

右半身を上にする場合（左側臥位）

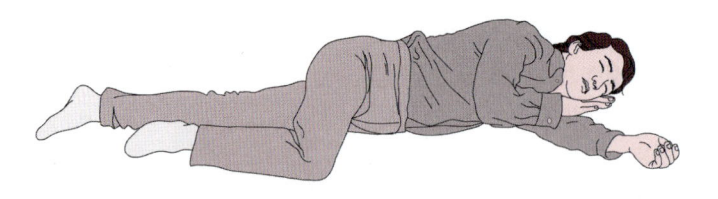

- 右肘と右膝を屈曲させ、右肘と右膝で身体がうつ伏せになることを防ぐ。
- 左上肢と左下肢は伸展させる。

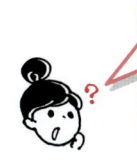

Q4 気道確保のとき、顎を上げるのはなぜ？

A 気道がまっすぐになり、呼吸しやすくなるからです。

- 呼吸停止、心停止、意識障害などが生じると、下顎を支えている筋肉の緊張が失われて舌根が沈下し、気道が閉塞してしまいます。
- 図1の方法で気道を確保します。

図1 気道確保の方法

①頭部後屈顎先挙上法

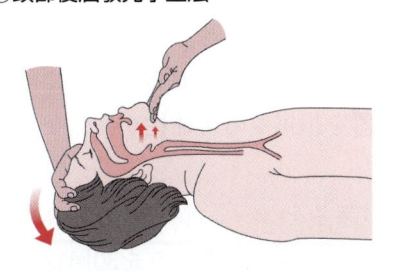

片手を額に当て下に押し下げるようにし、指を顎先に当てて持ち上げる。

②下顎挙上法
（頸椎損傷など、首のけがが疑われる場合）

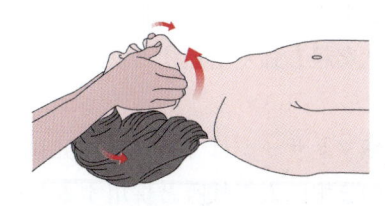

下顎の左右を両手でつかみ、頭部は後屈させないように、下顎のみを上方に上げるようにする。

ここもチェック！

気管挿管時の体位

- 気管挿管時の体位は、スニッフィング・ポジション（図2）といわれるものである。口腔と気道が一直線になるため、挿管に最も適した姿勢となる。

図2 スニッフィング・ポジション

- 頭部を挙上するとともに、鼻を前方に出すようにする。
- 肩枕（肩に入れる枕）は入れない。かえって挿管しにくくなる。

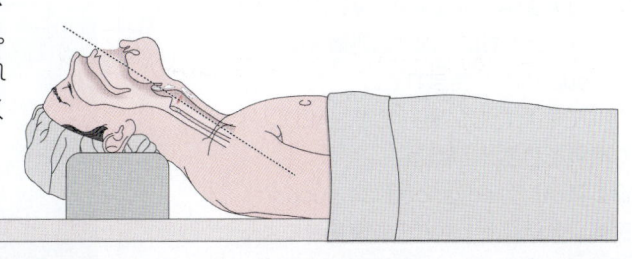

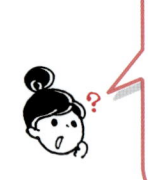

Q5 心臓マッサージは、手掌根部を重ねて胸骨下1/3の部位に置き圧迫するのはなぜ？

A 他のところを圧迫すると、肋骨骨折、肺損傷などを起こしてしまう危険性があるからです。

- 一般的に「心臓は左」といわれますが、解剖学的にはほぼ中央に位置しています。したがって、心臓マッサージ（胸骨圧迫）の方法としては、まず乳頭と乳頭を結んだ線の胸骨上に両手のひらを重ねておきます。両腕はまっすぐ伸ばし自分の全体重がかかるようにして圧迫すると、心臓に十分な力が加わり効果的です（図1）。このとき、指は肋骨を押さないように少し浮かせておくとよいでしょう。
- 肋骨を強く圧迫すると骨折しますし、肺損傷、気胸を起こすこともあり危険です。剣状突起も強く圧迫することで骨折し、胸部の臓器を損傷する可能性が高くなります。
- 心臓マッサージは1分間に100回の速さで、圧迫の深さを3〜5cmでリズミカルに行います。人工呼吸と併用するときには、その速さで心臓マッサージを30回行った後に、人工呼吸を2回繰り返します。

ここもチェック！

AED（自動体外式除細動機）

- AED（automated external defibrillator）とは、自動体外式除細動器のことである（図2）。
- AEDは心室細動などの異常心電図を自動的に解析し、除細動（電気ショック）の必要性を判断し、使用者に音声と点滅ランプによって順次指示してくれる医療機器（除細動器）である。
- AEDによる除細動は、人工呼吸、胸骨圧迫（心臓マッサージ）とともに一次救命処置（BLS：basic life support）に含まれる。
- BLSは誰にでもただちに実行でき、AED以外に特別な機材を必要としない。
- 二次救命処置（ALS：advanced life support）とは、医師や救急救命士などの有資格者によって行われる救命処置であり、高度な器具を用いて実施される。
- 救急蘇生のABCDとは、気道確保（A：Airway）、人工呼吸（B：Breathing）、心臓マッサージ（C：Circulation）、除細動（D：Defibrillation）である。

図2　AED（自動体外式除細動器）

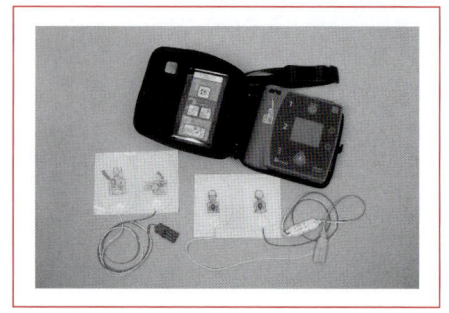

図1 心臓マッサージの方法（胸骨圧迫）

①

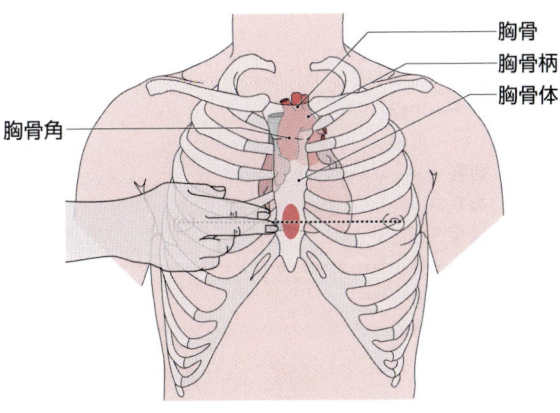

- 胸骨
- 胸骨柄
- 胸骨体
- 胸骨角

乳頭を結ぶ線の胸骨上が圧迫点となる。

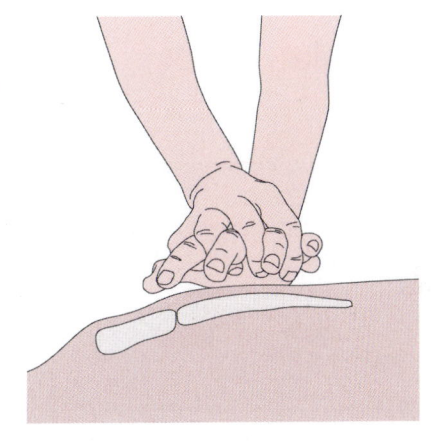

胸骨上の圧迫点に手のひらを当て、他方の手をこれに重ねる。

② 肘をまっすぐ伸ばし、胸が3～5cmへこむように、1分間100回の割合で、リズミカルに胸骨を背部に向かって押す。

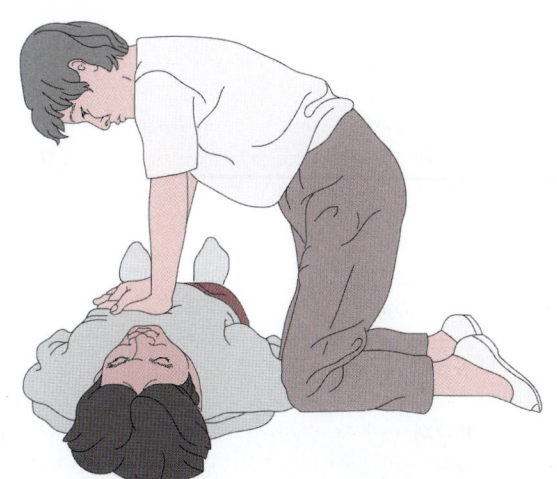

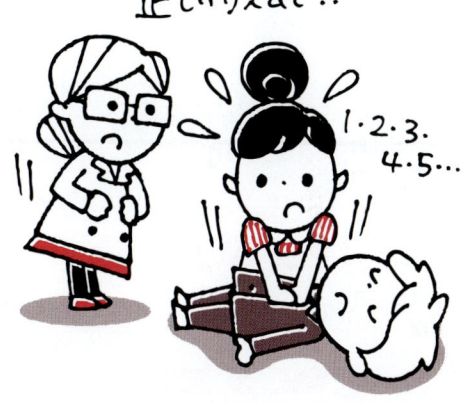

正しい場所を 正しいリズムで!!

1・2・3・4・5…

* p.180～181の内容は2010年10月20日時点のもの

解剖生理の視点

胸骨の構造

胸骨は胸郭の前壁中央にあり、肋骨を肋軟骨にて結合しています。最上部左右側部に鎖骨が関節し、その下から7対の肋軟骨が結合しています。

胸骨柄と胸骨体の移行部は前方に突出していて、胸骨角と呼ばれ、その両側には第2肋軟骨が結合しています。この部分（胸骨角）は、肋骨の数を数える指標となっています。

索 引

和文索引

あ

圧覚 ······ 38
圧受容器 ······ 44
圧迫 ······ 62
　──療法 ······ 177
圧反射 ······ 6
罨法 ······ 156
　──用具 ······ 158

い

胃 ······ x, 57, 70
　──洗浄 ······ 57
　──チューブ ······ 52, 54, 58
　──壁 ······ 57
　──瘻 ······ 52
　──瘻栄養法 ······ 53
　──瘻カテーテル ······ 64
意識がない ······ 178
意識消失発作 ······ 114
意識レベルの低下 ······ 136
痛み ······ 158
一次救命処置 ······ 180
イリゲーター ······ 86
陰茎 ······ xv
インスリン ······ 135
　──自己注射 ······ 135
　──皮下注射 ······ 135
陰部神経 ······ 72, 74

う

ウィンスロー孔 ······ 154
運動麻痺 ······ 107

え

エアリーク ······ 50
栄養剤 ······ 59, 60
　──の注入 ······ 59, 60, 62
　──の濃度 ······ 60
栄養状態 ······ 122
栄養摂取目標量 ······ 122
栄養補給法 ······ 53
腋窩 ······ 2, 3, 4
　──温 ······ 5
　──動脈 ······ 20
嚥下 ······ xiii, 55
　──運動 ······ 54
円座 ······ 120
炎症 ······ 158
延髄 ······ 29

お

横隔膜 ······ xi, 30, 43
　──下腔 ······ 154
嘔吐 ······ 45, 61
　──中枢 ······ 45
　──反射 ······ 54, 63
悪寒 ······ 9
おむつ ······ 98
温罨法 ······ 78, 156, 158
温度感覚 ······ 38
温熱刺激 ······ 41
温熱受容器 ······ 38

か

外気温 ······ 39
外肛門括約筋 ······ 72, 74, 138
外耳 ······ 14
　──道 ······ 13
外尿道口 ······ 91
角質層 ······ 40
核心温度 ······ 7
拡張期血圧 ······ 25
下肢 ······ x, 104
　──帯筋群 ······ 100
加湿 ······ 142
　──器ボトル ······ 142
肩関節 ······ 19, 102, 103
片麻痺 ······ 8, 47, 102
合併症 ······ 66
カテーテル ······ 69
　──の固定 ······ 94
　──の挿入 ······ 92, 98
　──の留置 ······ 95, 97
カフ ······ 50
　──漏れ ······ 50
顆粒剤 ······ 124
感覚 ······ 38
　──刺激 ······ 44
　──神経 ······ 10
　──神経終末 ······ 38
間欠的空気圧迫法 ······ 177
還元ヘモグロビン ······ 34
関節拘縮 ······ 106, 107
感染 ······ 149
肝臓 ······ x, xiv
浣腸 ······ 82, 83, 88
　──液 ······ 82, 84, 85, 87

き

起因菌 ······ 91
機械的受容器 ······ 38

気化熱	39	経口栄養法	53
気管	xi, 148	経口摂取	48
──吸引	143	経口挿管	50
──支	xii, 148	経口与薬	124
──支樹	147	経静脈栄養法	52, 65
──切開	xi, 50, 147	経腸栄養法	52
──挿管	50, 179	痙直性尖足	106
気胸	66, 152	頸動脈洞	18
基礎体温	2, 6	経鼻経管栄養法	52
気道	179	経鼻挿管	50
──確保	179	けいれん	106
気泡音	59	血圧	20
逆行性感染	95	──計	22, 24
吸引	63, 143, 145	──測定	20
──圧	143	──値	20
──カテーテル	144, 145	──低下	88, 136
吸気筋	30	血液	xvi
急性疼痛	158	──循環	8
吸息中枢	29	──循環障害	176
吸入	124	──循環量	44
橋	29	血管	xvi
仰臥位	116	──温	25
胸郭	32	──系	xvi
胸腔	x, 152	血栓	177
──穿刺部位	152	結腸	82
──ドレナージ	152	血流障害	158
胸骨	xi, 181	血流量	43
──圧迫	180	解熱	9
胸式呼吸	30	下痢	60, 61
狭心症	126	肩甲骨	19, 103

こ

胸水	152	高圧浣腸	86
胸痛	136	高カロリー	65
胸腹式呼吸	30	交感神経	41, 43, 74
胸膜	153	──系	44
──腔	153	──系亢進	44
棘突起	166	口腔	2, 45
起立性低血圧	114, 126	──温	5
筋萎縮	37, 107	──吸引	143
禁飲食	48	──ケア	45, 46, 63
筋緊張	107	──内感染	50
筋硬直	37	──内与薬	124
筋肉注射	130, 133	後脛骨動脈	16, 20
筋ポンプ機能	177	──の触診	16

く

空気塞栓	68, 136	高血圧	25
クエッケンステットテスト	168	甲状腺機能亢進症	25
口呼吸	83	硬膜外ドレーン	151
クモ膜下腔	168	硬膜下ドレーン	151
グリセリン浣腸液	85	肛門	xv, 74, 139
車椅子	112, 121	──括約筋	83
──移乗	112	──管	84, 138
		抗利尿ホルモン	81

け

頸窩	xi	誤嚥	xiii, 45, 46, 50, 63
経管経腸栄養法	53	呼気筋	30
		呼吸	28, 33

──運動	28, 29, 30
──音	28
──器疾患	110
──筋	28, 30
──困難	110
──数	28
──測定	28
──中枢	29
──調節中枢	29
誤穿刺	66
呼息中枢	29
骨格筋	177
骨盤	xv
──内臓神経	72, 90
鼓膜	2, 12
──温	12
コーマポジション	178
ゴム嚢	23
コロトコフ音	25
コロトコフ第1点	25
コロトコフ第5点	25
混合性脱水	42
昏睡体位	178

さ

座位	110
細菌	95
採血	162
──部位	162
最高血圧	25
最低血圧	25
鎖骨	19, 103
──下静脈	66
──下穿刺	69
──下動脈	3, 18, 19
坐骨神経	134
坐薬	83, 138
酸化ヘモグロビン	34
散剤	124
酸素	33
──吸入	142
──分圧	34
──飽和度	34

し

子宮	xv
自己抜去	59
視床下部	10
自浄作用	48
持続性呼速中枢	29
持続的導尿	95
舌	124
膝窩動脈の触診	16
失神	136
至適血圧	25
自動体外式除細動器	180

シーネ	106
尺骨動脈	3
シャント	27
縦隔	xi
習慣性尖足	106
収縮期血圧	25
重炭酸イオン	33
循環中枢	44
消化器症状	61
消化機能	43
上行感染	95
上肢	x
小腸	70
踵部	120
──の除圧	120
静脈圧	137
静脈炎	65
静脈環流量	110
静脈血のうっ滞	177
小弯	57
上腕三頭筋	21
上腕動脈	3, 20, 21, 23
──の触診	16
上腕二頭筋	21
触診	16
褥瘡	62, 106, 116, 122
──の好発部位	116
──予防	118
食道	56, 70
除細動	180
触覚	38
ショック	88
──体位	68
徐脈	18
自律神経	174
自立度	46
心筋梗塞	42
神経系	
人工呼吸	50
──器関連肺炎	50
新生児	12
心臓	x, xvi, 24
──マッサージ	180
腎臓	x, xiv
浸透圧	65
真皮	40, 131
深部静脈	177
──血栓症	66, 177
深部体温	2

す

髄液	150
──圧	167
水素イオン	33
膵臓	x
錐体路	108

水分摂取··42
睡眠··80
頭蓋内圧··································150, 173
　──亢進·····························150, 172, 173
スニッフィニング・ポジション················179

せ

清拭·································36, 38, 39, 40
性周期··6
正常血圧···25
正常高値血圧··25
静水圧···24, 41
脊髄·································72, 164, 165
　──腔造影·······································167
舌咽神経···45
舌下錠··126
赤血球··33
絶食··79
セットポイント······························9, 10
仙骨神経···78
　──叢··134
仙骨部··116
全身浴··41
尖足··104, 106
蠕動運動·····························61, 78, 85, 90
前方すべり···121
前立腺···xv
　──肥大症··xv

そ

総頸動脈の触診····································16
瘙痒感··40
側臥位·························6, 82, 109, 116
足関節··106
足背動脈···20
　──の触診···16
足板··106
足浴··44

た

体圧··121
体位··································46, 110, 118
　──変換··································106, 119
体温·······································3, 39, 156
　──計··4
　──測定··2
　──調節··10
　──調節中枢································9, 10
体幹···x, 100
体循環··xvi
体性神経····································74, 174
大腿静脈···66
大腿動脈の触診····································16
大腿部··101
大腸··70, 74
　──液···79
　──性便秘··74
大動脈閉鎖不全症································25
体熱··39
　──産生··9
　──放散··39
大脳··72
　──皮質··108
大弯··57
唾液··48
　──腺··49
　──分泌機能······································48
ダグラス窩···154
脱臼··102
脱水··42
脱力状態··107
他動運動····································37, 106
痰···145, 147
弾性ストッキング······························177
弾性包帯··177
ダンピング症候群································60

ち

チアノーゼ·································34, 136
チェストピース····································23
蓄尿バッグ···95
チャンバー···150
肘窩··21
肘関節··21, 23
中耳··14
注射··································124, 130, 132
　──角度··130
　──部位··133
中心静脈···65
　──圧··170
　──圧測定··170
　──栄養法··53
　──カテーテル··································66
肘正中皮静脈·····································162
長期臥床··114
腸骨稜··164
聴診器··23
聴診法··23, 25
腸内細菌···79
腸粘膜··79
腸瘻··52
　──栄養法··53
直腸·······························xv, 2, 12, 82
　──温··5, 12
　──診··
　──性便秘··74
　──穿孔·····································82, 89
　──体温計··12
　──内圧··72
　──内与薬··124
　──粘膜損傷······································84
　──膨大部··138

つ

痛覚 ································· 38
　──受容器 ····················· 38

て

低アルブミン血症 ············· 122
低温熱傷 ························ 160
低酸素状態 ················ 33, 146
低脹性脱水 ······················ 42
摘便 ······························ 90
手袋 ···························· 149
点眼 ···························· 140
　──薬 ························· 140
電気ショック ···················· 180
点滴 ······················ 27, 136
　──ボトル ···················· 137
テント切痕ヘルニア ············ 172
殿部 ···························· 101

と

動眼神経麻痺 ···················· 172
瞳孔 ···························· 172
　──計測 ······················· 172
　──散大 ······················· 172
　──所見 ······················· 173
　──不同 ······················· 172
橈骨動脈 ················ 3, 17, 18, 20
　──の触診 ······················ 16
等脹性脱水 ······················ 42
疼痛 ···························· 158
頭低位 ··························· 68
導尿 ························· xv, 91
糖尿病 ·························· 122
動脈血酸素飽和度 ············ 33, 34
トーヌス ······················· 107
塗布塗擦法 ···················· 124
ドレナージ ···················· 150
ドレーン ················ 150, 154
トレンデレンブルグ体位 ········ 68

な

内頸静脈 ························ 66
内頸動脈 ························ 13
内肛門括約筋 ············ 74, 138
ナトリウム欠乏性脱水 ·········· 42

に

二次救命処置 ·················· 180
日内変動 ·························· 8
ニトログリセリン ··············· 126
乳幼児 ··························· 32
入浴 ······················ 41, 42, 43
尿 ···························· 72, 80
　──意 ······················ 80, 97
　──道 ······················ xv, 93
　──道括約筋 ···················· 72
　──道損傷 ······················ 98
　──道皮膚瘻 ···················· 94
　──道留置カテーテル ·········· 95
　──量 ··························· 81
　──路感染 ············ 95, 91, 98

ね

熱産生 ··························· 10
熱傷 ···························· 160
熱放散 ··························· 10
粘液 ···························· 79
捻挫 ···························· 114
粘膜 ······················ 70, 144

の

脳 ······························ xvi
　──幹 ··························· 44
　──幹部障害 ·················· 172
　──梗塞 ······················· 42
　──室 ························· 150
　──室ドレナージ ·············· 150
　──神経 ······················· 174
　──性小児麻痺 ················ 106
　──脊髄液 ···················· 169
　──卒中 ······················ 106
　──ヘルニア ·················· 173

は

肺 ······················ x, 148
　──炎 ······················ 50, 63
　──感染症 ···················· 149
　──循環 ······················· xvi
排泄 ···························· 76
排尿 ······················· xv, 72
　──反射 ························ 72
排便 ····························· 72
　──時の体位 ···················· 76
　──中枢 ························ 78
　──反射 ············ 72, 74, 90
廃用症候群 ···················· 113
肌荒れ ··························· 40
発汗 ····························· 42
発熱 ························ 9, 156
馬尾 ···························· 164
バビンスキー徴候 ·············· 107
歯みがき時の体位 ················ 47
バリア機能 ······················ 40
パルスオキシメータ ············· 34
バルーンカテーテル ············· 97
半座位 ·························· 110
反射性嘔吐 ······················ 45
半身浴 ··························· 41

ひ

皮下組織 ······················ 131

水分摂取 42
睡眠 80
頭蓋内圧 150, 173
　──亢進 150, 172, 173
スニッフィング・ポジション 179

せ

清拭 36, 38, 39, 40
性周期 6
正常血圧 25
正常高値血圧 25
静水圧 24, 41
脊髄 72, 164, 165
　──腔造影 167
舌咽神経 45
舌下錠 126
赤血球 33
絶食 79
セットポイント 9, 10
仙骨神経 78
　──叢 134
仙骨部 116
全身浴 41
尖足 104, 106
蠕動運動 61, 78, 85, 90
前方すべり 121
前立腺 xv
　──肥大症 xv

そ

総頸動脈の触診 16
瘙痒感 40
側臥位 6, 82, 109, 116
足関節 106
足背動脈 20
　──の触診 16
足板 106
足浴 44

た

体圧 121
体位 46, 110, 118
　──変換 106, 119
体温 3, 39, 156
　──計 4
　──測定 2
　──調節 10
　──調節中枢 9, 10
体幹 x, 100
体循環 xvi
体性神経 74, 174
大腿静脈 66
大腿動脈の触診 16
大腿部 101
大腸 70, 74
　──液 79

　──性便秘 74
大動脈閉鎖不全症 25
体熱 39
　──産生 9
　──放散 39
大脳 72
　──皮質 108
大弯 57
唾液 48
　──腺 49
　──分泌機能 48
ダグラス窩 154
脱臼 102
脱水 42
脱力状態 107
他動運動 37, 106
痰 145, 147
弾性ストッキング 177
弾性包帯 177
ダンピング症候群 60

ち

チアノーゼ 34, 136
チェストピース 23
蓄尿バッグ 95
チャンバー 150
肘窩 21
肘関節 21, 23
中耳 14
注射 124, 130, 132
　──角度 130
　──部位 133
中心静脈 65
　──圧 170
　──圧測定 170
　──栄養法 53
　──カテーテル 66
肘正中皮静脈 162
長期臥床 114
腸骨稜 164
聴診器 23
聴診法 23, 25
腸内細菌 79
腸粘膜 79
腸瘻 52
　──栄養法 53
直腸 xv, 2, 12, 82
　──温 5, 12
　──診
　──性便秘 74
　──穿孔 82, 89
　──体温計 12
　──内圧 72
　──内与薬 124
　──粘膜損傷 84
　──膨大部 138

つ

痛覚 ································ 38
　──受容器 ······················ 38

て

低アルブミン血症 ·················· 122
低温熱傷 ··························· 160
低酸素状態 ······················ 33, 146
低脹性脱水 ·························· 42
摘便 ································ 90
手袋 ······························· 149
点眼 ······························· 140
　──薬 ··························· 140
電気ショック ······················ 180
点滴 ··························· 27, 136
　──ボトル ······················· 137
テント切痕ヘルニア ················ 172
殿部 ······························· 101

と

動眼神経麻痺 ······················ 172
瞳孔 ······························· 172
　──計測 ························· 172
　──散大 ························· 172
　──所見 ························· 173
　──不同 ························· 172
橈骨動脈 ···················· 3, 17, 18, 20
　──の触診 ························ 16
等脹性脱水 ·························· 42
疼痛 ······························· 158
頭低位 ······························ 68
導尿 ···························· xv, 91
糖尿病 ····························· 122
動脈血酸素飽和度 ··············· 33, 34
トーヌス ··························· 107
塗布塗擦法 ························· 124
ドレナージ ························· 150
ドレーン ······················· 150, 154
トレンデレンブルグ体位 ············· 68

な

内頸静脈 ···························· 66
内頸動脈 ···························· 13
内肛門括約筋 ················· 74, 138
ナトリウム欠乏性脱水 ················ 42

に

二次救命処置 ······················ 180
日内変動 ····························· 8
ニトログリセリン ··················· 126
乳幼児 ······························ 32
入浴 ··························· 41, 42, 43
尿 ······························· 72, 80
　──意 ························ 80, 97
　──道 ························ xv, 93

　──道括約筋 ······················ 72
　──道損傷 ························ 98
　──道皮膚瘻 ······················ 94
　──道留置カテーテル ·············· 95
　──量 ···························· 81
　──路感染 ··············· 95, 91, 98

ね

熱産生 ······························ 10
熱傷 ······························· 160
熱放散 ······························ 10
粘液 ································ 79
捻挫 ······························· 114
粘膜 ··························· 70, 144

の

脳 ································· xvi
　──幹 ···························· 44
　──幹部障害 ····················· 172
　──梗塞 ·························· 42
　──室 ··························· 150
　──室ドレナージ ················· 150
　──神経 ························· 174
　──性小児麻痺 ··················· 106
　──脊髄液 ······················· 169
　──卒中 ························· 106
　──ヘルニア ····················· 173

は

肺 ······························ x, 148
　──炎 ························ 50, 63
　──感染症 ······················· 149
　──循環 ·························· xvi
排泄 ································ 76
排尿 ··························· xv, 72
　──反射 ·························· 72
排便 ································ 72
　──時の体位 ······················ 76
　──中枢 ·························· 78
　──反射 ···················· 72, 74, 90
廃用症候群 ························· 113
肌荒れ ······························ 40
発汗 ································ 42
発熱 ··························· 9, 156
馬尾 ······························· 164
バビンスキー徴候 ·················· 107
歯みがき時の体位 ··················· 47
バリア機能 ·························· 40
パルスオキシメータ ················· 34
バルーンカテーテル ················· 97
半座位 ····························· 110
反射性嘔吐 ·························· 45
半身浴 ······························ 41

ひ

皮下組織 ·························· 131

皮下注射 130
腓骨神経 104
　──麻痺 104
脾臓 x
皮膚 131
　──感覚 38
　──の保湿 40
氷枕 158
氷嚢 158
表皮 40, 131
貧血 33, 122
頻尿 81
頻脈 136

ふ

腹圧 76
腹臥位 116
腹腔 x
副交感神経 41, 174
　──系 44
　──系亢進状態 44
副作用 128
副子 106
腹式呼吸 30, 32
腹膜炎 89
浮腫 122
フットポンプ機器 177
ブレーデンスケール 120
ブロードマン 108
プローブ 13

へ

ヘモグロビン 33
便 78, 79
　──意 72, 74, 78
　──器 77
　──秘 37, 74

ほ

膀胱 xv, 80, 93
　──炎 97
　──結石 97
　──内圧 72, 80
包帯 176
　──の巻き方 176
発赤 40
ボディメカニクス 111

ま

マッサージ 37, 106
末梢静脈 65
　──栄養法 53
末梢神経 174
末梢組織 33
麻痺 8, 47, 100, 104, 107
　──性尖足 106

マンシェット 23
慢性疼痛 158

み

ミエログラフィー 167
味覚 124
耳 14
脈波 18, 34
脈拍 15
　──数 34
　──測定 15

む・め・も

無気肺 147
無菌操作 91, 149
滅菌手袋 149
モリソン窩 154

や・ゆ・よ

薬剤 27, 124
ヤコビー線 164
輸液セット 136
湯たんぽ 158, 159, 160
腰神経 78
腰椎 78, 164
　──穿刺 164, 166
　──麻酔 167
与薬法 124

ら・り

ランニングチューブ 95
離床 114
立毛筋 9
離被架 106
良肢位 106

れ・ろ

冷罨法 156, 158
冷感 39
肋間筋 30
肋骨 32

略語・欧文索引

AED（automated external defibrillator） 180
ALS（advanced life support） 180
BLS（basic life support） 180
CVP（central venous pressure） 170
DVT（deep vein thrombosis） 177
PEG（percutaneous endoscopic gastrostomy） 64
pH 40
SaO$_2$ 34
SpO$_2$ 34
VAP（ventilator associated pneumonia） 50

●本書は下記出版物の内容を加筆・修正し、新たに編集し直したものである。
『プチナース』2008年5月・6月臨時増刊号
［執筆者］
竹内修二　　浜松大学健康プロデュース学部 教授／心身マネジメント学科 学科長
荒谷美香　　慈恵第三看護専門学校 看護教員
務臺理恵子　慈恵第三看護専門学校 看護教員

解剖生理の視点でわかる 看護技術の根拠Q&A

2010年11月24日　第1版第1刷発行

編　著　竹内　修二、松永　保子
発行者　有賀　洋文
発行所　株式会社 照林社
　　　　〒112-0002
　　　　東京都文京区小石川2丁目3－23
　　　　電　話　03－3815－4921（編集部）
　　　　　　　　03－5689－7377（営業部）
　　　　http://www.shorinsha.co.jp/
印刷所　大日本印刷株式会社

●本書に記載された著作物（記事・写真・イラスト等）の翻訳・転載・データベースの取り込み、および送信に関する許諾権は、照林社が保有します。
●本書の無断複写は、著作権法上の例外を除き禁じられています。本書を複写される場合は、事前に許諾を受けてください。
●万一、落丁・乱丁などの不良品がございましたら、「制作部」あてにお送りください。送料小社負担にて良品とお取り替えいたします（制作部☎0120-87-1174）。

検印省略（定価はカバーに表示してあります）
ISBN978-4-7965-2224-3
©Shuji Takeuchi, Yasuko Matsunaga/2010/Printed in Japan